Ziegler

Plausibilitäts-Check Rezeptur

AF649810

Andreas S. Ziegler

Plausibilitäts-Check Rezeptur

gemäß § 7 ApBetrO

6., überarbeitete und erweiterte Auflage

Deutscher Apotheker Verlag

Zuschriften an
lektorat@dav-medien.de

Anschrift des Autors
Dr. rer. nat. Andreas S. Ziegler
Flurstr. 2
90613 Großhabersdorf

plausibilitaet@zience.de

Alle Angaben in diesem Werk wurden sorgfältig geprüft. Dennoch können der Autor und der Verlag keine Gewähr für deren Richtigkeit übernehmen.

Ein Markenzeichen kann markenrechtlich geschützt sein, auch wenn ein Hinweis auf etwa bestehende Schutzrechte fehlt.

Bibliografische Information der Deutschen Nationalbibliothek
Die Deutsche Nationalbibliothek verzeichnet diese Publikation in der Deutschen Nationalbibliografie; detaillierte bibliografische Daten sind im Internet unter https://portal.dnb.de abrufbar.

Jede Verwertung des Werkes außerhalb der Grenzen des Urheberrechtsgesetzes ist unzulässig und strafbar. Das gilt insbesondere für Übersetzungen, Nachdrucke, Mikroverfilmungen oder vergleichbare Verfahren sowie für die Speicherung in Datenverarbeitungsanlagen.

6., überarbeitete und erweiterte Auflage 2022

ISBN 978-3-7692-7827-9

© 2022 Deutscher Apotheker Verlag
Birkenwaldstr. 44, 70191 Stuttgart
www.deutscher-apotheker-verlag.de

Printed in Germany

MIX
Papier aus verantwortungsvollen Quellen
FSC® C016267

Satz: le-tex publishing services GmbH, Leipzig
Druck und Bindung: Druckerei Kohlhammer, Stuttgart
Umschlagabbildung: deblik, Berlin
Umschlaggestaltung: deblik, Berlin

Klimaneutral Druckprodukt
ClimatePartner.com/12585-2109-1003

Vorwort zur 6. Auflage

Die letzte Auflage des „Plausibilitäts-Check Rezeptur" liegt gerade mal drei Jahre zurück und schon gibt es wieder eine Fülle neuer und vor allem praxisrelevanter Rezepturdaten, die eine Neuerscheinung geboten erscheinen lassen. Zugleich sind aus den Apotheken zahlreiche Rückmeldungen, vor allem aber Ergänzungswünsche eingegangen, die in dieser Neuauflage berücksichtigt werden. Hinzugekommen sind, neben rund 30 Wirkstoffen insbesondere Daten zu über 50 neuen Rezepturgrundlagen sowie zahlreiche zusätzliche Wirkstoff-Grundlagen-Kombinationen, deren Kompatibilität und Stabilität durch die Hersteller laboranalytisch überprüft wurden. Wie schon in der vorausgehenden Auflage erhalten letztere auch wieder Verweise auf die ZIEGLER REZEPTURBIBLIOTHEK® (ZRB), in der komplett ausformulierte Herstellungsanweisungen für die genannten Wirkstoff-Grundlagen-Kombinationen zu finden sind. Dadurch wird es für Apotheken besonders einfach, Patienten mit geprüften Standardrezepturen zu versorgen (nähere Informationen hierzu finden sich auf den Seiten 17 und 63). Der infolge der Neuaufnahmen erneut gewachsene Umfang des Werkes ist durchaus ambivalent zu betrachten. Einerseits ist es mehr als erfreulich, dass das Interesse an der Rezeptur seitens der Apotheken weiterhin ungebrochen ist und dass auch seitens der Grundlagen-Hersteller und pharmazeutischen Labore zunehmend mehr Offizin-relevante, wissenschaftliche Daten zur Verfügung gestellt werden. Andererseits wächst mit der Seitenzahl auch die Herausforderung, die Übersichtlichkeit des Tabellenwerks weiterhin zu gewährleisten. Da es jedoch nur schwer zu rechtfertigen wäre, den Nutzern des Plausibilitäts-Checks für sie möglicherweise relevante Daten vorzuenthalten, wurde der Seitenzuwachs billigend in Kauf genommen – verbunden mit der Hoffnung, dass die Struktur des Werkes den vielen Nutzern mittlerweile so weit geläufig ist, dass die Orientierung trotz der angewachsenen Datenmenge keine größeren Probleme bereitet. Doch nicht nur neue Daten fanden Eingang in die Neuauflage des „Plausibilitäts-Check Rezeptur", auch die Bestandsdaten wurden gewissenhaft überprüft und umfassend aktualisiert. Hierbei zeigte sich einmal mehr, dass die Rezeptur bei weitem kein so statisches Feld darstellt, wie gemeinhin angenommen. Im Gegenteil zeigt der wissenschaftliche Erkenntnisgewinn rund um die Rezepturherstellung eine erfreulich dynamische Entwicklung. Dies führt zum einen zu einer kontinuierlichen Steigerung der Rezepturqualität, zum anderen aber auch dazu, dass vor zwei Jahren erstellte Plausibilitätsprüfungen einer Überprüfung unter Berücksichtigung neuester wissenschaftlicher Daten unter Umständen nicht mehr Stand halten und aktualisiert werden müssen. Dies entspricht auch dem seitens der Überwachsungsbehörden erwarteten Aktualisierungsintervall. Hiervon sind in dieser Neuauflage insbesondere die therapeutisch üblichen Dosierungen sowie die rezeptierbaren pH-Bereiche betroffen. Das Erfreuliche dabei: In der Regel handelt es sich um eine Ausweitung des Dosierungs- bzw. rezeptierbaren pH-Bereichs, sodass aufgrund dessen mehr Rezepturformulierungen als bisher als plausibel bewertet werden können. Bemerkenswert sind auch verschiedene Änderungen in der Zusammensetzung von Handelspräparaten, was nicht nur Auswirkungen auf die Beurteilung der Plausibilität einer daraus hergestellten Rezeptur haben kann, sondern auch bei deren Kennzeichnung zu berücksichtigen ist, da – sofern es sich bei den verarbeiteten Produkten nicht um zugelassene Fertigarzneimittel handelt – alle Einzelbestandteile auf dem Etikett zu deklarieren sind. Falls Apotheken nicht mit einer Software, wie beispielsweise dem Dr. Lennartz Laborprogramm für Apotheken, arbeiten, die die Aktualisierung der Etiketten automatisch vornimmt, ist ein besonderes Augenmerk darauf zu legen, dass die Angaben auf dem Etikett jederzeit auf dem Laufenden sind.

Angesichts der Vielschichtigkeit und Komplexität der Zubereitungen scheint eine kontinuierliche Weiterentwicklung der Datenbasis des Plausibilitäts-Checks auf absehbare Zeit unabdingbar. Hierbei stehen selbstverständlich auch künftig vor allem die Bedürfnisse der Nutzer im Mittelpunkt. Daher möchte ich alle Nutzer um eine entsprechende Rückmeldung bitten, falls bestimmte Daten fehlen, die künftig in das Werk aufgenommen werden sollten. Dann werde ich die Datenlage gerne prüfen und die vorliegenden Tabellen – soweit möglich – ergänzen.

Beschließen möchte ich dieses Vorwort mit einem ganz besonders herzlichen Dank an das Verlagsteam, bestehend aus Marlene Bareiß, Juliane Friedle und Sandra Vogeler, ohne deren tatkräftige Unterstützung die Fülle neuer Daten unmöglich in so kurzer Zeit in das Tabellenwerk hätte integriert werden können.

Großhabersdorf,
im September 2021

Dr. Andreas S. Ziegler

Vorwort zur 1. Auflage

Mit der Novellierung der Apothekenbetriebsordnung im Jahr 2012 wurde die bisher in der Leitlinie der Bundesapothekerkammer zur Qualitätssicherung *empfohlene* Plausibilitätsprüfung für alle Apotheken *verpflichtend* eingeführt. Damit soll sichergestellt werden, dass alle Apotheken vor der Herstellung einer Rezeptur überprüfen, ob die erhaltenen Vorgaben geeignet sind, ein Arzneimittel ausreichender Qualität und Stabilität zu erzeugen. Dabei geht die Plausibilitätsprüfung über eine bloße Prüfung der Kompatibilität der eingesetzten Rezepturbestandteile deutlich hinaus. So ist beispielsweise auch das Therapiekonzept des Arztes kritisch zu hinterfragen. Zwar steht für die Plausibilitätsprüfung grundsätzlich eine Fülle nützlicher Literaturdaten zur Verfügung, diese müssen jedoch häufig erst mühsam aus diversen Quellen zusammengesucht werden.

Grundsätzlich kann eine routinemäßig durchgeführte Plausibilitätsprüfung individuell angefertigter Arzneimittelzubereitungen in der Apotheke nur die Abklärung *praxisrelevanter* Fragestellungen zum Ziel haben. Es geht letztlich nicht darum zu beurteilen, ob eine Zubereitung acht oder zehn Wochen haltbar ist, sondern ob mit der Laufzeit die voraussichtliche Anwendungsdauer komplett abgedeckt ist. Es ist auch nicht zwingend erforderlich, in der Zubereitung das für einen bestimmten Wirkstoff bekannte pH-Stabilitätsoptimum einzustellen, solange man sich im rezeptierbaren Bereich bewegt, der eine ausreichende Wirkstoffstabilität für die gesamte Aufbrauchfrist gewährleistet. Um die Plausibilitätsprüfung einerseits wissenschaftlich fundiert und andererseits so praxisnah wie möglich zu gestalten, wurden vorhandene Literaturdaten daher nur insoweit berücksichtigt, als sie tatsächliche Relevanz für die Apothekenpraxis und die Patientensicherheit haben oder dies aufgrund bekannter bzw. nachvollziehbarer Mechanismen naheliegend erscheint. Es ist das erklärte Anliegen des vorliegenden Tabellenwerks, den Apothekerinnen und Apothekern ein Hilfsmittel an die Hand zu geben, das es ihnen ermöglicht ihrer Verpflichtung gemäß § 7 der Apothekenbetriebsordnung nachzukommen und dabei den Aufwand in überschaubarem Rahmen zu halten. Um das Vorgehen bei der Plausibilitätsprüfung zu standardisieren, wurde ein Musterprotokoll entwickelt, anhand dessen alle relevanten Fragen systematisch abgearbeitet werden können. Es dient nicht nur als Vorlage für die vorgeschriebene Dokumentation der Plausibilitätsprüfung, sondern navigiert den Nutzer zugleich durch das nachfolgende Tabellenwerk. Die tabellarische Gestaltung wurde gewählt, um eine handhabbare Struktur in das vorliegende Datenmaterial zu bringen und so das Suchen und Auffinden der für die jeweilige Rezeptur relevanten Informationen zu erleichtern. Bereits nach einigen wenigen Plausibilitätsprüfungen wird Ihnen die Struktur des Werkes so vertraut sein, dass Sie sich problemlos darin zurechtfinden. Angesichts der Fülle der kompilierten Daten, die aus einer Vielzahl unterschiedlich aufbereiteter Quellen und Publikationen stammen, können Übertragungsfehler trotz gewissenhaftester Prüfung leider nicht ganz ausgeschlossen werden. Sollten Sie einen Fehler entdecken, wäre ich daher für eine kurze Rückmeldung (plausibilitaet@zience.de) dankbar, um den Datenbestand entsprechend korrigieren und aktualisieren zu können.

Ich hoffe, dass Ihnen das vorliegende Tabellenwerk Ihre tägliche Arbeit in der Offizin erleichtert und Ihnen die Plausibilitätsprüfung nach § 7 der Apothekenbetriebsordnung damit nicht als „lästige Pflicht" erscheint, sondern als eine Möglichkeit Ihre pharmazeutische Fachkompetenz einmal mehr unter Beweis zu stellen.

Großhabersdorf,
im März 2012 Dr. Andreas S. Ziegler

Inhaltsverzeichnis

Durchführung der Plausibilitätsprüfung nach § 7 Apothekenbetriebsordnung

Seit der Novellierung der Apothekenbetriebsordnung im Frühjahr 2012 ist jede Apotheke verpflichtet, *vor* der Herstellung einer Rezeptur eine Plausibilitätsprüfung durchzuführen. Ziel des „Plausibilitäts-Check Rezeptur" ist es, diese Plausibilitätsprüfung wissenschaftlich fundiert und zugleich praxisnah zu gestalten!
Alle Angaben, die für die Plausibilitätsprüfung der Rezeptur relevant sind, wurden in den Tabellen zu den Inhaltsstoffen übersichtlich zusammengetragen. Um alle notwendigen Fragen zu klären und dabei den Prüfaufwand in überschaubarem Rahmen zu halten, empfiehlt sich die Verwendung des Formulars „Plausibilitätsprüfung". Die im Folgenden exemplarisch beschriebene Durchführung der Plausibilitätsprüfung orientiert sich am Aufbau dieses Formulars. Auf den folgenden Doppelseiten finden Sie jeweils einen Abdruck des Formulars, auf dem die zu erläuternden Abschnitte mit einem Buchstaben markiert sind, sowie die dazugehörigen Erklärungen unter dem entsprechenden Buchstabenverweis.

A. Kurzname

Die Plausibilitätsprüfung von Rezepturarzneimitteln hat insbesondere dann zu erfolgen, wenn die Zubereitung erstmalig angefertigt wird oder wenn die letzte Prüfung so lange zurückliegt, dass ihr Ergebnis ggf. durch neuere wissenschaftliche Erkenntnisse überholt sein könnte. Im Umkehrschluss braucht die Plausibilität gerade bei häufig vorkommenden Rezepturen nicht vor jeder einzelnen Anfertigung erneut überprüft zu werden. Da jedoch im Herstellungsprotokoll auf die jeweilige Plausibilitätsprüfung Bezug genommen werden muss, empfiehlt es sich, die Plausibilitäts-Dokumentation nach einem standardisierten System zu archivieren. Es bietet sich an, für jede Rezeptur einen geeigneten Kurznamen zu vergeben, der es ermöglicht, die zugehörige Dokumentation einfach und schnell wiederzufinden. Damit kann im Herstellungsprotokoll eindeutig auf eine bereits vorliegende Plausibilitätsprüfung Bezug genommen werden.

B. Applikationsart

Bei der Plausibilitätsprüfung ist die Applikationsart des Arzneimittels zu berücksichtigen. Da manche Wirk- und Hilfsstoffe (v. a. Konservierungsmittel) für bestimmte Anwendungen/Applikationsorte ungeeignet sind, genügt es in diesem Zusammenhang nicht, nur nach innerlicher und äußerlicher Anwendung zu differenzieren. Die Applikationsart sollte in der Dokumentation daher explizit benannt werden. Falls sie aus der Rezepturanforderung nicht eindeutig hervorgeht, muss sie im Rahmen des Patientengesprächs oder durch Rücksprache mit dem Arzt in Erfahrung gebracht werden.

C. Inhaltsstoffe nach Art und Menge

Da jeder einzelne Inhaltsstoff auf seine Plausibilität zu prüfen ist, werden hier neben dem/den eingesetzten Wirkstoff/en auch die Hilfsstoffe nach Art und Menge einzeln aufgelistet.

D. Berechnung der Konzentration/Dosierung

Um beurteilen zu können, ob der/die Wirkstoff/e innerhalb der üblichen Dosierungsbereiche liegen (siehe Punkt G), muss entweder die Einzeldosis oder (bei flüssigen/halbfesten Zubereitungen) die Wirkstoffkonzentration bekannt sein. Diese werden mit Hilfe der Rezeptureinwaagen errechnet und in der Dokumentation festgehalten. Falls die Dosierung aus der Rezepturanforderung nicht eindeutig hervorgeht, ist mit dem Arzt Rücksprache zu halten.

E. pH-Wert

Bei wasserhaltigen Zubereitungen ist zu prüfen, ob die rezeptierbaren pH-Bereiche aller Inhaltsstoffe zusammenpassen (siehe Punkt H). Um diesen Abgleich leichter vornehmen zu können, werden die rezeptierbaren pH-Bereiche der verschiedenen Wirkstoffe (Tab. 2) und Konservierungsmittel (Tab. 9) sowie ggf. die pH-Werte der verwendeten Grundlage(n) (Tab. 4) in die Spalte „pH-Bereich" des Dokumentationsbogens übertragen. Falls der pH-Wert der Grundlage bzw. des Lösungsmittels in diesem Werk nicht gelistet ist, sollte dieser – sofern möglich – durch Berechnung oder Messung ermittelt werden.

F. Unbedenklichkeit

Nach § 5 Absatz 1 des Arzneimittelgesetzes (AMG) ist es „verboten, bedenkliche Arzneimittel in den Verkehr zu bringen oder bei einem anderen Menschen anzuwenden." Eine Rezeptur, die einen oder mehrere bedenkliche Ausgangsstoffe enthält, darf nicht angefertigt werden! Es ist daher zunächst zu kontrollieren, ob einer der rezeptierten Bestandteile als bedenklich einzustufen ist. Eine Hilfestellung für die Beurteilung bietet Tab. 1, in der bedenkliche Rezepturgrundstoffe gelistet sind.

G. Therapiekonzept

Zur Beurteilung des ärztlichen Therapiekonzepts wird mithilfe von Tab. 2 überprüft, ob die unter Punkt B dokumentierte Applikationsart für den Wirkstoff / die Wirkstoffe bekannt bzw. plausibel ist. Außerdem sollte für jeden einzelnen Wirkstoff kontrolliert werden, ob die in Punkt D errechnete Konzentration bzw. Einzeldosis innerhalb des üblichen Dosierungsbereichs liegt. Hierbei ist auch die Applikationsart der Zubereitung zu berücksichtigen. Die in Abhängigkeit von der Applikationsart üblicherweise eingesetzten therapeutischen Dosen sowie die oberen Richtkonzentrationen bzw. -einzeldosen sind in Tab. 2 aufgelistet. Im Einzelfall kann eine Überschreitung der dort genannten Konzentrationen bzw. Einzeldosen therapeutisch begründet sein, dies sollte jedoch durch den Arzt auf dem Rezept vermerkt werden. Fehlt ein solcher Vermerk, ist die Konzentrationsüberschreitung als Unklarheit zu werten und vor der Herstellung mit dem Arzt Rücksprache zu halten.

H. Stabilität

Da viele Ausgangsstoffe nur in bestimmten pH-Bereichen rezeptiert werden dürfen, sollte überprüft werden, inwieweit die unter Punkt E dokumentierten pH-Bereiche der einzelnen Ausgangsstoffe untereinander sowie mit dem pH-Wert der Grundlage / des Lösungsmittels übereinstimmen. Sollte der Wirkstoff im pH-Bereich der Zubereitung nicht ausreichend wirksam bzw. stabil sein oder sollten Hilfsstoffe ihre Funktion (z. B. Konservierung) nicht erfüllen können, wären entsprechende Anpassungen an der Rezeptur vorzunehmen. Neben der pH-Abhängigkeit existiert noch eine ganze Reihe weiterer wirkstoffspezifischer Eigenschaften (z. B. Licht-, Hydrolyse- und Oxidationsempfindlichkeit, Grenzflächenaktivität und Hygroskopizität), die die Stabilität eines Rezepturarzneimittels nachteilig beeinflussen können. Um auf diese reagieren zu können, sollten kritische Substanzeigenschaften anhand von Tab. 2 identifiziert und – falls nötig – geeignete Maßnahmen (z. B. Lichtschutz, wasserfreie Zubereitung, Sauerstoffausschluss oder Zusatz von Antioxidanzien etc.) ergriffen werden.

I. Kompatibilität

Am einfachsten ist die Kompatibilitätsprüfung, wenn die Kompatibilität für eine bestimmte Wirkstoff-Grundlagen-Kombination bereits nachgewiesen wurde. Sofern die Rezeptur keine weiteren Bestandteile enthält, können in diesem Fall detailliertere Betrachtungen entfallen. Es wird daher empfohlen, zuerst anhand von Tab. 3 zu prüfen, ob die Kompatibilität aufgrund von Laboruntersuchungen als gegeben angesehen werden kann. Falls dies nicht der Fall ist, sind weitere Prüfungen vorzunehmen. Da ionische Wechselwirkungen bzw. Wechselwirkungen von Phenolen mit Macrogolen oder Cellulose-Derivaten die mit Abstand häufigste Ursache von Inkompatibilitäten darstellen, sollte mithilfe von Tab. 5 und Tab. 6 zunächst auf diese stoffgruppenspezifischen Inkompatibilitäten geprüft werden. Anschließend sollte die Rezeptur für jeden einzelnen Ausgangsstoff anhand von Tab. 7 auf das Vorliegen von bekannten substanzspezifischen Inkompatibilitäten geprüft werden.

J. Isotonisierung

Um Schmerzen bei der Applikation und/oder Gewebeschäden zu vermeiden müssen Parenteralia, Ophthalmika, Nasalia sowie Auricularia, die möglicherweise mit dem Mittelohr in Berührung kommen, dem Milieu von Blut-, Gewebe- und Tränenflüssigkeit durch Isotonisierung angepasst werden. Bei den genannten Darreichungsformen ist daher durch entsprechende Berechnung zu prüfen, ob die Zubereitung isoton ist (vgl. Tab. 8). Gegebenenfalls ist die Tonizität des Arzneimittels durch einen adäquaten Hilfsstoffzusatz anzugleichen.

K. Konservierung

In Hinblick auf die Konservierung sollte zunächst geprüft werden, ob der Wirkstoff / die Wirkstoffe in therapeutisch eingesetzten Konzentrationen selbst ausreichend antimikrobiell wirksam ist/sind (vgl. Tab. 2), da sich der Zusatz weiterer Konservierungsmittel dadurch unter Umständen erübrigt. Gleiches gilt bei Verwendung standardisierter Grundlagen, denen möglicherweise bereits Konservierungsmittel in adäquater Menge beigemischt sind (→ Tab. 4). Wirken Wirkstoff, Grundlage oder Lösungsmittel alleine nicht ausreichend antimikrobiell, ist ggf. ein Konservierungsmittel hinzuzufügen, um die mikrobiologisch einwandfreie Qualität des Arzneimittels über den gesamten Anwendungszeitraum zu gewährleisten. Bei der Auswahl eines geeigneten Konservierungsmittels hilft Ihnen Tab. 9, der auch die antimikrobiell wirksamen Konzentrations- und pH-Bereiche der jeweiligen Substanz entnommen werden können. Alle in der Zubereitung enthaltenen (rezeptierten und/oder zugesetzten) Konservierungsmittel sind nach Art und Menge zu dokumentieren.

Dokumentation der Plausibilitätsprüfung

Kurzname Rezeptur: Ⓐ ______________________

Applikationsart: Ⓑ ______________________

Inhaltsstoffe	Rezeptierte Menge	Errechnete Wirkstoffkonzentration oder Einzeldosis ❶	pH-Bereich ❷
	Ⓒ	Ⓓ	Ⓔ

Abgabegefäß: ☐ Kruke ☐ Spenderdose ☐ Braunglasflasche ☐ ________

	Unbedenklichkeit			ggf. ergriffene Maßnahme
Ⓕ	Sind alle Inhaltsstoffe unbedenklich? (→ Tab. 1*)	☐ ja	☐ nein	

	Therapiekonzept			ggf. ergriffene Maßnahme
Ⓖ	Ist die Applikationsart für alle Wirkstoffe bekannt bzw. plausibel? (→ Tab. 2*)	☐ ja	☐ nein	
	❶ Liegen alle Wirkstoffkonzentrationen bzw. Einzeldosen innerhalb des jeweils üblichen Dosierungsbereichs? (→ Tab. 2*)	☐ ja	☐ nein	

	Stabilität			ggf. ergriffene Maßnahme
Ⓗ	❷ Sind alle Wirkstoffe im pH-Bereich der Grundlage/des Lösungsmittels rezeptierbar? (Wirkstoffe → Tab. 2*, Grundlagen → Tab. 4*)	☐ ja	☐ nein	
	Sind alle Wirkstoffe stabil gegenüber sonstigen Einflüssen (z. B. Licht, Hydrolyse, Oxidation)? (→ Tab. 2*)	☐ ja	☐ nein	
	Bei Emulsionen: Ist sichergestellt, dass keiner der Wirkstoffe grenzflächenaktiv ist? (→ Tab. 2*)	☐ ja	☐ nein	
	Bei festen Darreichungsformen: Ist sichergestellt, dass keiner der Wirkstoffe hygroskopisch ist? (→ Tab. 2*)	☐ ja	☐ nein	

	Kompatibilität			ggf. ergriffene Maßnahme
Ⓘ	Wurde die Kompatibilität aller Wirkstoffe mit der rezeptierten Grundlage in der rezeptierten Konzentration bereits nachgewiesen? (→ Tab. 3*) Falls ja, können die übrigen Kompatibilitätsprüfungen entfallen, sofern keine weiteren Bestandteile in der Rezeptur enthalten sind.	☐ ja	☐ nein, weitergehende Kompatibilitätsprüfung notwendig	

	Kompatibilität (Fortsetzung)			ggf. ergriffene Maßnahme
I	Ist sichergestellt, dass keine inkompatible Kombination von ionischen Wirk- und/oder Hilfsstoffen vorliegt? (→ Tab. 5*)	☐ ja	☐ nein	
	Ist sichergestellt, dass keine inkompatible Kombination von Phenolen mit Macrogol- und/oder Cellulosederivaten vorliegt? (→ Tab. 6*)	☐ ja	☐ nein	
	Ist sichergestellt, dass keine bekannten substanzspezifischen Inkompatibilitäten vorliegen? (→ Tab. 7*)	☐ ja	☐ nein	
	Isotonisierung			ggf. ergriffene Maßnahme
J	Bei wässrigen Parenteralia, Ophthalmika, Nasalia und Auricularia: Ist die Zubereitung isoton? (→ Tab. 8*)	☐ ja	☐ nein	
	Konservierung			ggf. ergriffene Maßnahme
K	Ist das Konservierungsmittel in der eingesetzten Konzentration zulässig und geeignet? (→ Tab. 9*)	☐ ja	☐ nein	
	Ist das Konservierungsmittel im pH-Bereich der Zubereitung rezeptierbar? (Konservierungsmittel → Tab. 9*, Grundlagen → Tab. 4*)	☐ ja	☐ nein	
	Wenn kein Konservierungsmittelzusatz vorgesehen ist: Ist die Rezeptur durch den Wirkstoff, die Grundlage oder sonstige Hilfsstoffe ausreichend konserviert, bzw. ist eine Konservierung aufgrund der Darreichungsform/Anwendungsdauer überflüssig? (Wirkstoffe → Tab. 2*, Grundlagen → Tab. 4*)	☐ ja	☐ nein	
	Aufbrauchfrist			ggf. ergriffene Maßnahme
L	**Festlegung der Aufbrauchfrist** In dem gewählten Abgabegefäß wird die Aufbrauchfrist der Zubereitung aufgrund ☐ konkreter Angaben einer anerkannten Rezepturmonographie ☐ standardisierter Richtwerte (→ Tab. 10*) ☐ individueller, rezepturspezifischer Erkenntnisse festgelegt auf einen Zeitraum von ______________			
	Deckt die Aufbrauchfrist den voraussichtlichen Anwendungszeitraum ab?	☐ ja	☐ nein	

Abschlussbewertung

M

Die vorliegende Rezeptur

☐ kann angefertigt werden
☐ kann unter Berücksichtigung der ergriffenen Maßnahmen angefertigt werden
☐ kann nach Rücksprache mit dem Arzt und Klärung kritischer Fragen angefertigt werden
☐ darf nicht angefertigt werden

Ergebnis der ggf. erfolgten Rücksprache mit dem Arzt:

N

O

______________________ ______________________

Datum Prüfende(r) Apotheker(in)

L. Aufbrauchfrist

Bei Abgabe an den Patienten müssen Rezepturen mit dem konkreten Enddatum der Aufbrauchfrist gekennzeichnet werden (§ 14 ApBetrO). Bei standardisierten Zubereitungen, die in Rezeptursammlungen monographiert sind, kann die Aufbrauchfrist in der Regel der jeweiligen Monographie entnommen werden. Darüber hinaus finden Sie in Tab. 10 allgemeine Richtwerte für die Aufbrauchfrist von physikalisch und chemisch stabilen Rezepturen. Bei Zweifeln an der längerfristigen Stabilität der Zubereitung ist im Einzelfall unter Einbeziehung individueller, rezepturspezifischer Erkenntnisse eine kürzere Aufbrauchfrist festzulegen. In der Dokumentation ist zu vermerken, auf welcher Basis die Aufbrauchfrist ermittelt wurde, und diese konkret zu benennen.

M. Abschlussbewertung

Ausgehend von den vorausgehenden Feststellungen hat der/die Apotheker/in eine Abschlussbewertung vorzunehmen, aus der klar hervorgeht, ob bzw. unter welchen Bedingungen die Rezeptur hergestellt werden kann.

N. Rücksprache mit dem Arzt

Sollten sich aus der Plausibilitätsprüfung Unklarheiten, Inplausibilitäten oder Inkompatibilitäten ergeben, so sollte mit dem verordnenden Arzt Rücksprache gehalten werden, um gemeinsam eine Problemlösung herbeizuführen. Hierbei empfiehlt es sich, dem Arzt konkrete Lösungsvorschläge zu unterbreiten. Das Ergebnis der ärztlichen Rücksprache und die sich daraus ergebenden Konsequenzen sind schriftlich zu dokumentieren.

O. Unterschrift des Apothekers

Laut § 7 ApBetrO ist die Plausibilitätsprüfung von einer/m Apotheker/in oder einer zur Vertretung berechtigten Person zu dokumentieren. Ihre Durchführung sowie die daraus resultierende Abschlussbewertung sind daher durch die eigenhändige Unterschrift der Prüferin / der Prüfers zu bestätigen.

Vereinfachte Plausibilitätsprüfung bei geprüften Standardrezepturen

Während bei frei komponierten Rezepturen für jede Formulierung alle vorgenannten Aspekte der Plausibilitätsprüfung individuell beurteilt werden müssen, ist der Plausibilitäts-Check bei geprüften Standardrezepturen deutlich weniger umfangreich, da galenische Kompatibilität und Stabilität in diesem Fall als gegeben angesehen werden können. Die monographierten Wirkstoffkonzentrationen sind therapeutisch üblich, bedenkliche Ausgangsstoffe nicht enthalten und die Laufzeit wurde auf Grundlage laboranalytischer Befunde festgelegt. In diesen Fällen genügt es daher, patientenindividuelle Aspekte wie etwa Anwendungsbeschränkungen bei Kindern oder Schwangeren zu prüfen. Sind die Auswahl von Rezeptur, Darreichungsform und Dosierung der Indikation bzw. den patientenindividuellen Bedürfnissen angemessen, ist eine verkürzte Dokumentation der Plausibilitätsprüfung ausreichend. Mitunter genügt es, auf dem Herstellungsprotokoll zu vermerken, dass es sich um eine standardisierte Rezeptur handelt, die galenisch plausibel ist und dass das Therapiekonzept patientenindividuell überprüft und für geeignet befunden wurde. Ein separates Plausibilitätsprüfungsprotokoll ist dann entbehrlich.

Derzeit existieren zwei Sammlungen standardisierter Rezepturen, für die eine solche vereinfachte Plausibilitätsprüfung mit Kurzdokumentation auf dem Herstellungsprotokoll in Frage kommt: Das Neue Rezeptur-Formularium (NRF) sowie die ZIEGLER REZEPTURBIBLIOTHEK® (ZRB). Die NRF-Monographien werden im NRF-Labor erarbeitet, um den individuellen Bedarf bestimmter Patienten zu decken, für die keine industriell hergestellten Fertigarzneimittel zur Verfügung stehen. Hierbei verzichtet das NRF aus grundsätzlichen Erwägungen konsequent auf den Einsatz von proprietären Handelspräparaten, wie Fertigarzneimitteln oder Spezialgrundlagen einzelner Hersteller. Im Rezepturalltag zeigt sich jedoch, dass derlei Handelspräparate von Ärzten sehr gerne als Bestandteil von Rezepturarzneimitteln verordnet werden, nicht zuletzt, weil diese häufig eine modernere, zeitgemäße Alternative zu den teilweise sehr traditionellen Grundlagen aus DAB und DAC darstellen. Diese Lücke zwischen NRF und ärztlicher Verordnungspraxis schließt die ZRB. Sie vereint geprüfte Rezepturen aus Firmendaten sowie validierte Vorschriften aus internationalen Formularien, die bislang nicht in deutscher Sprache veröffentlicht wurden. Die Rezepturauswahl stützt sich unter anderem auf statistische Erhebungen, mit deren Hilfe besonders häufig verordnete und damit im Alltag besonders relevante Rezepturen ermittelt wurden, für die dann in Zusammenarbeit mit der pharmazeutischen Industrie gezielt geeignete Herstellungsanweisungen ausgearbeitet wurden. Die ZRB orientiert sich demnach vor allem an der praktischen Relevanz und bietet mit ihren ebenfalls geprüften und standardisierten Herstellungsanweisungen eine praxisnahe Ergänzung zum NRF. Infolge der wissenschaftlichen, praktischen und analytischen Überprüfung bietet die ZRB in gleicher Weise wie das NRF die Möglichkeit, auf eine galenische Plausibilitätsprüfung zu verzichten.

Allgemeines zur Verarbeitung von Handelsprodukten ohne Fertigarzneimittelzulassung in Rezepturarzneimitteln

Sicherheitshalber und um Konflikte mit übergeordneten Behörden a priori zu vermeiden, sei darauf hingewiesen, dass es sich bei einigen der in den Tab. 3 und 4 gelisteten Grundlagen *nicht um Fertigarzneimittel* handelt, sondern um Handelsprodukte, für die in Deutschland keine Arzneimittelzulassung existiert. Die Statthaftigkeit derlei Grundlagen als Ausgangsstoff für Rezepturarzneimittel zu verwenden, wurde – gerade in jüngster Vergangenheit – immer wieder kontrovers diskutiert und auch die Überwachungspraxis divergiert.

Die Frage, unter welchen Bedingungen Handelsprodukte ohne Fertigarzneimittelzulassung (insbesondere Kosmetika) in Rezepturarzneimitteln verarbeitet werden dürfen, lässt sich nicht allgemeingültig beantworten, da von Produkt zu Produkt unterschiedliche Ausgangsvoraussetzungen vorliegen. Grundsätzlich sind die folgenden Hürden zu überwinden:

1. Hürde: GMP-Konformität

Substanzen zur pharmazeutischen Verwendung müssen laut Arzneibuch nach Verfahren hergestellt werden, die nachweislich eine gleichbleibende Qualität sicherstellen und den Anforderungen der Einzelmonographien oder zugelassenen Spezifikationen entsprechen (Ph. Eur.). Die Herstellung von *Wirkstoffen* muss unter den Bedingungen der Guten Herstellungspraxis (GMP) erfolgen. Konsequenterweise soll das Prüfzertifikat eines Ausgangsstoffs gem. § 11 Abs. 2 ApBetrO auch Auskunft über dessen GMP-konforme Herstellung geben, soweit es sich um einen Wirkstoff handelt. Ausgangsstoffe, die keine Wirkstoffe sind, werden von der Verordnung demnach nicht explizit erfasst, dies gilt konsequenterweise auch für Grundlagen und damit für die meisten Kosmetika, die aufgrund ärztlicher Verordnung in dermatologischen Rezepturen verarbeitet werden sollen. Eine Ausnahme bilden diesbezüglich möglicherweise Harnstoffhaltige o. ä. Zubereitungen.

Grundsätzlich dürfen aber auch nicht GMP-konforme Ausgangsstoffe für die Herstellung der Arzneimittel verwendet werden. In diesem Fall müssen Apotheker und Arzt eine Nutzen-Risiko-Abwägung durchführen. In der Ph. Eur.-Monographie „Substanzen zur pharmazeutischen Verwendung" heißt es hierzu: „Wird zur Herstellung eines auf besondere Bedürfnisse einzelner Patienten zugeschnittenen Arzneimittels eine nicht in einer Einzelmonographie des Europäischen Arzneibuchs beschriebene Substanz zur pharmazeutischen Verwendung eingesetzt, wird die Notwendigkeit zur Übereinstimmung mit vorliegender Allgemeiner Monographie im Rahmen einer Risikobewertung beurteilt, die die zur Verfügung stehende Qualität der Substanz und ihre beabsichtigte Verwendung berücksichtigt."

Daraus ergibt sich, dass auch nicht nach pharmazeutischen GMP-Regeln hergestellte Grundlagen – nach entsprechender Risikoabwägung – grundsätzlich in Rezepturen verarbeitet werden dürfen. Wobei anzumerken ist, dass zur Erlangung der maximal erreichbaren pharmazeutischen Qualität, wann immer möglich, auf GMP-konform produzierte Ausgangsstoffe zurückgegriffen werden sollte. Ferner bleibt die Verantwortung des Apothekenleiters für die ordnungsgemäße Qualität der Ausgangsstoffe auch bei nicht GMP-konform hergestellten Ausgangsstoffe unberührt.

2. Hürde: Prüfzertifikat

Zur Herstellung von Arzneimitteln dürfen nur Ausgangsstoffe verwendet werden, deren ordnungsgemäße Qualität festgestellt ist. Auf die Prüfung der Ausgangsstoffe finden die Vorschriften des § 6 Abs. 1 und 3 ApBetrO Anwendung. Das heißt, Ausgangsstoffe wären grundsätzlich vollumfänglich nach Arzneibuch zu prüfen (Identität, Gehalt, Reinheit, ...), es sei denn, diese Prüfung hat bereits außerhalb der Apotheke stattgefunden und wird durch ein entsprechendes Prüfzertifikat nachgewiesen (s. u.). Da eine vollumfängliche Arzneibuchprüfung im alltäglichen Apothekenbetrieb nicht die Regel sein dürfte, ist davon auszugehen, dass Ausgangsstoffe ohne Prüfzertifikat in der Rezeptur kaum zum Einsatz kommen – verboten ist dies indes nicht. Beim Bezug von Aus-

gangsstoffen mit Prüfzertifikat muss daraus ersichtlich sein, dass dieser nach den anerkannten pharmazeutischen Regeln geprüft worden ist und dass alle Prüfkriterien erfüllt sind, die zum Nachweis der erforderlichen Qualität notwendig sind.
Damit ein Prüfzertifikat den regulatorischen Vorgaben entspricht, sind folgende Angaben erforderlich (nach Cyran/Rotta 2020):

- Bezeichnung des Ausgangsstoffs
- Angewandte(s) Prüfvorschrift(-verfahren)
- Chargenbezeichnung oder Herstellungsdatum
- Hersteller
- Prüfergebnisse und Angabe der erforderlichen Qualität (Akzeptanzkriterien)
- Datum der Prüfung
- Name (und Funktionsbezeichnung) des für die Prüfung Verantwortlichen
- Angabe, ob das Prüfprotokoll von einer nach §§ 6 und 11 ApBetrO autorisierten Institution ausgestellt worden ist, z. B. einem Betrieb mit Herstellungserlaubnis nach § 13 AMG oder einem Sachverständigen nach § 65 Abs. 4 AMG

Im Übrigen kann beim Fehlen entsprechender Angaben im Arzneibuch – was bei diversen Handelsprodukten/Kosmetika regelmäßig der Fall sein dürfte – auch auf andere Monographiewerke, wie z. B. den Deutschen Arzneimittel-Codex (DAC) oder das Neue Rezeptur-Formularium (NRF), den Leitfaden der Guten Herstellungspraxis oder diesen ergänzende Leitlinien zurückgegriffen werden. Schließlich können auch nationale oder internationale Richtlinien und Empfehlungen herangezogen werden (vgl. Feiden, Arzneimittelprüfrichtlinie).

3. Hürde: Identitätsprüfung

Bei Bezug eines Ausgangsstoffs, der bereits außerhalb der Apotheke geprüft worden ist, muss in der Apotheke mindestens die Identität festgestellt werden (§ 6 Abs. 3 ApBetrO). So wird sichergestellt, dass Etikettierungs- oder Abpackungsfehler durch den Hersteller ausgeschlossen werden können. Dabei können für die Prüfung auch andere als im Arzneibuch beschriebene Methoden angewandt und andere Geräte benutzt werden – vorausgesetzt, dass damit die gleichen Ergebnisse erzielt werden und die Identität zweifelsfrei nachgewiesen ist. Die einwandfreie Identitätsfeststellung ist wohl die entscheidende Herausforderung, insbesondere bei halbfesten Grundlagen, die in der Regel keinen Wirkstoff und damit keinen prädestinierten Analyten enthalten. Die in den Prüfvorschriften einzelner Hersteller vorgeschlagenen Prüfungen sind – aufgrund mangelnder Spezifität – diesbezüglich als unzureichend anzusehen. Vorschriften, die beispielsweise lediglich die Phasenlage des Emulsionssystems mithilfe eines Färbetests untersuchen, geben bei allen W/O-Systemen (respektive O/W-Systemen) die gleiche Reaktion und erlauben demnach keine Diskriminierung anderer, organoleptisch vergleichbar anmutender Grundlagen. Etikettierungs- oder Abpackungsfehler können demzufolge nicht erkannt werden und die Prüfvorschrift ist ungeeignet. Die Eignung einer Prüfvorschrift zu beurteilen obliegt dem Apotheker, der auch die Verantwortung für die Verarbeitung des Ausgangsstoffs trägt. Mit der Zahl der Prüfkriterien (denkbar wären z. B. pH-Wert, Identitätsnachweis eines bestimmten Konservierungsmittels, Trocknungsverlust o. ä.) steigt die Selektivität der Prüfmethode und damit deren Aussagekraft. Wann er die Identität einer Grundlage als zweifelfrei nachgewiesen erachtet, liegt im Ermessen des Apothekers. Eine abweichende Meinung wäre dementsprechend seitens der Überwachungsbehörde fachlich fundiert darzulegen.

Was tun, wenn die Verwendung scheitert?

Sollte die Verwendung eines Handelsprodukts ohne Fertigarzneimittelzulassung als Rezepturgrundlage aus einem der vorausgehend erläuterten Gründe scheitern, darf dieser nicht in/zu einem Arzneimittel verarbeitet werden. Bei Kosmetika führt dies beinahe zwangsläufig dazu, dass die rezeptierte Grundlage ausgetauscht werden muss. Einen solchen Grundlagentausch darf der Apotheker eigenverantwortlich (also ohne zwingende Rücksprache mit dem Arzt) vornehmen, solange die Grundlage keine eigene arzneiliche Wirkung hat und die arzneiliche Wirkung des Rezepturarzneimittels dadurch nicht nachteilig beeinflusst werden kann (vgl. auch § 7 Abs. 1 ApBetrO). Um Letzteres zu verhindern, sollte die Apotheke eine Grundlage wählen, deren galenische Eigenschaften jenen des ursprünglich verordneten Vehikelsystems möglichst ähnlich sind. So wäre beispielsweise eine hydrophile Salbe gegen eine andere hydrophile Salbe (z. B. Macrogolsalbe DAC) auszutauschen oder ein W/O-Emulsionssystem durch ein ebensolches (z. B. Hydrophobe Basiscreme DAC NRF S.41.). Bei der Auswahl geeigneter Alternativen empfiehlt es sich, ggf. auf Tab. 3 zurückzugreifen, da so sichergestellt ist, dass der verordnete Wirkstoff in der neu gewählten Grundlage ausreichend stabil ist und die Anfertigung der Zubereitung nicht am Ende an der Plausibilitätsprüfung scheitert.

Tabelle 1: Bedenkliche Stoffe/Rezepturen

Nach § 5 Absatz 1 des Arzneimittelgesetzes (AMG) ist es „verboten, bedenkliche Arzneimittel in den Verkehr zu bringen oder bei einem anderen Menschen anzuwenden." Die Bedenklichkeit eines Arzneimittels ist nach Absatz 2 des gleichen Paragrafen dann gegeben, wenn ein begründeter Verdacht besteht, dass nach dem jeweils aktuellen Stand der wissenschaftlichen Erkenntnisse bei bestimmungsgemäßem Gebrauch schädliche Wirkungen auftreten können, die über ein vertretbares Maß hinausgehen. Die folgende Tabelle enthält die aktualisierte Liste der bedenklichen Rezepturgrundstoffe, die von der Arzneimittelkommission der Deutschen Apotheker (AMK) publiziert wurde. Ein Grundstoff wurde in die Liste aufgenommen, wenn folgende Kriterien zutrafen:

- Eine maßgebliche Zulassungsbehörde hat den Stoff oder die Zubereitung als bedenklich eingestuft.
- Die Zulassung eines entsprechenden Fertigarzneimittels wurde widerrufen oder ruht.
- Nach dem aktuellen Stand der Erkenntnisse ist die Anwendung aufgrund von Risiken bedenklich, beziehungsweise nicht vertretbar.
- Der Stoff kann realistischerweise in einer Rezeptur für ein Humanarzneimittel vorkommen.

Die Liste der AMK ist keine verbindliche Festlegung, da der AMK die hierfür notwendige Legitimation fehlt. Außerdem ist die Bedenklichkeit einer Rezeptur in vielen Fällen nur aufgrund einer individuellen Nutzen-Risiko-Abwägung bezogen auf Indikation, Applikationsart, Dosierung/Konzentration und Kombinationspartner zu beurteilen. Darüber hinaus kann eine Liste der bedenklichen Rezepturgrundstoffe nie vollständig sein, weil sich der Stand der Wissenschaft laufend ändert und nicht vorausgesehen werden kann, welche Stoffe sich möglicherweise bei einer Spezialindikation als geeignet erweisen oder „welche abwegigen Stoffe einmal im Rahmen der alternativen Medizin rezeptiert werden" (Zitat AMK 2012). Die Liste bezieht sich nur auf Rezepturarzneimittel für Menschen. Der Vollständigkeit halber sei darauf hingewiesen, dass spagyrische Zubereitungen generell nicht als bedenklich anzusehen sind, da die Drogen bei der Herstellung nach den Vorschriften 25 und 26 des HAB verascht werden.
Entscheidend für die Abgabefähigkeit eines Rezepturarzneimittels ist immer die individuelle Nutzen-Risiko-Abwägung, die die Rahmenbedingungen jedes Einzelfalls berücksichtigt.

Prüfung

Überprüfen Sie, ob einer der rezeptierten Bestandteile als bedenklich einzustufen ist. Die folgende Tabelle enthält bedenkliche Stoffe/Rezepturen zur Anwendung beim Menschen, deren Abgabe verboten ist. Eine Rezeptur, die einen oder mehrere der genannten Inhaltsstoffe enthält, darf demnach nicht angefertigt werden!

Beachten Sie:

Aus dem Fehlen von Stoffen in der Tabelle darf nicht geschlossen werden, dass diese unbesehen in Rezepturen verarbeitet werden dürfen!

Rezepturarzneimittel	Hinweistext	Quellenangabe
Amine, aliphatische	unvermeidliche Nitrosamin-Bildung	DAZ 127 (1987) Heft Nr. 39 Seite VI
Amygdalin	siehe Mandelonitril	
Aristolochiasäure-haltige Drogen (alle Drogen der Gattungen Aristolochia und Asarum) ausgenommen Homöopathika ab D10	kanzerogen (multiple Karzinome)	Zulassungswiderruf, DAZ 121 (1981) Heft Nr. 25 Seite IV und 1330
Arnikablüten zum Einnehmen ausgenommen Homöopathika ab D4	Dyspnoe, Tachykardie und Kollaps, Gastroenteritis	z. B. in Lindequist, U. et al.; Biogene Gifte, WVG, Stuttgart, 3. Aufl. 2010
Bärenklau	siehe Heracleum-Arten	z. B. in Lindequist, U. et al.; Biogene Gifte, WVG, Stuttgart, 3. Aufl. 2010
Benzol ausgenommen Homöopathika ab D6	myelotoxisch, kanzerogen	Whysner, J. et al.; Genotoxicity of benzene and its metabolites. Mutat. Res. 566 (2004), 99–130
Borsäure sowie deren Ester und Salze ausgenommen Mineralwässer und Puffer in Augentropfen, ausgenommen Homöopathika ab D4	mangelhafte Wirksamkeit, resorptive Vergiftungen	Zulassungswiderruf, DAZ 139 (1999) Heft Nr. 47 Seite 12
Bromide auch in Kombination als Sedativum	kumulative Anreicherung von Bromiden	Information des BfArM; DAZ 136 (1996) Heft Nr. 51/52 Seite 10
Bufexamac	häufige Kontaktallergien	Zulassungswiderruf, DAZ 150 (2010), Nr. 19, Seite 16
Calomel	siehe Quecksilber(I)-chlorid	
Cäsiumsalze (in der alternativen Krebstherapie)	lebensbedrohliche Arrhythmien	WHO Drug Information 23 (2009), Seite 290
Chelidonii herba, radix, Chelidonin	siehe Schöllkraut	
Chloroform	hepato-, nephrotoxisch, kanzerogen	DAZ 121 (1981) Heft Nr. 51 Seite 2857
Chrom(VI)-Verbindungen	kanzerogen	Pharm. Ztg. 144 (1999), Seite 800
Chrysanthemum vulgare	siehe Rainfarn	
Crotonöl (Oleum Tiglii)	stark hautreizend, kokarzinogen (enthält Phorbolester)	z. B. in Aktories, K. et al. (Hrsg.); Allgemeine und spezielle Pharmakologie und Toxikologie, Urban & Fischer, München, 10. Aufl. 2009; Glaeser, S., Hecker, E.; Planta Med. 57, Suppl. 2 (1991)
Diethanolamin	siehe Amine, aliphatische	
Epinephrin und seine Salze, hochkonzentriert (> 1 ‰) zur Blutstillung im Dentalbereich	systemische kardiovaskuläre Reaktionen	Zulassungswiderruf, Bundesgesundheitsbl. 30 (1987), Seite 154
Färberginsterkraut	Toxische Chinolizidinalkaloide: Atemlähmung, Kreislaufversagen	Blaschek, W. et al. (Hrsg.); Hagers Enzyklopädie Band 7, Seite 897 ff., WVG Stuttgart, 6. Auflage 2007
Formaldehyd/Paraformaldehyd in Gynäkologika, in zahnärztlichen Arzneimitteln in Konzentrationen über 0,05 %, in Konzentrationen über 0,2 % in anderen Arzneimitteln ausgenommen als Wirkstoff in Warzenmitteln	schwere allergische Reaktionen, Kontaktekzeme, Haut- und Schleimhautschäden, kanzerogen	DAZ 126 (1986) Heft 6 Seite VII; Besonderheitenliste des BfArM (Version 1–12, März 2016)
Furfurol	kanzerogen	DAZ 137 (1997) Heft Nr. 36 Seite 8
Genistae tinctoriae herba	siehe Färberginsterkraut	
Germanium-Verbindungen ausgenommen Homöopathika ab D4	nephrotoxisch, myotoxisch, neurotoxisch	DAZ 139 (1999) Heft Nr. 43 Seite 12
Heracleum-Arten (Bärenklau) ausgenommen Homöopathika	stark phototoxisch (Furocumarine)	z. B. in Lindequist, U. et al.; Biogene Gifte, WVG, Stuttgart 3. Aufl. 2010
Hydrargyrum chloratum	siehe Quecksilber(I)-chlorid	
Hydrargyrum oxydatum	siehe Quecksilber(II)-oxid	
Hydrazin	Krampfgift, kanzerogen, neurotoxisch, hepatotoxisch, pneumotoxisch	Hainer, M. I. et al.; Fatal hepatorenal failure associated with hydrazine sulfate. Ann. Intern. Med. 133 (2000), 877–880
Immergrünkraut (Vinca minoris herba) ausgenommen Homöopathika ab D2	Verdacht auf Blutbildschäden bei nicht belegter Wirksamkeit	Zulassungswiderruf, DAZ 127 (1987) Heft Nr. 30, Seite VII
Jaborandiblätter ausgenommen Homöopathika ab D3	nicht steuerbare parasympathomimetische Wirkung durch Pilocarpin (Vergiftungen)	z. B. in Lindequist, U. et al.; Biogene Gifte, WVG, Stuttgart 3. Aufl. 2010

Rezepturarzneimittel	Hinweistext	Quellenangabe
Juniperus sabinae	siehe Sadebaumspitzen	
Krappwurzel ausgenommen Homöopathika	kanzerogen	Zulassungswiderruf, DAZ 133 (1993) Heft Nr. 11, Seite 8
Laetrile	siehe Mandelonitril	
Mandelonitril und Mandelonitril-Glykoside (auch Bittermandelwasser DAB 6)	Risiko von Cyanid-Intoxikationen bei mangelnder Wirksamkeit	DAZ 118 (1978) Nr. 30, Seite 1105; Bulletin Arzneimittelsicherheit 3 (2014) 7–13
Naphthalin ausgenommen Homöopathika ab D4	hämolytische Anämie, Methämoglobinbildung, tödliche Vergiftungen bei Kindern durch Inhalation und topische Anwendung	NTP: Naphthalene. Rep. Carcinog. 12 (2011), 276–278
2-Naphthol (auch äußerlich)	nephrotoxisch	Orjuela, M. A.; Cancer Epidemiol Biomarkers Prev. 21, 7 (2012), 1191–1202
Paraformaldehyd	siehe Formaldehyd	
Petroleum zum Einnehmen ausgenommen Homöopathika ab D4	narkotische Wirkung, Reizung von Haut und Schleimhaut	DAZ 142 (2002) Heft Nr. 49, Seite 14
Phenacetin als Wirkstoff	nephrotoxisch	DAZ 137 (1997) Heft Nr. 23, Seite 10
Phenol zur Anwendung auf Haut und Mundschleimhaut ausgenommen Spezialanwendungen, bei denen Phenol jeweils nur einmal beziehungsweise in geringer Menge angewendet wird (Sklerosierung, Peeling, Nagelextraktion) ausgenommen Homöopathika	Methämoglobinbildung, Krampfgift, Reizung von Haut und Schleimhäuten	Negativmonographie, DAZ 137 (1997) Heft Nr. 49, Seite 12 und 142
Pilocarpus	siehe Jaborandiblätter	
Pyrrolizidinalkaloid-haltige Drogen (Alkanna, Anchusa, Borago, Brachyglottis, Cineraria, Cynoglossi herba, Erechthites, Eupatorium außer E. perfoliatum, Heliotropium, Lithospermum, Petasitidis folium, Senecionis herba, Tussilago Farfara) sowie folgende Drogen, wenn nicht sicher gestellt ist, dass die Grenzwerte für Pyrrolizidinalkaloide mit 1,2-ungesättigtem Necingerüst eingehalten werden: • Farfarae folium: 1 µg/Tagesdosis (innerlich) • Symphyti herba/folium/radix: 100 µg/Tagesdosis (nur äußerlich) • Petasitidis rhizoma: 1 µg/Tagesdosis (innerlich)	hepatotoxisch, kanzerogen	Zulassungswiderruf, DAZ 132 (1992) Heft Nr. 26 Seite VI/Heft Nr. 32, Seite VI; Stufenplanmaßnahme Pharm. Ztg. 146 (2001), Seite 2390
Quecksilber(I)-chlorid ausgenommen Homöopathika ab D4	mutagen, teratogen, nephrotoxisch, neurotoxisch	Negativmonographie, DAZ 137 (1997) Heft Nr. 51/52, Seite 10
Quecksilber(II)-oxid ausgenommen Homöopathika ab D4	mutagen, teratogen, nephrotoxisch, neurotoxisch	Negativmonographie, DAZ 137 (1997) Heft Nr. 51/52, Seite 10
Rainfarnkraut, Rainfarnblüten, Rainfarnöl zum Einnehmen, ausgenommen Homöopathika	stark neurotoxisch durch Thujon, nicht belegte Wirksamkeit	Negativmonographie, siehe Pharm. Ztg. 139 (1994), Seite 154
Rubia tinctorum radix	siehe Krappwurzel	
Sadebaumspitzen (Juniperus sabinae) ausgenommen zur externen Anwendung ausgenommen Homöopathika ab D4	schwere Vergiftungen nach Einnahme als Abortivum	z. B. in Lindequist, U. et al.; Biogene Gifte, WVG, Stuttgart 3. Aufl. 2010
Schlankheitsrezepturen mit mehreren stark wirksamen Bestandteilen wie Appetitzügler, Diuretika, Schilddrüsenhormone oder Antidiabetika	unkalkulierbare Effekte, Todesfälle durch derartige Rezepturen	DAZ 135 (1995) Heft Nr. 30, Seite 6/8
Schöllkraut, wenn eine Tageshöchstdosis von 2,5 mg Gesamtalkaloiden, berechnet als Chelidonin, nicht gewährleistet ist	hepatotoxisch	Zulassungswiderruf, DAZ. Nr. 16 (2008), Seite 12
Triethanolamin (Trolamin) ausgenommen zur äußerlichen Anwendung ≤ 2,5 Gew.-%	unvermeidliche Nitrosamin-Bildung	
Vinca minoris herba	siehe Immergrünkraut	
Vitamin B_{17}	siehe Mandelonitril	

Tabelle 2: Wirkstoffe

Die folgende Tabelle listet die charakteristischen Eigenschaften zahlreicher Wirkstoffe auf, insoweit sie für die Herstellung der Rezeptur sowie für die Prüfung von deren Plausibilität und Kompatibilität relevant sind. Im Gegensatz zu den meisten anderen Übersichten umfasst die nachfolgende Zusammenschau nicht nur Wirkstoffe, die im Bereich der Dermatika eingesetzt werden, sondern auch eine ganze Reihe von Substanzen, die für die Herstellung ophthaler, auricularer, oraler, rektaler, inhalativer und auch parenteraler Arzneiformen verwendet werden. Grundlage für die Wirkstoffauswahl waren gängige Rezeptursammlungen sowie allgemein anerkannte pharmazeutische Regeln zur Herstellung von Rezepturarzneimitteln.
Um zu beurteilen, inwieweit die eingesetzten Wirkstoffe zu den ggf. vom Patienten geschilderten Symptomen bzw. dem voraussichtlichen Verwendungszweck passen, werden die einzelnen Arzneistoffe bestimmten **Wirkstoffgruppen** zugeordnet, aus denen sich die üblichen Einsatzgebiete der entsprechenden Substanzen ableiten.
Die **chemische Verbindungsklasse** gibt Auskunft über den Ladungszustand der Wirkstoffmoleküle (+ kationisch, – anionisch, ○ nichtionisch). Dies ist insofern von Bedeutung, als ionische Wechselwirkungen zwischen Wirk- und Hilfsstoffen eine der häufigsten Ursachen für Inkompatibilitäten darstellen (vgl. Tab. 5). Da phenolische Wirkstoffe in Kombination mit bestimmten Emulgatoren bzw. Hydrogelbildnern zum Brechen der Emulsion bzw. zum Ausflocken des Hydrogels führen können (vgl. Tab. 6), sind diese als besondere chemische Verbindungsklasse separat ausgewiesen. Ferner werden Ester explizit gekennzeichnet, um zu verdeutlichen, dass es sich einerseits nicht um die Salze organischer Säuren und andererseits in der Regel um hydrolytisch leicht angreifbare Strukturen handelt. Auf diese Weise lassen bereits einige wenige Angaben zur chemischen Verbindungsklasse profunde Rückschlüsse auf Inkompatibilitäten, Stabilitätsbeeinträchtigungen und/oder Wirkminderung zu. Sofern die Phenol- bzw. Esterpartialstruktur eines Wirkstoffs für dessen Stabilität bzw. Kompatibilität mit anderen Wirk- bzw. Ausgangsstoffen erfahrungsgemäß keine oder allenfalls geringe Bedeutung hat, ist dies ausdrücklich angegeben. In allen andern Fällen ist aus Gründen des Verbraucherschutzes sicherheitshalber von galenisch relevanten Inkompatibilitäten auszugehen.
Bei der Angabe der **therapeutischen Konzentration** werden verschiedene Applikationsarten unterschieden, die für den jeweiligen Wirkstoff gebräuchlich sind. Die entsprechenden Angaben erlauben demnach nicht nur eine Überprüfung der Dosierung, sondern auch der Applikationsart. Für halbfeste und flüssige Zubereitungen ist der übliche Konzentrationsbereich angegeben, für feste Darreichungsformen die gebräuchliche Einzeldosis. Beim Versuch, die Normdosen rezepturrelevanter Wirkstoffe zusammenzustellen ergibt sich das Problem, dass sich die diesbezüglichen Angaben unterschiedlicher Quellen mitunter signifikant unterscheiden. Unter Abwägung aller Umstände (üblicherweise intendierte Arzneimittelanwendung, Zuverlässigkeit und Aktualität der Datenquelle, Berücksichtigung seltener Spezialindikationen etc.) wurde ein konsolidierter Datenbestand geschaffen, der nicht nur eine breite Literaturbasis, sondern auch die Konzentrationen und Einzeldosen der gegenwärtig auf dem deutschen Markt verfügbaren Handelspräparate berücksichtigt. Da für den therapeutischen Einsatz bestimmter Wirkstoffe in der **pädiatrischen Dermatologie** hinsichtlich Dosierung, Anwendungsdauer und Applikationsfläche häufig spezielle Restriktionen gelten, werden die dahingehend relevanten Daten – sofern möglich – gesondert ausgewiesen. Hierbei ist anzumerken, dass die Dosierungsprinzipien systemisch verabreichter Wirkstoffe in Abhängigkeit von Körpergewicht, Alter und Akut- bzw. Dauermedikation meist sehr komplex sind. Ihre Aufnahme würde daher zweifellos den Rahmen dieses Werkes sprengen. Diesbezüglich sei deshalb auf einschlägige Spezialliteratur verwiesen (z. B. Pädiatrische Dosistabellen – Dosierung kinderärztlich verordneter Arzneimittel, Deutscher Apotheker Verlag, Stuttgart). Die Angaben der nachfolgenden Tabelle beschränken sich folglich auf den therapeutischen Einsatz in der pädiatrischen Dermatologie.
Für die **oberen Richtkonzentrationen bzw. -einzeldosen der Wirkstoffe** ergeben sich dieselben Probleme hinsichtlich etwaiger Inkonsistenzen der publizierten Daten. Da versehentlich zu hoch konzentrierte/dosierte Wirkstoffe ein erhebliches Risiko für den Patienten darstellen können, wurden die angegeben oberen Richtwerte bei widersprüchlicher Datenlage aus Gründen des Verbraucherschutzes in der Regel präventiv zurückhaltend gewählt. Auch hier dienten verfügbare Handelspräparate als Orientierungshilfe. Eine Überschreitung der genannten oberen Richtkonzentrationen bzw. -einzeldosen kann im Einzelfall durchaus therapeutisch begründet sein und führt nicht zwangsläufig dazu, dass die entsprechende Rezeptur nicht angefertigt werden darf. In diesen Fällen sollte der Arzt die Überschreitung der oberen Richtkonzentrationen bzw. -einzeldosen jedoch auf dem Rezept durch einen gesonderten Vermerk kenntlich machen. Fehlt ein solcher Vermerk, ist die Konzentrationsüberschreitung als Unklarheit zu werten und vor der Herstellung mit dem Arzt Rücksprache zu halten.
Der **rezeptierbare pH-Bereich** gibt an, welches Milieu – zumindest über einen begrenzten Zeitraum – eine ausreichende Stabilität des Wirkstoffs in wasserhaltigen Zubereitungen erwarten lässt. In die Betrachtungen geht dabei nicht nur die chemische Stabilität der Wirkstoffmoleküle ein, sondern auch mögliche Verände-

2

rungen des Ladungszustands, die sich bei pH-Wert-Verschiebungen aus den spezifischen pK_S-Werten der Wirkstoff-Säuren und -Basen ergeben können. Unabhängig von der Beurteilung der chemischen Stabilität muss der jeweilige Arzneistoff natürlich im gesamten rezeptierbaren pH-Bereich auch eine adäquate Wirksamkeit aufweisen. Aus einer fehlenden Angabe zum rezeptierbaren pH-Bereich darf nicht geschlossen werden, dass die betreffende Wirksubstanz pH-unabhängig verarbeitet werden kann. Mitunter konnten der wissenschaftlichen Fachliteratur diesbezüglich keine adäquaten Daten entnommen werden, was häufig daran liegt, dass der betreffende Wirkstoff in erster Linie in wasserfreien Zubereitungen oder als Feststoff verarbeitet wird. Aus Sicherheitsgründen ist bei einer rein theoretischen Überprüfung des rezeptierbaren pH-Bereichs grundsätzlich eine präventiv zurückhaltende Bewertung der Rezeptur geboten. Dies hat zur Folge, dass sich im Einzelfall Diskrepanzen zwischen den in Tab. 3 gelisteten laboranalytisch nachgewiesenermaßen stabilen und kompatiblen Rezepturen und dem Abgleich der pH-Werte aus den Tab. 2 und 4 ergeben können. In diesen Fällen ist der laboranalytische Nachweis gegenüber der rein theoretischen Abwägung stets als höherwertig anzusehen.

Sollte ein Wirkstoff antimikrobielle Eigenschaften aufweisen, die in wässrigen Zubereitungen **bei therapeutisch verwendeten Konzentrationen konservierend** wirken, so ist dies durch einen Vermerk (x) in der entsprechenden Spalte gekennzeichnet. Dies dient als Hilfestellung für die Entscheidung, ob ggf. ein Konservierungsmittel ergänzt werden muss oder nicht. Da nicht für alle Wirkstoffe Daten zu ihrer antimikrobiellen Wirksamkeit vorliegen, ist es denkbar, dass auch nicht explizit gekennzeichnete Stoffe in therapeutisch eingesetzten Konzentrationen einen ausreichenden antimikrobiellen Schutz gewährleisten. Aufgrund der fehlenden Datenbasis können in diesen Fällen jedoch keine verlässlichen Aussagen getroffen werden.

Die Spalte **Besonderheiten/Cave** enthält zusätzliche Angaben zu speziellen physiko-chemischen Eigenschaften der Wirkstoffe, zur korrekten Applikation oder zu Anwendungsbeschränkungen, insoweit sie über allgemeine Unverträglichkeitsreaktionen deutlich hinausgehen. Die Aussagen sollen und können keinen Anspruch auf Vollständigkeit erheben, sie dienen lediglich dazu, wirkstoffspezifisch für bestimmte Aspekte der Rezepturherstellung und -anwendung zu sensibilisieren.

Einige der gelisteten Wirkstoffe sind **photoinstabil**, d. h. unter der Einwirkung von Licht treten Oxidationen, Reduktionen, Racemisierungen, Isomerisierungen oder weitere chemische Veränderungen auf, die zu einer Inaktivierung der Substanz führen können. Die wichtigste Maßnahme zur Verhinderung einer solchen Photoreaktion besteht im Lichtausschluss, der in der Regel durch lichtundurchlässige Verpackungen gewährleistet werden kann.

Wirkstoffe, die bestimmte funktionelle Gruppen wie etwa Ester-, Amid-, Lacton-, Lactam- oder Glykosid-Strukturen enthalten, sind in wässrigen Medien besonders **hydrolyseempfindlich**. Die Anfälligkeit gegenüber hydrolytischen Spaltungen ist dabei häufig pH-abhängig. Die tabellierte Angabe zur Hydrolyseempfindlichkeit ist das Resultat ganz grundsätzlicher Erwägungen, ohne den pH-Bereich im Einzelnen zu berücksichtigen. In vielen Fällen ist es möglich, die Hydrolyse auf ein tolerierbares Minimum zu reduzieren, indem man sich in wässrigen Medien dem jeweiligen pH-Stabilitätsoptimum und dem pH-Wirkoptimum hydrolysegefährdeter Wirkstoffe so weit wie möglich annähert. Der Hinweis auf eine hydrolytische Gefährdung des Wirkstoffs ist daher lediglich als Warnsignal und nicht als Ausschlusskriterium für die Verarbeitung in wässrigen Zubereitungen zu verstehen, insbesondere wenn der angegebene rezeptierbare pH-Bereich eingehalten wird.

Oxidationsempfindliche Wirkstoffe können durch oxidative Vorgänge derart verändert werden, dass sie einen wesentlichen Teil ihrer Wirkung einbüßen oder diese gar vollkommen verlieren. Besonders gefährdet sind Verbindungen mit einer oder mehreren Doppelbindungen oder Bindungen, die unter sterischer Spannung stehen. Steigende pH-Werte erhöhen die Geschwindigkeit der Oxidation. Deshalb sollte man Zubereitungen mit oxidationsempfindlichen Stoffen möglichst auf saure pH-Werte einstellen, wobei natürlich die physiologische Verträglichkeit gewährleistet bleiben muss. Durch Luftsauerstoff verursachte Oxidationen können mithilfe von luftdichten Verpackungen und Packungen mit geringem Restleervolumen weitgehend ausgeschlossen werden. Allerdings können Oxidationen nicht nur durch Luftsauerstoff erfolgen, sondern auch durch Oxidanzien, die in der Zubereitung selbst enthalten sind. Letzteres macht ggf. den Zusatz von Antioxidanzien erforderlich.

Hierfür stehen beispielsweise folgende Substanzen zur Verfügung:

Antioxidanzien

Für lipophile Systeme

1. natürliche Verbindungen
   - Tocopherole (0,05–0,075 %)
2. synthetische Verbindungen
   - Butylhydroxyanisol (0,005–0,02 %)
   - Butylhydroxytoluol (0,01–0,02 %)
   - Gallussäureester (0,05–0,1 %)
   - Ascorbinsäureester (0,01–0,015 %)

Antioxidanzien

Für hydrophile Systeme

1. Ascorbinsäure (0,01–0,5 %)
2. anorganische Schwefelverbindungen
   - Natriumhydrogensulfit (0,05–0,15 %)
   - Natriumsulfit (0,05–0,15 %)
   - Natriumpyrosulfit (0,05–0,15 %)
3. organische Schwefelverbindungen
   - Cysteamin (0,05–0,15 %)
   - Thiomilchsäure (0,05–0,15 %)
   - Glutathion (0,05–0,15 %)
   - Cystein (0,05–0,15 %)

Ferner gilt es zu berücksichtigen, dass Redox-Reaktionen häufig durch Spuren von Schwermetallionen katalysiert werden. Solche Verunreinigungen (z. B. Kupfer-, Eisen-, Mangan- oder Nickelionen) sollten daher bei oxidationsempfindlichen Wirkstoffen soweit wie möglich ausgeschlossen werden, ggf. können auch Komplexierungsmittel, wie z. B. Na-EDTA zur Stabilitätsverbesserung eingesetzt werden.

Grenzflächenaktive Wirkstoffe treten in Emulsionen in Konkurrenz mit an der Grenzfläche fixierten Emulgatoren und bewirken so eine Schwächung des Emulgatorfilms, wodurch das Emulsionssystem als Ganzes destabilisiert wird. Prinzipiell können alle tensidartig wirkenden Stoffe mit Emulgatoren Wechselwirkungen eingehen, allerdings muss das nicht immer ein Problem sein; der Effekt kann sogar gezielt eingesetzt werden, um eine Stabilisierung zu bewirken (z. B. bei Komplexemulgatoren wie dem Emulgierenden Cetylstearylalkohol). Werden grenzflächenaktive Substanzen allerdings unkontrolliert kombiniert, führt das meist zu Unverträglichkeiten und in letzter Konsequenz zum Brechen der Emulsionssysteme. Grenzflächenaktive Wirkstoffe sollten daher in solchen Systemen möglichst nicht verarbeitet werden, sofern keine geprüfte Rezeptur vorliegt.

Insbesondere bei der Verarbeitung von Pulvern kann sich **hygroskopisches** Verhalten als problematisch erweisen. Hygroskopische Stoffe nehmen nicht nur vermehrt Feuchtigkeit aus der Atmosphäre auf, im Gegensatz zu nicht hygroskopischen Stoffen binden sie neben dem oberflächlichen Haftwasser auch Wasser in kleineren Kapillaren. Einerseits steigt dadurch die Gefahr einer Hydrolyse, andererseits hat der Sorptionszustand von Pulvern oder Haufwerken auch entscheidenden Einfluss auf deren Kohäsivität und damit auch auf deren Fließeigenschaften. Dies spielt unter anderem für die Verarbeitung, z. B. beim Abfüllen in Kapseln, eine wichtige Rolle. Beginnen die Pulver zu kleben oder zu verklumpen, ändert sich dadurch möglicherweise sogar die systemische Bioverfügbarkeit oraler Darreichungsformen. Bei der Abgabe von Zubereitungen mit hygroskopischen Inhaltsstoffen sollte daher präventiv ein geeignetes Packmittel (wasserdampfundurchlässig, Trockenmittel in der Verschlusskappe o. ä.) ausgewählt werden.

Prüfung

Überprüfen Sie anhand der nachfolgenden Tabelle, ob alle Wirkstoffkonzentrationen bzw. Einzeldosen innerhalb des jeweils üblichen Dosierungsbereichs liegen und ob die Applikationsart für alle Wirkstoffe bekannt bzw. plausibel ist!

Überprüfen Sie ferner, ob alle Wirkstoffe im pH-Bereich der Grundlage / des Lösungsmittels stabil bzw. wirksam rezeptierbar sind und ob die enthaltenen Substanzen gegenüber sonstigen Einflüssen (z. B. Licht, Hydrolyse, Oxidation) stabil sind!

Überprüfen Sie bei Emulsionen zudem, ob grenzflächenaktive Wirkstoffe enthalten sind, die das Emulsionssystem destabilisieren können und wählen Sie ggf. eine andere Grundlage deren Stabilität nicht beeinträchtigt wird!

Überprüfen Sie ferner bei festen Darreichungsformen, ob hygroskopische Wirkstoffe enthalten sind und ergreifen Sie ggf. Maßnahmen, die eine Änderung des Sorptionszustands weitgehend verhindern!

Falls Sie Anpassungen vornehmen, denken Sie daran ggf. die Plausibilität der veränderten Gesamtrezeptur erneut zu prüfen!

Beachten Sie:

- Die Zuordnung der Verbindungsklassen erfolgte in erster Linie unter dem Aspekt der praktischen Relevanz für mögliche Inkompatibilitäten bei der Rezepturherstellung und ist daher unter rein chemischer Betrachtung nicht immer konsistent. Beispielsweise wurden bei geladenen Wirkstoffen entgegengesetzt geladene Begleitionen in der Regel nicht berücksichtigt, es sei denn diesen kommt ein eigenes Inkompatibilitätspotenzial zu (z. B. Povidon-Iod). In diesen Fällen wurde dann auch die Ladung des Begleitions angegeben!
- Die in der folgenden Tabelle aufgeführten Empfindlichkeiten gegenüber äußeren Einflüssen (Licht, Feuchtigkeit, Luftsauerstoff etc.) stellen nicht automatisch ein Ausschlusskriterium für die Verarbeitung unter bestimmten Umgebungsbedingungen dar. Sie sollen lediglich für möglicherweise in Betracht zu ziehende Probleme sensibilisieren.

2

Wirkstoff	Wirkstoffgruppe	Verbindungsklasse	Applikationsart	Obere Richtkonzentration bzw. -einzeldosis	Einsatz in der Pädiatrischen Dermatologie	Rezeptierbarer pH-Bereich
Acetazolamid	Carboanhydrasehemmer	○	oral: 250 mg (500 mg retard); parenteral: 500 mg			pH-Optimum 4
Acetylcystein	Mukolytikum; Antidot bei Paracetamolvergiftung	Säure	parenteral: 300 mg; oral: 200–600 mg; pulmonal: 10 %	–		
Acetylsalicylsäure	Analgetikum; Antipyretikum; Antiphlogistikum; Thrombozytenaggregationshemmer	Säure	oral: 500–1000 mg	–		
Aciclovir	Virustatikum	○ amphoter	dermal: 5 %; ophthal: 3 %; oral: 200 mg	5 %		> 2
Albendazol	Antiparasitikum; Nematodenmittel	○	dermal: 10 %; oral: 400 mg			3,5–7
Alfatradiol (17α-Estradiol)	5α-Reduktase-Hemmer bei Alopezie	○ Phenol	dermal: 0,015–0,025 % (auf der Kopfhaut)	–		–
Allantoin	Wundbehandlungsmittel	○	dermal: 0,2–3 %	–		pH-Optimum 6,5
Alprazolam	Anxioloytikum	Säure	oral: 0,5 mg (max. 4 mg/d)	–		
Aluminiumacetat-tartrat-Lösung	Adstringens; Antiseptikum	+/–	dermal: Umschlag/Spülung 1,5 %, Salbe 10 %	–		
Aluminiumchlorid	Adstringens; Aknemittel; Antihidrotikum	+	dermal: 10–30 %; buccal: 10 %	–	dermal: 10–30 %	≤ 4
Aluminiumchlorid-Hexahydrat	Adstringens; Aknemittel; Antihidrotikum	+	dermal: 10–30 %; buccal: 10 %	–	dermal: 10–30 %	≤ 4
Aluminiumhydroxychlorid	Adstringens; Aknemittel; Antihidrotikum	+	dermal: 10–30 %; buccal: 10 %	–	dermal: 10–30 %	
Aluminiumkaliumsulfat	Adstringens; Antiseptikum	+	dermal: Salbe 2 %, Puder 20 %; ophthal: 2 %; oral: 0,3 mg; buccal: 2 %	–		
Amifampridin	Kaliumkanalblocker bei Lambert-Eaton-Myasthenischem Syndrom (LEMS)	Base	oral: 5–10 mg	80–120 mg/Tag		
Amiloridhydrochlorid	Diuretikum	+	oral: 5 mg			
5-Aminolävulinsäurehydrochlorid	Kontrastmittel zur Visualisierung von malignem Gewebe; Photosensitizer	+ (auch Säure bzw. Zwitterion)	dermal: 10–20 %; oral: 20–30 mg/kg KG	–		< 3
Amiodaronhydrochlorid	Antiarrhythmikum	+	parenteral: 150 mg (5 mg/kg KG); oral: 200 mg;	–		
Amitriptylinhydrochlorid	Antidepressivum	+	parenteral: 25 mg; oral: 10 mg			
Amlodipinbesilat	Selektiver Calciumkanal-Blocker	+	oral: 5–10 mg	–		
Ammoniumbituminosulfonat (Ichthyol®)	Antiphlogistikum; nichtsteroidales Antirheumatikum; Dermatikum	–	dermal: 5–50 %; rektal: 200 mg	–	dermal: 5–20 % (bei mildem Ekzem)	3–10
Amphetaminsulfat	Psychostimulanz; zentral wirkendes Sympathomimetikum	+	parenteral: 15 mg; oral: 2–5 mg	20 mg		
Amphotericin B	Peptid-Antibiotikum	○ (Zwitterion)	parenteral: 0,1 mg/kg KG/d; vaginal: 2,5 %; oral: 100 mg; buccal: Lutschtabletten 10 mg, Mundtropfen 10 %	–		pH-Optimum 5,5–7
Ampicillin-Natrium	β-Lactam-Antibiotikum	–	parenteral: 1000 mg alle 6–8 Stunden (i. m., i. v.), 5000 mg 2–3 ×tgl. (i. v.-Infusion); oral: 500 mg alle 6 Stunden			pH-Optimum 4,8
Argatroban	Antithrombotikum; Thrombininhibitor	Säure	parenteral: initial 2 µg/kg KG/min als Dauerinfusion	parenteral: 10 µg/kg KG/min		
Ascorbinsäure (Vitamin C)	Vitamin-C-Substitution bei Mangelzuständen, Antiskorbutikum	Säure	parenteral: 100 mg; oral: 75 mg (unter Umständen bis zu 1000 mg)			
Atenolol	Selektiver Betablocker; Antihypertonikum	Base	oral: 50 mg	–		

+ kationisch; – anionisch; ○ nichtionisch

In therapeutischer Konzentration konservierend	Besonderheiten/Cave	photoinstabil	hydrolyseempfindlich	oxidationsempfindlich	grenzflächenaktiv	hygroskopisch	Wirkstoff
		×					**Acetazolamid**
				×			**Acetylcystein**
			×				**Acetylsalicylsäure**
			×	×			**Aciclovir**
	praktisch wasserunlöslich						**Albendazol**
	Alfatradiol soll während Schwangerschaft und Stillzeit sowie bei Patienten unter 18 Jahren nicht angewendet werden, da hierzu bisher keine Erkenntnisse vorliegen.	×					**Alfatradiol (17α-Estradiol)**
							Allantoin
	Cave: bei älteren Menschen (Priscus-Liste!). Die Substanz zeigt Polymorphie.	×					**Alprazolam**
							Aluminiumacetat-tartrat-Lösung
	Lösungsvorgang in wasserfreiem Ethanol dauert ca. 3 Wochen						**Aluminiumchlorid**
	Lösungsvorgang in wasserfreiem Ethanol dauert ca. 3 Wochen						**Aluminiumchlorid-Hexahydrat**
×						×	**Aluminiumhydroxychlorid**
							Aluminiumkaliumsulfat
	Cave: Anwendung bei eingenschränkter Nierenfunktion!	×					**Amifampridin**
							Amiloridhydrochlorid
	14 bis 18 Stunden vor UV-A-Lichtbestrahlung auf die betroffenen Haustellen auftragen; Therapiewiederhohlung frühstens nach 8 Wochen; 5-Aminolävulinsäure darf nicht angewandt werden bei Patienten mit Photosensibilität gegenüber UV-Licht von 380 bis 400 nm, Porphyrien oder Überempfindlichkeit auf Porphyrine. Die perorale Anwendung soll bei Patienten mit kardiovaskulären Krankheiten mit Vorsicht erfolgen, da Blutdruckabfälle auftreten können.	×		×		×	**5-Aminolävulinsäurehydrochlorid**
			×				**Amiodaronhydrochlorid**
		×					**Amitriptylinhydrochlorid**
	Cave: Nicht über 30 °C lagern.	×		×			**Amlodipinbesilat**
×					×		**Ammoniumbituminosulfonat (Ichthyol®)**
	Nicht abends einnehmen; Cave: Kardiovaskuläre Krankheiten, Hypertonie, Hyperthyreoidismus und Glaukom. Ferner sollen Patienten mit Depressionen, Psychosen und Angsterkrankungen nicht mit Dexamfetamin behandelt werden.						**Amphetaminsulfat**
	Cave: Schwere Leber- und Nierenfunktionsstörungen	×				×	**Amphotericin B**
			×				**Ampicillin-Natrium**
		×					**Argatroban**
		×	×	×			**Ascorbinsäure (Vitamin C)**
							Atenolol

2

2

Wirkstoff	Wirkstoffgruppe	Verbindungsklasse	Applikationsart	Obere Richtkonzentration bzw. -einzeldosis	Einsatz in der Pädiatrischen Dermatologie	Rezeptierbarer pH-Bereich
Atropin	Anticholinergikum; Mydriatikum; Spasmolytikum; Antidot (Organophosphat-Insektizide)	Base	ophthal: 0,5–2 %; parenteral: 0,025–1 %; oral: 0,5 mg	3 mg		
Atropinsulfat-Monohydrat	Anticholinergikum; Mydriatikum; Spasmolytikum; Antidot (Organophosphat-Insektizide)	+	ophthal: 0,5–2 %; parenteral: 0,025–1 %; oral: 0,5 mg	3 mg		4–5,5
Azelainsäure	Akne-Therapeutikum	Säure	dermal: 15–20 %			
Bacitracin	Lokalantibiotikum	O	dermal: 50.000 I. E./100 g (etwa 0,8 %)	–		4–7
Baclofen	Muskelrelaxans	O amphoter	oral: 5 mg	–		
Basisches Bismutgallat	Ulkustherapeutikum; Antiseptikum	O Phenol	dermal: Salbe 10–20 %, als Puder unverdünnt	1 g		6–10
Basisches Bismutnitrat	Ulkustherapeutikum; Antiseptikum	O (aufgrund der schweren Löslichkeit des Salzes)	dermal: Salbe 10 %, Puder unverdünnt; oral: 500 mg;	–		6–10
Beclometasondipropionat	halogeniertes Glucocorticoid	Ester	pulmonal: 0,05–0,1 mg			
Benzalkoniumchlorid	Antiseptikum; Desinfiziens	+	dermal: 0,05–0,1 %	0,5 %		4–8
Benzocain	Lokalanästhetikum; Natriumkanal-Blocker	Base Ester	dermal: 5–10 %; rektal: 100 mg; buccal: 10 mg	10 %		4–5
Benzoylperoxid	Akne-Therapeutikum	O	dermal: 2,5–10 %	–	dermal: 2,5–5 %	4–6
Benzydaminhydrochlorid	Nichtsteroidales Antirheumatikum; Lokalanästhetikum	+	dermal: 2–3 %; parenteral: 25 mg; oral: 50 mg; buccal: Mundspüllösung 0,15 %			4,5
Benzylalkohol	Antiseptikum	O	dermal: bis 10 %	–		
Benzylbenzoat	Antiskabiosum	Ester	dermal: 10–25 %	dermal: 25 %		
Betamethasondipropionat	Halogeniertes Glucocorticoid	Ester	dermal: 0,05–0,1 %; oral: 0,5 mg	0,1 %	dermal: 0,05 % (nicht bei Säuglingen/Kleinkindern < 1 Jahr, max. auf 10 % der Körperoberfläche, max. 2 Wochen)	4–8
Betamethasonvalerat	Halogeniertes Glucocorticoid	Ester	dermal: 0,025–0,1 %	0,15 %	dermal: 0,025–0,1 % (nicht bei Säuglingen/Kleinkindern < 1 Jahr, max. auf 10 % der Körperoberfläche, max. 2 Wochen)	2–5
Bifonazol	Antimykotikum	O	dermal: 1 %		dermal: 1 %	2–10
Biotin	Vitamin-A-Substitution bei Mangelzuständen	O Säure	parenteral: 10 mg (s. c., i. m.); oral: 10 mg	–		<9
Bisoprololfumarat	Selektiver Betablocker; Antihypertonikum	+	oral: 5 mg (schleichende Erhöhung auf bis zu 10 mg möglich)	–		>3
Budesonid	Nichthalogeniertes Glucocorticoid	O	nasal: 0,05 mg; pulmonal: 0,2 mg			<5,5
Butylscopolaminiumbromid	Anticholinergikum; Spasmolytikum	+	parenteral: 20 mg; rektal: 20 mg; oral: 20 mg	1,5 mg/kg KG/d		
Calciumchlorid	Calcium-Substitutionsmittel	+	dermal: 1 %; parenteral: 1000 mg; oral: 500 mg	dermal: 5 %; oral: 2000 mg		
Calciumgluconat	Calcium-Substitutionsmittel	+	parenteral: 1000 mg; oral: 3000 mg	–		
Campher	Hyperämisierungsmittel; Analeptikum; Expektorans	O	dermal: 1–20 %; nasal: k. A.; oral: 100 mg	1000 mg	nicht bei Säuglingen und Kleinkindern	2–10

+ kationisch; – anionisch; O nichtionisch

In therapeutischer Konzentration konservierend	Besonderheiten/Cave	photoinstabil	hydrolyseempfindlich	oxidationsempfindlich	grenzflächenaktiv	hygroskopisch	Wirkstoff
	Cave: Glaukom		×				**Atropin**
	Cave: Glaukom		×				**Atropinsulfat-Monohydrat**
	Cave: Die Substanz zeigt Polymorphie.						**Azelainsäure**
		×				×	**Bacitracin**
	Cave: Die Substanz zeigt Polymorphie.		×				**Baclofen**
	Die innerliche Wirksamkeit nach oraler Verabreichung ist als nicht ausreichend anzusehen. Die Bismutresorption aus dermal verabreichten basischen Bismutverbindungen ist so gering, dass Konzentration oder Anwendungsdauer nicht limitiert zu werden brauchen. Die dermatologische Anwendung von basischen Bismutverbindungen ist weniger aus pharmakologisch-toxikologischen als aus ökologischen Gründen kritisch diskutiert worden.	×					**Basisches Bismutgallat**
	Bismutsalze galten als obsolet und waren deshalb in älteren Arzneibüchern gestrichen worden. Wegen zwischenzeitlich zugenommener Bedeutung lokal anzuwendender, schwer resorbierbarer Bismutsalze wurde die Monographie zunächst in das DAB und von dort in die Ph. Eur. übernommen.					×	**Basisches Bismutnitrat**
		×					**Beclometasondipropionat**
					×	×	**Benzalkoniumchlorid**
	Cave: Aufgrund des allergenen Potenzials wird ein Austausch gegen Lidocain/-hydrochlorid empfohlen)	×	×				**Benzocain**
×	Explosionsartige Zersetzung möglich, daher üblicherweise in wasserhaltiger Form (Wasseranteil 25 %) vorrätig zu halten.						**Benzoylperoxid**
	bei niedrigerem pH schlechte Verträglichkeit, bei höherem pH Ausfällung						**Benzydaminhydrochlorid**
		×		×			**Benzylalkohol**
		×		×			**Benzylbenzoat**
		×		×			**Betamethasondipropionat**
	Max. 3–4 Wochen anwenden	×	×	×			**Betamethasonvalerat**
	Cave: Die Substanz zeigt Polymorphie und ist aufgrund ihrer schwachen Basizität schlecht wasserlöslich.						**Bifonazol**
		×		×			**Biotin**
							Bisoprololfumarat
	Cave: nicht länger als 2 bis 4 Wochen	×					**Budesonid**
							Butylscopolaminiumbromid
						×	**Calciumchlorid**
							Calciumgluconat
	Bei Raumtemperatur allmählich flüchtig; Cave: Da Campher die Plazentaschranke überwindet, sollen Campher-haltige Zubereitungen in der Schwangerschaft und Stillzeit nicht angewendet werden.						**Campher**

2

Wirkstoff	Wirkstoffgruppe	Verbindungsklasse	Applikationsart	Obere Richtkonzentration bzw. -einzeldosis	Einsatz in der Pädiatrischen Dermatologie	Rezeptierbarer pH-Bereich
Cannabidiol	Spasmolytikum bei Dravet-Syndrom und Multipler Sklerose	Phenol	Aufgrund einer derzeit fehlenden Zulassung ist keine Empfehlung zur Dosierung von Cannabidiol möglich. In den USA gibt es klinische Studien zum Dravet-Syndrom mit Tagesdosen von bis zu 40 mg · kg^{-1} Körpergewicht, verteilt auf zwei Einzeldosen. Seit Juni 2010 gibt es ein zugelassenes Kombinationspräparat mit 9-Tetrahydrocannabinol und Cannabidiol für erwachsene Multiple-Sklerose-Patienten mit mittelschwerer bis schwerer Spastik.			
Capsaicinoide	Hyperämisierungsmittel; externes Analgetikum	O Phenol	dermal: 0,02–1 %	0,05 % (bei Erstverordnung zu Therapiebeginn); 1 % (im weiteren Behandlungsverlauf)		–
Captopril	ACE-Hemmer; Antihypertonikum; Herzinsuffizienz-Therapeutikum	Säure	oral: 12,5–25 mg	–		pH-Optimum 3,5
Carbachol	Glaukom-Mittel; Parasympathomimetikum	+	ophthal: 1–2 %; parenteral: 0,2 mg; oral 2 mg	parenteral: 0,5 mg; oral: 4 mg		3–6,5
Carbamazepin	Antiepileptikum	O	oral: 200 mg (je nach Fall bis auf 2–3 × tägl. 400 mg)	–		
Carbidopa-Monohydrat	Antiparkinsonmittel	O (Zwitterion)	oral: 25–50 mg	–		
Carvedilol	Betablocker mit vasodilatierender Komponente; Antihypertonikum	Base	oral: 25 mg	–		
Cefalexin	Antibiotikum	O amphoter	oral: 500 mg	–		–
Cefuroxim-Natrium	Antibiotikum	–	ophthal: 5 %; oral: 250 mg	–		–
Celecoxib	COX-2-Inhibitor; Analgetikum	Säure	oral: 100–200 mg	–		
Cetirizindihydrochlorid	Antihistaminikum	+	oral: 10 mg	–		
Chinidinhydrochlorid	Antiarrhythmikum; Protozoenmittel	+	rektal: 100 mg; oral: 200 mg (400–600 mg retard)	parenteral: 300 mg; oral: 500 mg		
Chinidinsulfat	Antiarrhythmikum; Protozoenmittel	+	rektal: 100 mg; oral: 200 mg (400–600 mg retard)	parenteral: 300 mg; oral: 500 mg		
Chininhydrochlorid	Malariamittel; Muskelrelaxans; Amarum	+	oral: 100–300 mg	–		
Chininsulfat	Malariamittel; Muskelrelaxans; Amarum	+	oral: 100–300 mg	–		
Chinolinolsulfat-Kaliumsulfat (8-Hydroxychinolinsulfat-Kaliumsulfat)	Antiseptikum	+ Phenol	dermal: 0,1–1 %	–		2–12
Chinolinolsulfat-Monohydrat (8-Hydroxychinolinsulfat-Monohydrat)	Antiseptikum	+ Phenol	dermal: 0,1–1 %	–		2–12
Chloralhydrat	Hypnotikum; Sedativum	O	rektal: 500 mg; oral: 500 mg	2000 mg		
Chloramin T (Tosylchloramid-Natrium)	Desinfektionsmittel	–	dermal: 0,1–10 %; buccal: als Mundspüllösung 0,25 %	dermal: 10 %		7–10 (pH-Optimum 9)
Chloramphenicol	Antibiotikum	O	dermal: 0,25–2 %; ophthal: 0,25–0,5 %; auricular: 5 %; parenteral: 1000 mg; oral: 800 mg	parenteral: 1500 mg; oral: 1500 mg		2–7
Cyproheptadinhydrochlorid	Antihistaminikum	+	oral: 4 mg			
Chlorhexidindiacetat	Antiseptikum	+	dermal: 0,05–1 %; buccal: Lösung 0,1–0,2 %, Lutschtabletten 2 mg	–	dermal: 0,05–1 %	4–8
Chlorhexidindigluconat	Antiseptikum	+	dermal: 0,05–1 %; buccal: Lösung 0,1–0,2 %, Lutschtabletten 2 mg	–	dermal: 0,05–1 %	4–8
Chlorhexidindihydrochlorid	Antiseptikum	+	dermal: 0,05–1 %; buccal: Lösung 0,1–0,2 %, Lutschtabletten 2 mg	–		4–8

+ kationisch; – anionisch; O nichtionisch

In therapeutischer Konzentration konservierend	Besonderheiten/Cave	photoinstabil	hydrolyseempfindlich	oxidationsempfindlich	grenzflächenaktiv	hygroskopisch	Wirkstoff
	Cave: Schwangere und Stillende (Cannabinoide gehen in die Muttermilch über) sowie Kinder oder Jugendliche unter 18 Jahren sollten Cannabidiol nicht anwenden.	×		×			**Cannabidiol**
							Capsaicinoide
							Captopril
	Negative Aufbereitungsmonographie					×	**Carbachol**
	Cave: Die Substanz zeigt Polymorphie.	×	×	×			**Carbamazepin**
				×			**Carbidopa-Monohydrat**
							Carvedilol
							Cefalexin
						×	**Cefuroxim-Natrium**
	Cave: Die Substanz zeigt Polymorphie. Nicht über 30 °C lagern.						**Celecoxib**
		×	×				**Cetirizindihydrochlorid**
	Cave: Anwendung bei älteren Menschen (Priscus-Liste!)						**Chinidinhydrochlorid**
	Cave: Anwendung bei älteren Menschen (Priscus-Liste!)						**Chinidinsulfat**
							Chininhydrochlorid
							Chininsulfat
×	Fähigkeit zur Chelat-Bildung mit Metallen → nicht mit metallischen Gegenständen in Berührung bringen → Bildung farbiger Komplexverbindungen	×		×			**Chinolinolsulfat-Kaliumsulfat (8-Hydroxychinolinsulfat-Kaliumsulfat)**
×	Fähigkeit zur Chelat-Bildung mit Metallen → nicht mit metallischen Gegenständen in Berührung bringen → Bildung farbiger Komplexverbindungen	×		×			**Chinolinolsulfat-Monohydrat (8-Hydroxychinolinsulfat-Monohydrat)**
		×	×	×			**Chloralhydrat**
×	Chlorgeruch bei Kontakt mit Wasser	×	×				**Chloramin T (Tosylchloramid-Natrium)**
	Cave: Anwendung bei eingeschränkter Leber- und Nierenfunktion und älteren Menschen (Priscus-Liste!) Reserveantibiotikum, nur im Ausnahmefall bei strenger Indikationsstellung!	×	×	×			**Chloramphenicol**
		×		×			**Cyproheptadinhydrochlorid**
×		×					**Chlorhexidindiacetat**
×		×					**Chlorhexidindigluconat**
×		×					**Chlorhexidindihydrochlorid**

2

Wirkstoff	Wirkstoffgruppe	Verbindungsklasse	Applikationsart	Obere Richtkonzentration bzw. -einzeldosis	Einsatz in der Pädiatrischen Dermatologie	Rezeptierbarer pH-Bereich
Chloroquinphosphat	Malariamittel; Antiparasitäres Mittel	+	parenteral: 250 mg (i. v. oder i. m.); oral: 250 mg	–		pH-Optimum 4–6
Chlorprothixenhydrochlorid	Antipsychotikum; Sedativum	+	parenteral: 50 mg (i. m./i. v.); oral: 15 mg (bei Psychosen, je nach Zustand bis 600 mg als Tagesdosis)			<12
Chlortetracyclinhydrochlorid	Antibiotikum	+ (Zwitterion) Phenol	dermal: 1–3 %; ophthal: 1 %; auricular: 0,5 %; oral: 250 mg	–		4–6
Ciclopiroxolamin	Antimykotikum	– (im Sauren ladungsneutral)	dermal: 1 %; ungual: 8 %; vaginal: 1 %	1 %	dermal: 1 % (bei Säuglingen und Kleinkindern nur nach strenger Indikationsstellung)	3–9
Ciclosporin	Immunsuppressivum (Interleukin-2-Inhibitor)	O	dermal: 1–2,5 %; oral: 5 mg/kg KG	–		5–6
Cinnarizin	Antivertiginosum	O	oral: 75 mg (max. 225 mg/Tag)	–		>3
Ciprofloxacinhydrochlorid	Antibiotikum (Gyrasehemmer)	+	oral: 250 mg	–		
Citronensäure, wasserfrei	Azidum	Säure	oral: 500 mg	–		
Clemastinfumarat	Antihistaminikum	+	parenteral: 2 mg; oral: 1 mg			
Clindamycindihydrogenphosphat	Akne-Therapeutikum; Antibiotikum	Ester	dermal: 1–2 %; parenteral: 600 mg; vaginal: 1–2 %; oral: 150–450 mg	–	dermal: 1 %	4–6,5
Clindamycinhydrochlorid	Akne-Therapeutikum; Lincosamid-Antibiotikum	+	dermal: 1–2 %; oral: 150–450 mg	–	dermal: 1 %	3–5
Clioquinol	Antiseptikum	O	dermal: 0,5–2 %; oral: 250 mg	2 %	dermal: 0,5–2 % (nur kleinflächig, aufgrund möglicher Resorptionsgefahr nicht bei Säuglingen)	≤8
Clobetasolbutyrat	Halogeniertes Glucocorticoid	Ester	dermal: 0,05 %	0,05 %		
Clobetasolpropionat	Halogeniertes Glucocorticoid	Ester	dermal: 0,05 %	0,05 %	dermal: 0,05 % (nicht bei Säuglingen und Kleinkindern)	2–9
Clobetasonbutyrat	Halogeniertes Glucocorticoid	Ester	dermal: 0,05 %	0,05 %		
Clomipraminhydrochlorid	Trizyklisches Antidepressivum	+	parenteral: 25 mg (i. m.) 50 mg (i. v.); oral: 25 mg	–		
Clonazepam	Antiepileptikum	O	parenteral: 1 mg; oral: 0,5 mg	–		
Clonidinhydrochlorid	Glaukom-Mittel; Sympathomimetikum	+	ophthal: 0,15 %; parenteral: 0,15 mg; oral: 0,075 mg (retardiert 0,25 mg)	parenteral: 0,3 mg; oral: 0,6 mg		
Clopidogrel-Hydrogensulfat	Thrombozytenaggregationshemmer	+ Ester	oral: 75 mg			
Clotrimazol	Topisches Antimykotikum	Base	dermal: 1–2 % (Salbe, Creme, Lösung) 0,3–2 % (Puder, Spray); vaginal: 0,3–2 %	–	dermal: 1 %	3,5–10
Cloxacillin-Natrium	Antibiotikum	–	oral: 1000 mg			
Cocainhydrochlorid	Lokalanästhetikum	+	ophthal: Augentropfen 4 %, Augensalbe 2 %; im Hals-Nasen-Ohren-Bereich und am Kiefer als Oberflächenanästhetikum 10 %	50 mg		< 7,2 (besser < 5)
Codein	Antitussivum; Opioid-Analgetikum	Base	rektal: 30 mg; oral: 30 mg	100 mg		pH-Optimum 3,5
Codeinphosphat-Hemihydrat	Antitussivum; Opioid-Analgetikum	+	rektal: 30 mg; oral: 30 mg	100 mg		
Coffeincitrat	Analeptikum	+	oral: 100 mg	–		
Colecalciferol	Vitamin-D_3-Substitution	O	oral: 0,025–10 mg	–		
Colistinsulfat	Antibiotikum	+	oral: 25 mg	–		2–6

+ kationisch; – anionisch; O nichtionisch

In therapeutischer Konzentration konservierend	Besonderheiten/Cave	photoinstabil	hydrolyseempfindlich	oxidationsempfindlich	grenzflächenaktiv	hygroskopisch	Wirkstoff
	Cave: Die Substanz zeigt Polymorphie.					×	**Chloroquinphosphat**
		×					**Chlorprothixenhydrochlorid**
		×	×	×			**Chlortetracyclinhydrochlorid**
		×					**Ciclopiroxolamin**
							Ciclosporin
		×					**Cinnarizin**
		×				×	**Ciprofloxacinhydrochlorid**
							Citronensäure, wasserfrei
	Cave: Anwendung bei älteren Menschen (Priscus-Liste!)						**Clemastinfumarat**
		×	×				**Clindamycindihydrogenphosphat**
		×	×				**Clindamycinhydrochlorid**
× (gegen Schimmelpilze unsicher)	Max. Anwendungsdauer 3–4 Wochen; bei Amöbiasis bei Bedarf bis zu doppelte Dosis; keine Anwendung bei Säuglingen	×	×	×			**Clioquinol**
	Cave: Anwendung bei Kindern nur unter ärztlicher Kontrolle und nicht länger als 7 Tage	×					**Clobetasolbutyrat**
			×				**Clobetasolpropionat**
	Cave: Anwendung bei Kindern nur unter ärztlicher Kontrolle und nicht länger als 7 Tage	×					**Clobetasonbutyrat**
	Cave: Anwendung bei älteren Menschen (Priscus-Liste!)					×	**Clomipraminhydrochlorid**
		×	×				**Clonazepam**
	Cave: Anwendung bei älteren Menschen (Priscus-Liste!)						**Clonidinhydrochlorid**
	Cave: Die Substanz zeigt Polymorphie.	×					**Clopidogrel-Hydrogensulfat**
							Clotrimazol
			×				**Cloxacillin-Natrium**
			×				**Cocainhydrochlorid**
		×		×			**Codein**
		×	×	×			**Codeinphosphat-Hemihydrat**
							Coffeincitrat
		×		×			**Colecalciferol**
		×				×	**Colistinsulfat**

2

2

Wirkstoff	Wirkstoffgruppe	Verbindungsklasse	Applikationsart	Obere Richtkonzentration bzw. -einzeldosis	Einsatz in der Pädiatrischen Dermatologie	Rezeptierbarer pH-Bereich
Cromoglicinsäure-Natrium (Natriumcromoglicinat)	Antiallergikum; Mastzellstabilisator	–	ophthal: 2 %; nasal: 2 %; pulmonal: 20 mg; oral: 200 mg	–		
Cyanocobalamin (Vitamin B_{12})	Vitamin-B_{12}-Substitution; bei perniziöser Anämie	○	parenteral: 10–100 µg; oral: 5–300 µg	–		4,5–5
Cyproteronacetat	Gestagen; Antiandrogen	○ Ester	parenteral: 300 mg alle 14 Tage (i. m.); oral: 50 mg (selten doppelte Dosis)	–		
Dapson	Antiinfektivum	Säure	oral: 50 mg	–		
Dequaliniumchlorid	Antiseptikum	+	dermal: 0,2–0,4 %; vaginal: 0,025 %; buccal: 0,25 mg	dermal: 0,4 %		
Dexamethason	Halogeniertes Glucocorticoid	○	dermal: 0,01–0,1 %; nasal: k. A.; ophthal: 0,1 %; parenteral: 2–20 mg; oral: 10 mg; pulmonal: 0,25 mg; auricular: k. A.	0,1 %	dermal: 0,01–0,05 % (nicht bei Säuglingen und Kleinkindern)	2–7
Dexamethasonacetat	Halogeniertes Glucocorticoid	Ester	dermal: 0,01–0,1 %; nasal: k. A.; ophthal: 0,1 %; parenteral: 2–20 mg; oral: 10 mg; pulmonal: 0,25 mg; auricular: k. A.	0,1 %	dermal: 0,01–0,05 % (nicht bei Säuglingen und Kleinkindern)	2–7
Dexamethasondihydrogenphosphat-Dinatrium	Halogeniertes Glucocorticoid	– Ester	dermal: 0,01–0,1 %; nasal: k. A.; ophthal: 0,1 %; parenteral: 2–20 mg; oral: 10 mg; pulmonal: 0,25 mg; auricular: k. A.	0,1 %	dermal: 0,01–0,05 % (nicht bei Säuglingen und Kleinkindern)	2–7
Dexpanthenol	Epithelisierungsmittel; Wundbehandlungsmittel	○	dermal: 5 %; nasal: 5 %; ophthal: 5 %; parenteral: 500 mg; buccal: Lösung 5 %, Lutschtabletten 100 mg; vaginal: 150 mg	–	dermal: 5 %	3–7
Dextromethorphanhydrobromid	Antitussivum	+	oral: 30 mg (alle 4–6 Std., max. 120 mg/Tag)			
Diazepam	Anxioloytikum	Base	parenteral: 5 mg (i. m.); oral: 2 mg; rektal: 5 mg	oral: 5–15 mg		
Diclofenac-Natrium	Nichtsteroidales Antirheumatikum	–	dermal: 1–5 %; parenteral: 75 mg; rektal: 50 mg; oral: 25 mg (retardiert 100 mg)	–		4–7
Diltiazemhydrochlorid	Selektiver Calciumkanal-Blocker; topisch bei Analfissuren	+ Ester	oral: 60 mg; anal (zur lokalen Behandlung akuter und chronischer Analfissuren): 1–2 %	–		4–6
Dimenhydrinat	Antihistaminikum	+	parenteral: 100 mg (i. m.), 50 mg (i. v.); oral: 50–100 mg; rektal: 150 mg			
Dimeticon	Antiflatulenz	○	oral: 40–80 mg; dermal: 4–10 %			
Dimethylsulfoxid	Nichtsteroidales, topisches Antirheumatikum und Analgetikum	○	dermal: 15–100 %	–		
Dimetindenmaleat	Antihistaminikum	+	dermal: 0,1 %; oral: 1 mg (retardiert 2,5 mg)			
Diphenhydraminhydrochlorid	Antihistaminikum	+	ophthal: 0,2 %; parenteral: 50 mg; oral: 50 mg; rektal: 50 mg			
Dipyridamol	Antithrombotikum	Base	parenteral: 10 mg (i. v.); oral: 50 mg	–		
Dithranol	Antipsoriatikum	○	dermal: 0,05–3 %	0,1 % (bei Erstverordnung zu Therapiebeginn); 3 % (im weiteren Behandlungsverlauf)	dermal: 0,015–3 % (max. 10 % der Körperoberfläche, max. 4 Wochen bei Kindern, max. 1 Woche bei Säuglingen, einschleichend dosieren)	≤ 7
Domperidon	Antiemetikum	○	parenteral: 10 mg; oral: 10 mg	–		
Doxepinhydrochlorid	Trizyklisches Antidepressivum	+	parenteral: 25–75 mg; oral: 25–50 mg	–		
Doxycyclin	Antibiotikum	○ amphoter Phenol	parenteral: 100 mg; oral: 100 mg	–		
Doxycyclinhyclat	Antibiotikum	+	parenteral: 100 mg; oral: 100 mg; buccal: 34,6 mg (Gel in die Zahntaschen bei Paradontitis)			pH-Optimum 5–6
Doxylaminsuccinat	Sedativum, Antihistaminikum	+	oral: 25 mg	–		
Dronabinol	Antiemetikum in der Zytostatikatherapie	Phenol	oral: 2,5–5 mg	15 mg/m^2 Körperoberfläche		

+ kationisch; – anionisch; ○ nichtionisch

In therapeutischer Konzentration konservierend	Besonderheiten/Cave	photoinstabil	hydrolyseempfindlich	oxidationsempfindlich	grenzflächenaktiv	hygroskopisch	Wirkstoff
						×	Cromoglicinsäure-Natrium (Natriumcromoglicinat)
		×					Cyanocobalamin (Vitamin B_{12})
							Cyproteronacetat
							Dapson
						×	Dequaliniumchlorid
		×		×		×	Dexamethason
		×		×		×	Dexamethasonacetat
				×		×	Dexamethasondihydrogenphosphat-Dinatrium
						×	Dexpanthenol
		×					Dextromethorphanhydrobromid
	Cave: bei älteren Menschen (Priscus-Liste!)	×	×	×		×	Diazepam
						×	Diclofenac-Natrium
			×				Diltiazemhydrochlorid
	Cave: Anwendung bei älteren Menschen (Priscus-Liste!)						Dimenhydrinat
							Dimeticon
≥ 50 % in wässriger Phase	Dimethylsulfid bewirkt einen knoblauchartigen Atem und Geruch.					×	Dimethylsulfoxid
	Cave: Anwendung bei älteren Menschen (Priscus-Liste!)	×					Dimetindenmaleat
	Cave: Anwendung bei älteren Menschen (Priscus-Liste!)	×					Diphenhydraminhydrochlorid
		×		×			Dipyridamol
		×		×			Dithranol
		×					Domperidon
	Cave: Anwendung bei älteren Menschen (Priscus-Liste!)						Doxepinhydrochlorid
							Doxycyclin
							Doxycyclinhyclat
	Cave: Anwendung bei älteren Menschen (Priscus-Liste!)						Doxylaminsuccinat
				×			Dronabinol

Wirkstoff	Wirkstoffgruppe	Verbin-dungsklasse	Applikationsart	Obere Richtkonzentration bzw. -einzeldosis	Einsatz in der Pädiatrischen Dermatologie	Rezeptierbarer pH-Bereich
Droperidol	Neuroleptikum	○	parenteral: 0,1 mg/kg KG (i. v.); oral: 15 mg (zur Neurolepanalgesie)			pH-Optimum 2,5 bis 4
Dutasterid	5α-Reduktase-Hemmer	○	oral: 0,5 mg	–		
Econazol	Topisches Antimykotikum; gynäkologisches Antiinfektivum	○	dermal: Creme/Lotion 1 %, Puder 0,1 %; vaginal: 1 %	–	dermal: 1 %	–
Econazolnitrat	Topisches Antimykotikum; gynäkologisches Antiinfektivum	+	dermal: Creme/Lotion 1 %, Puder 0,1 %; vaginal: 1 %	–	dermal: 1 %	–
Eingestelltes, raffiniertes Cayennepfefferölharz	Hyperämisierungsmittel; externes Analgetikum	○ Phenol	dermal: 0,15–6 %	0,15 % (bei Erstverordnung zu Therapiebeginn); bis zu 6 % (im weiteren Behandlungsverlauf)		
Eisen(III)-sulfat-Hydrat	Hämostyptikum	+	dermal: 15–20 %			
Enalaprilmaleat	ACE-Hemmer	+	oral: 2,5–5 mg	–		
Eosin-Dinatrium	Antiseptikum	–	dermal: 0,5–2 %		dermal: 0,5–2 %	5–7
Epinephrinhydrochlorid	Sympathomimetikum	+ Phenol	ophthal: 1 %; parenteral: 5 mg; pulmonal: 0,3 mg; oral: 1 mg	parenteral: 5 mg; oral: 10 mg		
Epinephrintartrat	Sympathomimetikum	+ Phenol	ophthal: 1 %; parenteral: 5 mg; pulmonal: 0,3 mg; oral: 1 mg	parenteral: 5 mg; oral: 10 mg		
Ergotamintartrat	Analgetikum; Migränemittel	+	oral: 2 mg (max. 4 mg pro Anfall); pulmonal: 0,45 mg	–		pH-Optimum 3,0–3,6
Erythromycin	Makrolid-Antibiotikum; Akne-Therapeutikum	Base	dermal: 0,5–4 %; ophthal: 0,5 %; parenteral: 100 mg; oral: 500 mg	–	dermal: 0,5–4 %	7–10 (Suspension); 8–9 (Lösung)
Esomeprazol-Magnesium-Trihydrat	Protonenpumpeninhibitor	–	oral: 20–40 mg	–		bei pH < 4 Umwandlung des Prodrugs in den aktiven Metaboliten
17α-Estradiol (Alfatradiol)	5a-Reduktase-Hemmer bei Alopezie	○ Phenol	dermal: 0,015–0,025 % (auf der Kopfhaut)	–		–
Estradiolbenzoat	Estrogen	Ester	dermal: 0,005–0,015 %; parenteral: 5 mg (i. m.); perlingual: 0,1 mg	0,1 %; 0,05 % (auf der Kopfhaut erwachsener Frauen); 0,01 % (äußerlich am weiblichen Genitalbereich)		–
Estradiol-Hemihydrat	Estrogen	○ Phenol	dermal: 0,005–0,015 %; parenteral: 1 mg (i. m.); perlingual: 0,1 mg; oral: 1–2 mg	0,1 %; 0,05 % (auf der Kopfhaut erwachsener Frauen); 0,01 % (äußerlich am weiblichen Genitalbereich)		pH-unabhängig
Estradiolbenzoat	Estrogen	Ester	dermal: 0,005–0,015 %; parenteral: 5 mg (i. m.); perlingual: 0,1 mg	0,1 %; 0,05 % (auf der Kopfhaut erwachsener Frauen); 0,01 % (äußerlich am weiblichen Genitalbereich)		–
Estradiolvalerat	Estrogen	Phenol Ester (galenisch meist nicht relevant)	dermal: 0,005–0,015 %; parenteral: 5 mg (i. m.), 10–80 mg (i. m.-Depot); oral: 1 mg	0,1 %; 0,05 % (auf der Kopfhaut erwachsener Frauen); 0,01 % (äußerlich am weiblichen Genitalbereich)		–
Estriol	Estrogen	○ Phenol	parenteral: 1 mg; oral: 1 mg; vaginal: 0,01–0,1 %	0,1 %		–

+ kationisch; – anionisch; ○ nichtionisch

In thera-peutischer Konzentration konservierend	Besonderheiten/Cave	photo-instabil	hydrolyse-empfind-lich	oxidati-onsemp-findlich	grenzflä-chenaktiv	hygrosko-pisch	Wirkstoff
		×	×	×		×	Droperidol
	Cave: Die Substanz zeigt Polymorphie.	×					Dutasterid
							Econazol
							Econazolnitrat
							Eingestelltes, raffiniertes Cayennepfefferölharz
		×		×			Eisen(III)-sulfat-Hydrat
							Enalaprilmaleat
× (nur pH 5)							Eosin-Dinatrium
		×		×			Epinephrinhydrochlorid
							Epinephrintartrat
	Cave: Anwendung bei älteren Menschen (Priscus-Liste!)	×	×	×		×	Ergotamintartrat
		×	×			×	Erythromycin
	Cave: Die Substanz zeigt Polymorphie.						Esomeprazol-Magnesium-Trihydrat
	Alfatradiol soll während Schwangerschaft und Stillzeit sowie bei Patienten unter 18 Jahren nicht angewendet werden, da hierzu bisher keine Erkenntnisse vorliegen.	×					17α-Estradiol (Alfatradiol)
		×					Estradiolbenzoat
		×					Estradiol-Hemihydrat
		×					Estradiolbenzoat
		×					Estradiolvalerat
							Estriol

Wirkstoff	Wirkstoffgruppe	Verbindungsklasse	Applikationsart	Obere Richtkonzentration bzw. -einzeldosis	Einsatz in der Pädiatrischen Dermatologie	Rezeptierbarer pH-Bereich
Estron	Estrogen	O Phenol	parenteral: 0,05 mg (i. m.); oral: 2,5 mg			
Ethacridinlactat-Monohydrat (Rivanol®)	Antiseptikum	+	dermal: 0,025–2,5 %; parenteral: 0,05 %; oral: 200 mg	–		5–9
Ethambutoldihydrochlorid	Antituberkulotikum	+	parenteral: 20–25 mg/kg KG/d (i. m./i. v.); oral: 20–25 mg/kg KG/d; urethral: 10%			
Ethinylestradiol	Estrogen	O Phenol	oral: 25 µg (bei Mamma- u. Prostatakarzinom bis zu 200 µg)			
Ethylmorphinhydrochlorid	Antitussivum; Opioid-Analgetikum	+	oral: 30 mg	100 mg		
Fampridin	reversibler Kaliumkanal-Blocker; Therapeutikum bei Multipler Sklerose	O	oral: 10 mg			
Fentanylcitrat	Opioid-Analgetikum; Narkotikum	+	dermal: 4,125–34,65 mg (0,025–0,15 mg/h, individuell); nasal: 0,05–0,2 mg; parenteral: 0,3–0,7 mg zur Einleitung einer Neuroleptanalgesie. Zur Erhaltung: 0,05–0,1 mg; oral: 0,1 mg; buccal: 0,1 mg			
Finasterid	5a-Reduktase-Hemmer bei Alopezie; Prostatamittel	O	oral: 1 mg (bei androgenetischer Alopezie) bzw. 5 mg (bei Prostatahyperplasie)			
Flecainidacetat	Antiarrhythmikum	+	parenteral: 50 mg; oral: 100 mg	–		
Fluconazol	Antimykotikum	O	parenteral: 2 mg/ml (i. v.); oral: 100 mg			
Flufenaminsäure	Antiphlogistikum; nichtsteroidales Antirheumatikum	Säure	dermal: Gel 3 %; oral: 100 mg	–		
Fluocinolonacetonid	Halogeniertes Glucocorticoid	O	dermal: 0,025 %	0,025 %		2–5
Fluorescein-Natrium	Diagnostikum bei Augenhornhautschaden und in der Fluoreszenzangiographie	–	ophthal: 0,15 %	–		
Folsäure	Vitamin-Substitution bei Mangelzuständen und in der Schwangerschaft	Säure	parenteral: 12 mg; oral: 5 mg			2–10
Fuchsin	Antiseptikum	+	dermal: 0,1–0,5 %	0,1 % (großflächig auf stark geschädigter Haut); 0,5 % (kleinflächig zur Pinselung)	dermal: 0,1–0,5 % (nur kleinflächig, nicht auf Wunden)	5–6
Furosemid	Schleifendiuretikum	Säure	parenteral: 20 mg (Infusion bis 250 mg); oral: 40 mg	–		
Fusidinsäure	Steroid-Antibiotikum	Säure	dermal: 0,5–2 %; ophthal: 1 %	–	dermal: 0,5–2 % (kaum relevant)	≤ 6
Gabapentin	Antiepileptikum	O (Zwitterion)	oral: 100–400 mg	–		4,5 bis 7 pH-Optimum 6
Gentamicinsulfat	Aminoglykosid-Antibiotikum	+	dermal: 100.000 I. E./100 g (0,15–0,2 %); ophthal: 0,3 %; parenteral: 2 mg/kg KG/d	0,2 %	dermal: 0,15–0,2 % (kaum relevant)	4,5–8 (Wirkungseinschränkung bei pH < 6)
Gentianaviolett (Methylrosaniliniumchlorid)	Antimykotikum; Antiseptikum	+	dermal: 0,1–0,5 %	0,1 % (großflächig auf stark geschädigter Haut); 0,5 % (kleinflächig zur Pinselung)	dermal: 0,1–0,5 % (Säuglinge im Windelbereich und Kleinkinder max. 0,1 %)	5–6
Glucose	Zur Energiezufuhr	O	parenteral: 5–40 %; oral: 50 g	–		
Glycerol	Laxans	O	dermal: 5–15 %; rektal: 2000 mg (als Klysma 5000 mg); oral: 40 g	–	dermal: 5–10 % (bei Kleinkindern als Harnstoff-Ersatz)	1–9
Glyceroltrinitrat	Koronartherapeutikum; Vasodilatator; Herzinsuffizienz-Therapeutikum; bei Analfissuren	Ester	dermal: 2 %; parenteral: k. A.; rektal: 0,8 mg; oral: 2,5 mg; perlingual: 0,2 mg; buccal: Dosierspray 0,4 mg; anal (zur lokalen Behandlung akuter und chronischer Analfissuren): 0,2–0,4 %	–	dermal: 2 % (nur bei Raynaud-Syndrom)	– (wasserfreie Grundlage)

+ kationisch; – anionisch; O nichtionisch

In therapeutischer Konzentration konservierend	Besonderheiten/Cave	photoinstabil	hydrolyseempfindlich	oxidationsempfindlich	grenzflächenaktiv	hygroskopisch	Wirkstoff
		×					**Estron**
× ($\geq$0,5 % und pH $\geq$5,5)		×		×			**Ethacridinlactat-Monohydrat (Rivanol®)**
	Cave: Die Substanz zeigt Polymorphie.					×	**Ethambutoldihydrochlorid**
		×				×	**Ethinylestradiol**
		×					**Ethylmorphinhydrochlorid**
	Cave: Anwendung bei eingenschränkter Nierenfunktion!						**Fampridin**
							Fentanylcitrat
	Cave: Die Substanz zeigt Polymorphie.	×					**Finasterid**
	Cave: Anwendung bei älteren Menschen (Priscus-Liste!)	×				×	**Flecainidacetat**
	Cave: Die Substanz zeigt Polymorphie.						**Fluconazol**
	Cave: Nicht in der Pädiatrie!						**Flufenaminsäure**
			×	×			**Fluocinolonacetonid**
						×	**Fluorescein-Natrium**
		×		×			**Folsäure**
×		×		×		×	**Fuchsin**
		×					**Furosemid**
		×					**Fusidinsäure**
	Cave: Die Substanz zeigt Polymorphie.						**Gabapentin**
	Reserveantibiotikum für die systemische Anwendung, für kutane Anwendung nicht empfohlen. Bei der systemischen Anwendung: Vorsicht bei Nierenfunktionsstörungen. 1 g verordnetes Gentamicin entspricht 1,667 g eingesetztem Gentamicinsulfat [(Gentamicin)$_2$ · 5H_2SO_4]					×	**Gentamicinsulfat**
×						×	**Gentianaviolett (Methylrosaniliniumchlorid)**
							Glucose
	oft in Kombination mit Harnstoff; bei Kleinkindern auch als Ersatz für Harnstoff					×	**Glycerol**
							Glyceroltrinitrat

Wirkstoff	Wirkstoffgruppe	Verbindungsklasse	Applikationsart	Obere Richtkonzentration bzw. -einzeldosis	Einsatz in der Pädiatrischen Dermatologie	Rezeptierbarer pH-Bereich
Glycolsäure	Akne-Therapeutikum	Säure	dermal: 5–70 %	–		< 4
Griseofulvin	Antimykotikum; Antidermatophytikum	O	dermal: 5 %; oral: 500 mg	500 mg		2–7
Haloperidol	Neuroleptikum	Base	parenteral: 5 mg; oral: 5 mg	–		2 bis 8
Harnstoff	Keratolytikum, Hautpflegemittel	O	dermal: 3–40 %	–	dermal: 3–10 % (nicht bei Kindern < 2 Jahre, dort möglicherweise Austausch durch Glycerol)	1–12
Helles Ammoniumbituminosulfonat (Leukichthol®)	Antiphlogistikum; nichtsteroidales Antirheumatikum; Dermatikum	–	dermal: 1–20 % (als Badezusatz: 15 g/Vollbad)	–	dermal: bis 20 %	2–8
Heparin-Natrium	Antithrombotikum; Antikoagulans	–	dermal: 30.000–60.000 I. E./100g; ophthal: 6.500 I. E./5g; parenteral: 5.000–10.000 I. E.	–		pH-Optimum 7–8
Hyaluronsäure-Natrium	Wundbehandlungsmittel; zur Viskosupplementation	–	dermal: 0,3 %; ophthal: 0,15 %; nasal: 0,5 %			
8-Hydroxychinolinsulfat-Kaliumsulfat (Chinolinolsulfat-Kaliumsulfat)	Antiseptikum	+ Phenol	dermal: 0,1–1 %	–		2–12
8-Hydroxychinolinsulfat-Monohydrat (Chinolinolsulfat-Monohydrat)	Antiseptikum	+ Phenol	dermal: 0,1–1 %	–		2–12
Hydrochinon	Depigmentierungsmittel	Phenol	dermal: 2–3 %	3 %		< 4
Hydrochlorothiazid	Diuretikum	Säure	rektal: 50 mg; oral: 25 mg	oral: 100 mg		pH-Optima bei 2,5 und 11,5
Hydrocortison	Nichthalogeniertes Glucocorticoid	O	dermal: 0,25–1 %; nasal: 0,25 %; ophthal: 0,5–1 %; parenteral: 25 mg; oral: 20 mg; auricular: 0,25 %	100 mg	dermal: 0,25–1 % (nicht mehr empfohlen)	3–6,5
Hydrocortisonacetat	Nichthalogeniertes Glucocorticoid	Ester	dermal: 0,25–1 %; nasal: 0,25 %; ophthal: 0,5–1 %; parenteral: 25 mg; oral: 20 mg; auricular: 0,25 %	100 mg	dermal: 0,25–1 % (nicht mehr empfohlen)	3–7
Hydrocortisonbutyrat	Nichthalogeniertes Glucocorticoid	Ester	dermal: 0,1–0,2 %		dermal: 0,1 % (max. 10 % der Körperoberfläche, max. 2 Wochen)	3,5–4,5
Hydrocortisonhydrogensuccinat	Nichthalogeniertes Glucocorticoid	Ester Säure	parenteral: 25 mg; oral: 20 mg	–		
Hydrocortisonnatriumphosphat	Nichthalogeniertes Glucocorticoid	+ Ester	parenteral: 25 mg; oral: 20 mg	–		
Ibuprofen	Nichtsteroidales Antirheumatikum	Säure	dermal: 5 %; rektal: 600 mg; oral: 200–400 mg	–		
Ichthyol® (Ammoniumbituminosulfonat)	Antiphlogistikum; nichtsteroidales Antirheumatikum; Dermatikum	–	dermal: 5–50 %; rektal: 200 mg	–	dermal: 5–20 % (bei mildem Ekzem)	4–10
Idoxuridin	Virustatikum	O	dermal: 0,2 % (Salbe) bis 0,5 (Lösung); ophthal: 0,5–1 %			
Indometacin	Nichtsteroidales Antirheumatikum	Säure	dermal: 1 %; ophthal: 1 %; parenteral: 50 mg; rektal: 50 mg; oral: 25–50 mg (retardiert 75 mg)	–		
Iod	Antiseptikum	O	dermal: 0,3–5 %	50 mg	dermal: 1 %	< 7
Imipraminhydrochlorid	Trizyklisches Antidepressivum	+	parenteral: 25 mg (i. m.); oral: 25 mg (innerhalb 1 Woche langsam erhöhen auf 150–200 mg/d, dann unter Reduktion individuell einstellen.)	–		
Ipratropiumbromid	Anticholinergikum; Bronchodilatator; Antiasthmatikum; Antiarrhytmikum	+	parenteral: 0,5 mg (initial, dann oral); oral: 10 mg; pulmonal: 0,02 mg			< 8
Isoconazolnitrat	Antimykotikum	+	dermal: 1 %; vaginal: 600 mg			

+ kationisch; – anionisch; O nichtionisch

In therapeutischer Konzentration konservierend	Besonderheiten/Cave	photoinstabil	hydrolyseempfindlich	oxidationsempfindlich	grenzflächenaktiv	hygroskopisch	Wirkstoff
	Bei Ichtyosen, Hyperkeratosen, Prä-Peeling: 5–20 %; zur Peeling-Behandlung: 20–70 %					×	**Glycolsäure**
							Griseofulvin
	Cave: bei älteren Menschen (Priscus-Liste!)	×	×				**Haloperidol**
		×	×			×	**Harnstoff**
					×		**Helles Ammoniumbituminosulfonat (Leukichthol®)**
						×	**Heparin-Natrium**
	Cave: Wässrige Hyaluronsäurelösungen sind ein hervorragendes Nährmedium für Mikroorganismen, sodass stets für eine ausreichende Konservierung gesorgt werden muss.	×		×		×	**Hyaluronsäure-Natrium**
×	Fähigkeit zur Chelat-Bildung mit Metallen → nicht mit metallischen Gegenständen in Berührung bringen → Bildung farbiger Komplexverbindungen.	×		×			**8-Hydroxychinolinsulfat-Kaliumsulfat (Chinolinolsulfat-Kaliumsulfat)**
×	Fähigkeit zur Chelat-Bildung mit Metallen → nicht mit metallischen Gegenständen in Berührung bringen → Bildung farbiger Komplexverbindungen.	×		×			**8-Hydroxychinolinsulfat-Monohydrat (Chinolinolsulfat-Monohydrat)**
		×		×			**Hydrochinon**
			×				**Hydrochlorothiazid**
		×		×			**Hydrocortison**
		×	×	×			**Hydrocortisonacetat**
		×	×	×			**Hydrocortisonbutyrat**
		×	×	×		×	**Hydrocortisonhydrogensuccinat**
		×	×	×			**Hydrocortisonnatriumphosphat**
							Ibuprofen
×					×		**Ichthyol® (Ammoniumbituminosulfonat)**
	Cave: Kontraindiziert in der Schwangerschaft.	×	×				**Idoxuridin**
	Cave: Anwendung bei eingeschränkter Leber- und Nierenfunktion und älteren Menschen (Priscus-Liste!)		×				**Indometacin**
×	Negative Aufbereitungsmonographie für die innere Anwendung.						**Iod**
		×		×			**Imipraminhydrochlorid**
			×				**Ipratropiumbromid**
		×					**Isoconazolnitrat**

Wirkstoff	Wirkstoffgruppe	Verbindungsklasse	Applikationsart	Obere Richtkonzentration bzw. -einzeldosis	Einsatz in der Pädiatrischen Dermatologie	Rezeptierbarer pH-Bereich
Isoniazid	Antibiotikum	O	parenteral: 2–5 %; oral: 100 mg; pulmonal: 100 mg	–		
Isosorbiddinitrat	Koronartherapeutikum; Vasodilatator; Herzinsuffizienz-Therapeutikum; bei Analfissuren	Ester	dermal: 1 %, bei Raynaud-Syndrom 2–10 %; parenteral: 2–10 mg/h; oral: 20 mg; perlingual: 50 mg; anal (zur lokalen Behandlung akuter und chronischer Analfissuren): 1 %	–	dermal: 2–10 % (nur bei Raynaud-Syndrom)	–
Itraconazol	Antimykotikum	O	oral: 100 mg	–		
Kaliumdihydrogenphosphat	Elektrolytsubstitution	+/–	oral: 1000 mg			
Kaliumiodid	Schilddrüsentherapeutikum	–	oral: 100–200 µg	500 µg (bis zu 300 mg zur Iod-Blockade der Schilddrüse bei kerntechnischen Unfällen)		
Kaliummonohydrogenphosphat	Elektrolytsubstitution	+/–	oral: 1000 mg			
Kaliumpermanganat	Antiseptikum	+/–	dermal: 0,0005–0,001 % (gebrauchsfertige Lösung)	0,001 % (anwendungsfertige Lösung)	dermal: 0,0005–0,001 % (gebrauchsfertige Lösung)	–
Kanamycinsulfat	Aminoglykosid-Antibiotikum	+	ophthal: 0,6 %; parenteral: 500 mg	–		2–11; pH-Optimum 7–8
Ketaminhydrochlorid	Anästhetikum	+	parenteral: 4–8 mg/kg KG (i. m.), 0,5–2 mg/kg KG (i. v.)			
Ketoconazol	Antimykotikum; Antidermatophytikum	Base	dermal: 1–2 %; oral: 200 mg	–	dermal: 0,5–2 % (führt möglicherweise zu Hautirritationen, besonders im Gesicht)	5–7
Ketoprofen	Analgetikum	Säure	dermal: 2,5 % (Gel); parenteral: 100 mg/d; rektal: 100 mg; oral: 50–200 mg	–		
Kolloidales Silber zum äußerlichen Gebrauch	Antiseptikum; Desinfektionsmittel	O	dermal: 5 %; ophthal: 5 %	–		
Labetalolhydrochlorid	Alpha-/Betablocker; Antihypertonikum	+ Phenol	parenteral: 100 mg; oral: 200 mg	–		pH-Optimum 3–4,5
Lamotrigin	Antiepileptikum	O	oral: 50–200 mg	–		
Lansoprazol	Protonenpumpeninhibitor	O	oral: 30 mg	–		pH-Optimum 7
Latanoprost	Glaukom-Mittel; Prostaglandinanalogon	O Ester	ophthal: 0,005 %	–		
Leukichthol® (Helles Ammoniumbituminosulfonat)	Antiphlogistikum; nichtsteroidales Antirheumatikum; Dermatikum	–	dermal: 1–20 % (als Badezusatz: 15 g/Vollbad)	–	dermal: bis 20 %	2–8
Levocarnitin	Nahrungsergänzungsmittel bei Mangelzuständen	O	oral: 1000 mg	–		
Levodopa	Antiparkinsonmittel	Säure	oral: 100–250 mg	–		pH-Optimum 7
Levofloxacin	Antibiotikum	O amphoter	parenteral: 500 mg (i. v.); oral: 250–500 mg	–		
Levomethadonhydrochlorid	Opioidanalgetikum; Substitutionsmittel	+	parenteral: 2,5 mg (in Ausnahmefällen bis 7 mg); oral: 2,5 mg (in Ausnahmefällen bis 7,5 mg)			pH-Optimum 3–6
Levomethadonhydrochlorid-Lösung 5 mg/ml	Opioidanalgetikum; Substitutionsmittel	+	parenteral: 2,5 mg (in Ausnahmefällen bis 7 mg); oral: 2,5 mg (in Ausnahmefällen bis 7,5 mg)			pH-Optimum 3–6
Levothyroxin-Natrium	Schilddrüsentherapeutikum	– Phenol	parenteral: bis zu 300 µg; oral: 25–200 µg	–	oral: 300 µg	
Lidocain	Antiarrhythmikum; Lokalanästhetikum; Natriumkanal-Blocker	Base	dermal: 0,5–10 %; parenteral: 0,5–1 %; rektal: 0,1–2 %; buccal: 0,1–2 %; urethral: 2 %	zur Oberflächenanästhesie max. 5 ml Lösung 4 %	dermal: 0,5–3 % (CAVE: Fläche und Einwirkzeit begrenzen)	4–7

+ kationisch; – anionisch; O nichtionisch

In therapeutischer Konzentration konservierend	Besonderheiten/Cave	photoinstabil	hydrolyseempfindlich	oxidationsempfindlich	grenzflächenaktiv	hygroskopisch	Wirkstoff
		×		×			**Isoniazid**
	Ggf. Herz und Kreislauf überwachen.	×					**Isosorbiddinitrat**
		×		×			**Itraconazol**
							Kaliumdihydrogenphosphat
							Kaliumiodid
						×	**Kaliummonohydrogenphosphat**
×	Verdünnung aus 1 %igem Konzentrat für Bäder und Umschläge	×					**Kaliumpermanganat**
	Cave: Nur in begründeten Fällen länger als 14 Tage anwenden.					×	**Kanamycinsulfat**
	langsam injizieren	×					**Ketaminhydrochlorid**
							Ketoconazol
	Cave: Anwendung bei älteren Menschen (Priscus-Liste!)	×					**Ketoprofen**
						×	**Kolloidales Silber zum äußerlichen Gebrauch**
		×	×				**Labetalolhydrochlorid**
		×	×	×			**Lamotrigin**
	Cave: bei älteren Patienten sowie bei Leber- und Niereninsuffizienz Dosisreduktion auf 15 mg/d erforderlich						**Lansoprazol**
		×					**Latanoprost**
					×		**Leukichthol® (Helles Ammoniumbituminosulfonat)**
		×		×		×	**Levocarnitin**
		×	×	×			**Levodopa**
		×					**Levofloxacin**
	Einzeldosis erhöhbar bis 7,5 mg. Bei Wiederholung niedriger dosieren. Bei Kindern nur in Ausnahmefällen. Vorsicht während der Stillzeit, da Substanz in die Muttermilch übergeht.	×					**Levomethadonhydrochlorid**
	Einzeldosis erhöhbar bis 7,5 mg. Bei Wiederholung niedriger dosieren. Bei Kindern nur in Ausnahmefällen. Vorsicht während der Stillzeit, da Substanz in die Muttermilch übergeht.	×					**Levomethadonhydrochlorid-Lösung 5 mg/ml**
		×		×			**Levothyroxin-Natrium**
					×		**Lidocain**

2

Wirkstoff	Wirkstoffgruppe	Verbindungsklasse	Applikationsart	Obere Richtkonzentration bzw. -einzeldosis	Einsatz in der Pädiatrischen Dermatologie	Rezeptierbarer pH-Bereich
Lidocainhydrochlorid	Antiarrhythmikum; Lokalanästhetikum; Natriumkanal-Blocker	+	dermal: 0,5–10 %; parenteral: 0,5–1 %; rektal: 0,1–2 %; buccal: 0,1–2 %; urethral: 2 %	zur Oberflächenanästhesie max. 5 ml Lösung 4 %	dermal: 0,5–3 % (CAVE: Fläche und Einwirkzeit begrenzen)	4–7
Lisinopril-Dihydrat	ACE-Hemmer; Antihypertonikum	O (Zwitterion)	oral: 5 mg	–		pH-Optimum >4
Loperamidhydrochlorid	Antidiarrhoikum	+	oral: 2 mg	–		pH-Optimum 4,5
Lorazepam	Anxioloytikum	Säure	oral: 1–2,5 mg	–		pH-Optimum 5
Macrogol 400	Osmotisch wirksames Laxans	O	oral: annährend 100 % (geringer Elektrolytzusatz)	–		
Macrogol 4000	Osmotisch wirksames Laxans	O	oral: annährend 100 % (geringer Elektrolytzusatz)	–		
Mebeverin	Darmspasmolytikum	O	oral: 100 mg	–		
Medizinische Kohle	Adsorbens	O	oral: 10 g	–		
Melatonin	Zur kurzzeitigen Behandlung der primären Insomnie bei Patienten ab 55 Jahren	O	oral: 2 mg	–		
Menthol	Antipruriginosum; Karminativum; Roborans	O	dermal: bis 10 %; nasal: 0,3–2 %	–	dermal: 0,5–1 % (nicht bei Säuglingen und Kleinkindern)	
Mepivacainhydrochlorid	Lokalanästhetikum; Natriumkanal-Blocker	+	parenteral: 3 % (Zahnheilkunde), 2 % (Infiltrations- u. Leitungsanästhesie), 1 % (in Wundrändern und zu intracardialen Eingriffen)	Für die Zahnheilkunde: 180 mg/24 h; zur Infilatrations- und Leitungsanästhesie: 300 mg		
Mercaptaminhydrochlorid	zur Behandlung nephropathischen Cystinose off-label: lokale Anwendung am Auge zur Verbesserung der Sklеropathie	+	ophthal: 0,15–0,5 %; oral: 500 mg alle 6 Stunden			
Mercaptopurin	Zytostatikum	O	oral: 2,5 mg/kg KG/d	–		
Mesalazin	Antiphlogistikum	Säure	oral: 250–500 mg (3–6 × tägl.)			
Metamizol-Natrium	Analgetikum	–	parenteral: 500–1000 mg; rektal: 1000 mg; oral: 500 mg	–		
Methacholinchlorid	Diagnostikum im Asthma-Provokationstest	+	pulmonal: Konz. der Inhalationslsg. wird stufenweise von 0,025 auf 25 mg/mL gesteigert.			
Methadonhydrochlorid	Opioidanalgetikum; Substitutionsmittel	+	parenteral: 5 mg (s. c.); oral: 5 mg	15 mg		pH-Optimum 3–6
Methotrexat	Dihydrofolatreduktase-Inhibitior; Zytostatikum; Immunsuppressivum	O	parenteral: 7,5 mg (Rheumatoide Arthritis), 100–1000 mg/m^{2}KOF (Onkologie); oral: 7,5 mg (Rheumatoide Arthritis)	–		pH-Optimum 7
Methoxsalen (8-Methoxypsoralen)	Antipsoriatikum; Zytostatikum; Photosensibilisator	O	dermal: Creme 0,0006 %, als Badezusatz 0,005 %; oral: 10 mg	0,005 %	dermal: Creme 0,0006 %, als Badezusatz 0,005 % (bei Kurzzeitanwendung phototoxisch, Langzeitanwendung fördert Karzinogenese, nicht bei Kindern < 13 Jahre)	5–7
Methylprednisolonaceponat	Nichthalogeniertes Glucocorticoid	O Ester	dermal: 0,1 %		dermal: 0,1 % (nicht bei Säuglingen < 4 Monate; bis 3 Jahre nur nach strenger Indikationsstellung)	
Methylrosaniliniumchlorid (Gentianaviolett)	Antimykotikum; Antiseptikum	+	dermal: 0,1–0,5 %	0,1 % (großflächig auf stark geschädigter Haut); 0,5 % (kleinflächig zur Pinselung)	dermal: 0,1–0,5 % (Säuglinge im Windelbereich und Kleinkinder max. 0,1 %)	5–6

+ kationisch; – anionisch; O nichtionisch

In therapeutischer Konzentration konservierend	Besonderheiten/Cave	photoinstabil	hydrolyseempfindlich	oxidationsempfindlich	grenzflächenaktiv	hygroskopisch	Wirkstoff
					×		Lidocainhydrochlorid
						×	Lisinopril-Dihydrat
							Loperamidhydrochlorid
	Cave: bei älteren Menschen (Priscus-Liste!)						Lorazepam
						×	Macrogol 400
						×	Macrogol 4000
							Mebeverin
							Medizinische Kohle
		×					Melatonin
	sublimiert bei Raumtemperatur	×		×			Menthol
							Mepivacainhydrochlorid
		×				×	Mercaptaminhydrochlorid
		×		×			Mercaptopurin
		×		×			Mesalazin
							Metamizol-Natrium
		×				×	Methacholinchlorid
	Einzeldosis erhöhbar bis 7,5 mg. Bei Wiederholung niedriger dosieren. Bei Kindern nur in Ausnahmefällen.Vorsicht während der Stillzeit, da Subst. in die Muttermilch übergeht.	×					Methadonhydrochlorid
		×				×	Methotrexat
	Nur nach ärztlicher Anweisung; bei längerer Anwendung Urinkontrolle.	×					Methoxsalen (8-Methoxypsoralen)
							Methylprednisolonaceponat
×						×	Methylrosaniliniumchlorid (Gentianaviolett)

2

Wirkstoff	Wirkstoffgruppe	Verbindungsklasse	Applikationsart	Obere Richtkonzentration bzw. -einzeldosis	Einsatz in der Pädiatrischen Dermatologie	Rezeptierbarer pH-Bereich
Methylsalicylat	Topisches Analgetikum	Ester Phenol	dermal: 4–50 %; oral: 500 mg	dermal: 50 %		
Metoprololtartrat	Selektiver Betablocker, Antihypertonikum	+	oral: 50–100 mg (retardiert bis zu 200 mg); parenteral: 5 mg (insgesamt nicht mehr als 20 mg in 24 Stunden)			
Metronidazol	Chemotherapeutikum; Protozoenmittel	O (schwache Base)	dermal: 0,5–3 %; parenteral: 0,5 %; oral: 250–400 mg; vaginal: 5 %	3 %	dermal: 0,5–3 % (kaum relevant)	3–8 pH-Optimum 4–6
Metronidazolbenzoat	Chemotherapeutikum; Protozoenmittel (Prodrug)	Ester	dermal: 0,5–3 %; buccal: Gel 25 %	–		3–8 pH-Optimum 4–6
Miconazol	Antimykotikum; Imidazol-Derivat; Aknemittel	Base	dermal: 2 %; vaginal 2 %; buccal: 2 %; parenteral: 600 mg; oral: 250 mg	dermal: 2 %		3–8
Miconazolnitrat	Antimykotikum; Imidazol-Derivat; Aknemittel	+	dermal: 1–2 %; vaginal: k. A.; buccal (bei Mundsoor): 2 %	–	dermal: 1–2 %	3–8
Midazolamhydrochlorid	Hypnotikum; Narkotikum; Tranquillans	+	parenteral: 1 mg/ml; oral: 7,5 mg	–		3–4
Milchsäure	Ätzmittel; Eubiosetherapeutikum; Antiseptikum	Säure	vaginal: 0,5 %; buccal: 1 %; dermal: 5–10 % (als Ätzmittel bis zu 50 %)	–	dermal: 3–10 % (bei Ichthyosen, CAVE: im stärker sauren Milieu sind Hautreizungen möglich)	1–10
Minocyclinhydrochlorid	Antibiotikum	+	oral: 100 mg	–		4–6
Minoxidil	Antihypertonikum; Dermatikum bei Alopezie	O	oral: 5 mg; dermal: 2–5 % (bei androgenentischer Alopezie)	5 %		4–6
Mometasonfuroat	Halogeniertes Glucocorticoid; Antiasthmatikum	Ester	dermal: 0,1 %	0,1 %	dermal: 0,1 % (nicht bei Kindern < 2 Jahre, max. 10 % der Körperoberfläche, max. 3 Wochen)	1,5–8
Morphinhydrochlorid	Opioidanalgetikum	+ Phenol	dermal: 0,1–0,5 %; parenteral: 10 mg; rektal: 10 mg; oral: 10 mg	parenteral: 20 mg; oral: 30 mg		pH-Optimum 3–3,5
Morphinsulfat	Opioidanalgetikum	+ Phenol	dermal: 0,1–0,5 %; parenteral: 10 mg; rektal: 10 mg; oral: 10 mg	parenteral: 20 mg; oral: 30 mg		pH-Optimum 3–3,5
Mupirocin-Calcium	Antibiotikum	–	dermal: 2 %			4–7
Nadolol	Nicht kardioselektiver Betablocker	O	oral: 60 mg	–		
Naftifinhydrochlorid	Antimykotikum	+	dermal: 1 %			
Naloxonhydrochlorid-Dihydrat	Antidot; Opioid-Antagonist	+ Phenol	parenteral: 0,1–0,2 mg	–		
Naphazolinhydrochlorid	Vasokonstriktor; α-Sympathomimetikum	+	ophthal: 0,05 %; nasal: 0,025–0,1 %	ophthal: 0,05 %; nasal: 0,1 %		
Naphazolinnitrat	Vasokonstriktor; α-Sympathomimetikum	+	ophthal: 0,05 %; nasal: 0,025–0,1 %	ophthal: 0,05 %; nasal: 0,1 %		< 7
Naproxen	Nichtsteroidales Antirheumatikum	Säure	oral: 250 mg	–		
Natriumchlorid	Elektrolytsubstitution	+/–	dermal: 3–23 %; parenteral: 0,9 %; buccal: Mundspüllösung 5 %; oral: 1000 mg	–	dermal: 0,5–1 %	pH-unabhängig
Natriumcitrat	Elektrolytsubstitution	+/–	oral: 1000 mg			
Natriumcromoglicinat (Cromoglicinsäure-Natrium)	Antiallergikum; Mastzellstabilisator	–	ophthal: 2 %; nasal: 2 %; pulmonal: 20 mg; oral: 200 mg	–		
Natriumdihydrogenphosphat-Dihydrat	Elektrolytsubstitution	+/–	oral: 1000 mg			
Natriumfluorid	Kariesprophylaktikum; Osteoporosemittel	–	oral: 0,5–40 mg; dental: k. A.	75 mg; 2 %		

+ kationisch; – anionisch; O nichtionisch

In therapeutischer Konzentration konservierend	Besonderheiten/Cave	photoinstabil	hydrolyseempfindlich	oxidationsempfindlich	grenzflächenaktiv	hygroskopisch	Wirkstoff
	Topisch nicht mehr als 2 g täglich auftragen.						Methylsalicylat
		×					Metoprololtartrat
×		×					Metronidazol
×		×					Metronidazolbenzoat
							Miconazol
							Miconazolnitrat
							Midazolamhydrochlorid
						×	Milchsäure
		×	×	×			Minocyclinhydrochlorid
	Systemisch nur zusammen mit Diuretikum und Betablocker anwenden.	×					Minoxidil
							Mometasonfuroat
		×		×			Morphinhydrochlorid
		×		×			Morphinsulfat
		×					Mupirocin-Calcium
		×					Nadolol
							Naftifinhydrochlorid
						×	Naloxonhydrochlorid-Dihydrat
							Naphazolinhydrochlorid
			×				Naphazolinnitrat
							Naproxen
nur nahe der Sättigungskonzentration antimikrobiell wirksam	in Konzentrationen bis zu 10 % als Feuchthaltefaktor						Natriumchlorid
				×			Natriumcitrat
						×	Natriumcromoglicinat (Cromoglicinsäure-Natrium)
							Natriumdihydrogenphosphat-Dihydrat
							Natriumfluorid

2

Wirkstoff	Wirkstoffgruppe	Verbindungsklasse	Applikationsart	Obere Richtkonzentration bzw. -einzeldosis	Einsatz in der Pädiatrischen Dermatologie	Rezeptierbarer pH-Bereich
Natriumfusidat	Steroid-Antibiotikum	–	dermal: 0,5–2 %; ophthal: 1 %	–	dermal: 0,5–2 % (aber kaum relevant)	≤ 7
Natriumhyaluronat	Wundbehandlungsmittel	–		–		
Natriumhypochlorit	Antiseptikum; Desinfektionsmittel	–	dental: 0,5–3 % (Spüllösung zur Wurzelkanalbehandlung)	bis 5 % bei zahnärztlicher Anwendung		8–13
Natriumiodid	Schilddrüsentherapeutikum	–	dermal: 10 %; oral: 100–200 µg	500 µg (bis zu 300 mg zur Iod-Blockade der Schilddrüse bei kerntechnischen Unfällen)		
Natriummonohydrogenphosphat-Dihydrat	Elektrolytsubstitution	+/–	oral: 1000 mg			
Natriumpicosulfat	Laxans	–	oral: 5 mg			
Natriumselenit-Pentahydrat	Selen-Substitution bei Mangelzuständen	–	parenteral: 0,005 %; oral: 50 µg			
Natriumthiosulfat-Pentahydrat	Antidot (Cyanide, Schwermetalle)	–	dermal: 10 %; parenteral: 1000 mg; oral: 2000 mg	–		
Natriumvalproat	Antiepileptikum; Antipsychotikum	–	parenteral: 0,5–1 mg/kg KG/Std.; oral: 300 mg	–		
Neomycinsulfat	Aminoglykosid-Antibiotikum	+	dermal: 350.000 I. E./100 g (0,5 %); nasal: 0,5 %; ophthal: 0,5 %; parenteral: 250 mg; oral: 500 mg	oral: 1000 mg		7–8
Neostigminbromid	Glaukom-Mittel; Parasympathomimetikum; Cholinesterasehemmer	+	ophthal: Augensalbe 1 %, Augentropfen 3 %; nasal: 3,5 %; parenteral: 0,5 mg; oral: 4 mg	parenteral: 3 mg; oral: 30 mg		< 7 (pH-Optimum 4–6)
Nicotinamid	Vitamin-Substitution bei Mangelzuständen	O	dermal: 5 %; parenteral: 100 mg (subcutan oder intramuskulär); oral: 100 mg;			pH-Optimum 5–7
Nifedipin	Selektiver Calciumkanalblocker; Antihypertonikum topisch bei Analfissuren	Ester (galenisch meist nicht relevant)	dermal: 0,2 %; oral: 10 mg (20 mg retardiert)			–
Nitrendipin	Calciumkanalblocker; Antihypertonikum	O	oral: 20 mg			
Nitrofurantoin	Antiseptikum	O	oral: 20–100 mg; urethral: 0,1 %	oral: 200 mg		
Norepinephrinhydrochlorid	Sympathomimetikum	+ Phenol	parenteral: 0,014–0,28 µg/kg KG/min			pH-Optimum 3,6
Nystatin	Antimykotikum	O (Zwitterion)	dermal: 5–10 Mio. I. E./100 g (1–2 %); oral: 0,5 Mio. I. E. je Einzeldosis bis zu 3 ×täglich; vaginal: 5–10 Mio. I. E./100 g (1–2 %)	–	dermal: 5–10 Mio. I. E./100 g (1–2 %)	5–7
Octenidindihydrochlorid	Chemotherapeutikum; Antiseptikum	+	dermal: 0,1–0,2 %; vaginal: 0,1 %; vor Katheterisierung der Harnblase: 0,1 %	–	dermal: 0,1 % (nicht unter Okklusion, nicht im intertriginösen Bereich)	2–12
Ofloxacin	Antibiotikum (Gyrasehemmer)	O	ophthal: 3 mg/ml; oral: 200 mg			
Omeprazol	Protonenpumpeninhibitor	O	oral: 10–40 mg			bei pH < 4 Umwandlung des Prodrugs in den aktiven Metaboliten
Ondansetronhydrochlorid-Dihydrat	Antiemetikum	+	parenteral: 4–8 mg (i. v.); oral: 8 mg	–		
Oxandrolon	Anabolikum	O	oral: 3 mg/ml	–		
Oxetacain	Lokalanästhetikum	Base	oral: 5 mg	–		
Oxybuprocainhydrochlorid	Lokalanästhetikum	+	ophthal: 0,4–1 %	ophthal: 1 %		
Oxybutyninhydrochlorid	Anticholinergikum; Parasympatholytikum; urologisches Spasmolytikum	+	oral: 5 mg	–		< 7 (pH-Optimum 4)

+ kationisch; – anionisch; O nichtionisch

In therapeutischer Konzentration konservierend	Besonderheiten/Cave	photoinstabil	hydrolyseempfindlich	oxidationsempfindlich	grenzflächenaktiv	hygroskopisch	Wirkstoff
		×				×	**Natriumfusidat**
		×	×	×			**Natriumhyaluronat**
×							**Natriumhypochlorit**
		×		×		×	**Natriumiodid**
							Natriummonohydrogenphosphat-Dihydrat
		×				×	**Natriumpicosulfat**
						×	**Natriumselenit-Pentahydrat**
							Natriumthiosulfat-Pentahydrat
						×	**Natriumvalproat**
						×	**Neomycinsulfat**
			×			×	**Neostigminbromid**
							Nicotinamid
	Cave: Anwendung bei älteren Menschen (Priscus-Liste!)	×					**Nifedipin**
	Cave: Die Substanz zeigt Polymorphie.	×	×	×			**Nitrendipin**
	Cave: Anwendung bei eingenschränkter Leber- und Nierenfunktion und älteren Menschen (Priscus-Liste!)						**Nitrofurantoin**
		×		×			**Norepinephrinhydrochlorid**
		×		×		×	**Nystatin**
×							**Octenidindihydrochlorid**
		×					**Ofloxacin**
							Omeprazol
							Ondansetronhydrochlorid-Dihydrat
		×		×			**Oxandrolon**
							Oxetacain
× (schwach gegen Schimmelpilze)	nicht mehr als 10 ml Lösung (entspricht 1,5 mg/kg KG) applizieren						**Oxybuprocainhydrochlorid**
	Cave: Anwendung bei eingenschränkter Leber- und Nierenfunktion und älteren Menschen (Priscus-Liste!)	×	×	×			**Oxybutyninhydrochlorid**

Wirkstoff	Wirkstoffgruppe	Verbindungsklasse	Applikationsart	Obere Richtkonzentration bzw. -einzeldosis	Einsatz in der Pädiatrischen Dermatologie	Rezeptierbarer pH-Bereich
Oxycodonhydrochlorid	Opioidanalgetikum	+	parenteral: 10–80 mg; oral: 10–80 mg retardiert	parenteral: 100 mg; oral: 100 mg		
Oxytetracyclinhydrochlorid	Antibiotikum	+ Phenol	dermal: 1–3 %; ophthal: 0,5–1 %; parenteral: 250 mg; oral: 500 mg	–		4–6
Pantoprazol-Natrium-Sesquihydrat	Protonenpumpeninhibitor	Base	oral: 20–40 mg	–		bei pH < 4 Umwandlung des Prodrugs in den aktiven Metaboliten
Paracetamol	Analgetikum, Antipyretikum	O Phenol	rektal: 1000 mg; parenteral: 10 mg/ml; oral: 500 mg	1000 mg		pH-Optimum 5–7
Penciclovir	Virustatikum	O	dermal: 0,1 %			
Penicillamin	Analgetikum; Antiphlogistikum; Antidot	O	parenteral: 1000 mg (i. v.-Infusion), bis 3000 mg bei Metallvergiftungen; oral: 150 mg	–		
Pentoxifyllin	Peripherer Vasodilatator	O	parenteral: 100 mg; oral: 100 mg (400–600 mg retardiert)	–		
Permethrin	Antiparasitäres Mittel; Läusemittel; Antiskabiosum	O Ester	dermal: 0,5–5 %	–	dermal: 0,5–5 % (bei Scabies: Neugeborene 1,25 %, Säuglinge bis 3 Monate 2,5 %)	
Phenylephrinhydrochlorid	Vasokonstriktor; Mydriatikum; α-Sympathomimetikum	+ Phenol	ophthal: bis zu 10 %; nasal: 0,25 %; oral: 3 mg	–		
Phenytoin	Antiarrhythmikum; Antiepileptikum	Säure	parenteral: 125 mg (Infusion bis zu 750 mg); rektal: 200 mg; oral: 100 mg	400 mg		
Physostigminsalicylat	Glaukom-Mittel; Parasympathomimetikum; Cholinesterasehemmer	+	ophthal: 0,2 %; parenteral: 0,4 mg/ml	1 mg		
Phytomenadion (Vitamin K_1)	Antihämorrhagikum (Vitamin K_1)	O	parenteral: 1–10 mg; oral: 5 mg	–		
Pimecrolimus	Immunsuppressivum (Selektiver Calcineurin-Inhibitor)	O	dermal: 1 %			
Podophyllin	Antivirales Mittel	O	dermal: 5–15 %; oral: 20 mg	15 %		
Polidocanol 600 (Lauromacrogol 400)	Sklerosierendes Mittel zur lokalen Injektion; Antipruriginosum; Lokalanästhetikum	O	dermal: 0,5–10 % (Badekonzentrate zur Verdünnung können höher konzentriert sein); buccal: als Mundspüllösung 3 %; parenteral: 0,25–4 %	–	dermal: 3–10 %	pH-unabhängig
Polihexanid	Antiseptikum	+	dermal: 0,02–0,1 %; ophthal: 0,02–0,04 %	–	dermal: 0,02–0,1 %	5–8
Polymyxin-B-sulfat	Peptid-Antibiotikum	+	parenteral: 2 mg/kg KG/d; oral: 75 mg; dermal: Umschläge 0,2 %	–		2–7
Povidon-Iod	Desinfiziens; Antiseptikum	+/–	dermal: 1–10 %; vaginal: 1–10 %; buccal: 1–10 %	–	dermal: 1–10 % (nicht bei Säuglingen < 6 Monate bzw. nur nach strenger Indikationsstellung)	3,5–8
Prednicarbat	Nichthalogeniertes Glucocorticoid	O	dermal: 0,25 %	–	dermal: 0,08–0,25 % (bei Säuglingen strenge Indikationsstellung, bei Kleinkindern zwischen 6 und 12 Monaten 0,125 %, Behandlung ausschleichen)	3,5–8
Prednisolon	Nichthalogeniertes Glucocorticoid	O	dermal: 0,25–0,5 %; ophthal: 0,5 %; parenteral: 25 mg; rektal: 100 mg; oral: 5 mg; buccal: 0,25–0,5 %	parenteral: 50 mg	dermal: 0,25–0,5 % (nicht mehr empfohlen)	3–6,5
Prednisolonacetat	Nichthalogeniertes Glucocorticoid	Ester	dermal: 0,25–0,5 %; ophthal: 0,5 %; parenteral: 25 mg; rektal: 100 mg; oral: 5 mg; buccal: 0,25–0,5 %	–	dermal: 0,25–0,5 % (nicht mehr empfohlen)	3–7
Prednison	Nichthalogeniertes Glucocorticoid	O	rektal: 5 mg (als Klysma 25 mg); oral: 5 mg (retardiert 10 mg)	–		

+ kationisch; – anionisch; O nichtionisch

In therapeutischer Konzentration konservierend	Besonderheiten/Cave	photoinstabil	hydrolyseempfindlich	oxidationsempfindlich	grenzflächenaktiv	hygroskopisch	Wirkstoff
		×				×	**Oxycodonhydrochlorid**
		×				×	**Oxytetracyclinhydrochlorid**
							Pantoprazol-Natrium-Sesquihydrat
			×				**Paracetamol**
							Penciclovir
	Cave: Die Substanz zeigt Polymorphie.						**Penicillamin**
	Cave: Anwendung bei älteren Menschen (Priscus-Liste!)	×					**Pentoxifyllin**
	Nach Waschen und Trocknen der Haare die Lösung 30–45 Min. in die Kopfhaut und das Haar einmassieren, mit klarem Wasser auswaschen und Haare 3 Tage nicht waschen.	×					**Permethrin**
		×		×			**Phenylephrinhydrochlorid**
	Einschleichende Dosierung					×	**Phenytoin**
						×	**Physostigminsalicylat**
		×					**Phytomenadion (Vitamin K_1)**
							Pimecrolimus
		×					**Podophyllin**
				×	×		**Polidocanol 600 (Lauromacrogol 400)**
× (schwach gegen Schimmelpilze)							**Polihexanid**
						×	**Polymyxin-B-sulfat**
×						×	**Povidon-Iod**
		×	×	×			**Prednicarbat**
		×		×		×	**Prednisolon**
		×		×			**Prednisolonacetat**
		×					**Prednison**

2

Wirkstoff	Wirkstoffgruppe	Verbindungsklasse	Applikationsart	Obere Richtkonzentration bzw. -einzeldosis	Einsatz in der Pädiatrischen Dermatologie	Rezeptierbarer pH-Bereich
Pregabalin	Antiepileptika	O (Zwitterion)	oral: 75–300 mg	–		
Prilocain	Lokalanästhetikum; Natriumkanal-Blocker	Base Amid	dermal: 2,5 %; parenteral: zur Infiltrationsanästhesie 0,5 %, zur Leitungsanästhesie 2 %, zur Spinalanästhesie 5 %			pH-Optimum 3–4
Prilocainhydrochlorid	Lokalanästhetikum; Natriumkanal-Blocker	+ Amid	dermal: 2,5 %; parenteral: zur Infiltrationsanästhesie 0,5 %, zur Leitungsanästhesie 2 %, zur Spinalanästhesie 5 %			pH-Optimum 3–4
Procainhydrochlorid	Neuraltherapeutikum; Lokalanästhetikum	+	ophthal: 2 %; parenteral 0,5–2 %; auricular: 1 %; urethral: 10 %	Im Kopf-, Hals- und Genitalbereich nicht mehr als 200 mg innerhalb 2 Std.		
Progesteron	Gelbkörperhormon; Gestagen	O	dermal: 1–3 %; parenteral: 5 mg; oral: 100 mg	100 mg		≤7
Propylthiouracil	Thyreostatikum	O	oral: 50–75 mg	–		
Proxymetacainhydrochlorid	Lokalanästhetikum	+	ophthal: 0,5 %	Bei größeren Eingriffen 1 Tropfen alle 5–10 Min. (höchstens 7 Tropfen)		
Pseudoephedrinhydrochlorid	Sympathomimetikum	+	oral: 30–60 mg			
Pyrazinamid	Antituberkulotikum	O	oral: 20–30 mg/kg KG (max. 3000 mg/d)			
Ramipril	ACE-Hemmer; Antihypertonikum; Herzinsuffizienz-Therapeutikum	Säure Ester	oral: 2,5 mg	–		
Ranitidinhydrochlorid	Ulkustherapeutikum; Antihistaminikum	+	parenteral: 50 mg; oral: 150 mg			pH-Optimum 4,5–6
Resorcin	Akne-Therapeutikum	Phenol	dermal: 2–5 %; oral: 100 mg			
Retinol (Vitamin A)	Vitamin-A-Substitution bei Mangelzuständen	O	ophthal: 1.000–10.000 I. E.; parenteral: 250.000 I. E.; oral: 25.000 I. E.	50.000 I. E.		
Rifampicin	Antibiotikum	O	oral: 300 mg (Tagesdosis 450–750 mg)	–		6–8
Rivanol® (Ethacridinlactat-Monohydrat)	Antiseptikum	+	dermal: 0,025–2,5 %; parenteral: 0,05 %; oral: 200 mg	–		5–9
Ropivacainhydrochlorid-Monohydrat	Lokalanästhetikum; Natriumkanal-Blocker	+ Amid	parenteral: 0,2–1 % zur perineuralen und epiduralen Anwendung	–		
Salbutamolsulfat	Antiasthmatikum; β-Sympathomimetikum	+ Phenol	pulmonal: fest 0,1–0,4 mg, flüssig 0,5 %; oral: 2,2 mg (retardiert 8 mg)	–		
Salicylsäure	Analgetikum (antipyretisch wirksam); Antiseptikum; Keratolytikum	Säure Phenol	dermal: 0,5–6 % (als Schälkollodium bei Hühneraugen bis zu 20 %); buccal: als Mundspüllösung 0,3 %	3 % (großflächig)	dermal: 0,5–3 % (max. 1–2 % der Köperoberfläche, bei Säuglingen mit Psoriasis 1–1,5 %, bei Kleinkindern 1,5–2 %, bei älteren Kindern 2–3 %; nicht bei Säuglingen mit anderer Indikation, z. B. Milchschorf)	≤4
Schwefel	Aknemittel	O	dermal: 4–10 %; oral: 500–1000 mg	–		pH-unabhängig
Scopolaminhydrobromid	Anticholinergikum; Mydriatikum; Antiemetikum; Sedativum	+	ophthal: Augentropfen 0,1 %, Augensalbe 0,25 %; parenteral: 0,25 mg; oral: 0,25 mg	1 mg		
Selendisulfid	Antiseborrhoikum; Mineralstoff	O	dermal: 1–2,5 %	2,5 %		2–4
Sertralinhydrochlorid	Antidepressivum	+	oral: 50 mg	–		
Silbereiweiß	Antiseptikum	+	dermal: 5 %; ophthal: 5 %; nasal: 5 %	–		>5
Silbereiweiß-Acetyltannat	Antiseptikum	+/–	dermal: 5 % ophthal: 5 %; vaginal: 5 %; oral: 250 mg	–		>5

+ kationisch; – anionisch; O nichtionisch

In therapeutischer Konzentration konservierend	Besonderheiten/Cave	photoinstabil	hydrolyseempfindlich	oxidationsempfindlich	grenzflächenaktiv	hygroskopisch	Wirkstoff
		×		×			**Pregabalin**
							Prilocain
							Prilocainhydrochlorid
			×				**Procainhydrochlorid**
		×		×			**Progesteron**
							Propylthiouracil
							Proxymetacainhydrochlorid
		×					**Pseudoephedrinhydrochlorid**
	Cave: Die Substanz zeigt Polymorphie.						**Pyrazinamid**
		×	×				**Ramipril**
		×				×	**Ranitidinhydrochlorid**
	Cave: Resorcin gilt in der Dermatologie als umstrittener Wirkstoff und sollte vermieden werden	×					**Resorcin**
	Cave: Überdosierung!	×		×			**Retinol (Vitamin A)**
	Cave: Im ersten Trimenon ist Rifampicin kontraindiziert. Anwendung im 2. und 3. Trimenon nach strenger Indikationsstellung möglich.	×	×	×			**Rifampicin**
× (≥0,5 % und pH ≥5,5)		×		×			**Rivanol® (Ethacridinlactat-Monohydrat)**
							Ropivacainhydrochlorid-Monohydrat
							Salbutamolsulfat
×		×					**Salicylsäure**
×				×			**Schwefel**
			×				**Scopolaminhydrobromid**
×	Nach 5 Minuten abspülen	×		×			**Selendisulfid**
							Sertralinhydrochlorid
						×	**Silbereiweiß**
						×	**Silbereiweiß-Acetyltannat**

Wirkstoff	Wirkstoffgruppe	Verbindungsklasse	Applikationsart	Obere Richtkonzentration bzw. -einzeldosis	Einsatz in der Pädiatrischen Dermatologie	Rezeptierbarer pH-Bereich
Silbernitrat	Antiseptikum	+	dermal: 0,5–10 % (bis zu 90 % als Ätzmittel); ophthal: 1 %; oral: 10 mg	30 mg	dermal: 0,5–10 %	≤ 6
Sildenafilcitrat	Phosphodiesterase-5-Hemmer	+	parenteral: 10 mg; oral: 20 mg bei pulmonaler arterieller Hypertonie, 25–100 mg bei erektiler Dysfunktion	–		
Simvastatin	Cholesterinsenker (HMG-CoA-Reduktasehemmer)	○	oral: 5–20 mg	–		pH-Optimum 7
Sorbitol-Lösung 70 % (kristallisierend)	Laxans	○	rektal: 30 % (als Klysma)	–		
Sotalolhydrochlorid	Antiarrhythmikum; Nicht-selektiver Betablocker	+	parenteral: 20 mg (Gesamttagesdosis bis 1,5 mg/kg KG); oral: 80 mg			
Steinkohlenteer	Antipruriginosum; Antiseptikum	○ Base Phenol	dermal: 1–10 %	10 %	dermal: 1–10 % (nicht bei Säuglingen und Kleinkindern)	2–8
Steinkohlenteerlösung	Antipruriginosum; Antiseptikum	○ Base Phenol	dermal: 1–20 %	20 %	dermal: 1–20 % (nicht bei Säuglingen und Kleinkindern)	2–8
Steinkohlenteerspiritus	Antipruriginosum; Antiseptikum	○ Base Phenol	dermal: 1–20 %	–	dermal: 1–20 % (nicht bei Säuglingen und Kleinkindern)	2–8
Streptomycinsulfat	Aminoglykosid-Antibiotikum	+	parenteral: 250–500 mg (Infusion bis zu 1000 mg)	–		
Sulfacetamid	Antibiotikum bei Augeninfektionen und Akne	Säure	ophthal: 5–10 %; oral: 2000 mg	oral: 5000 mg		
Sulfadiazin	Antibiotikum	○ amphoter	oral: 2000 mg	–		
Sulfanilamid	Antibiotikum	○	dermal: 20 %			
Sulfasalazin	Antiphlogistikum (intestinal)	Phenol	oral: 500 mg	–		
Sulpirid	Atypisches Neuroleptikum	Ester	parenteral: 100 mg; oral: 50–200 mg	–		< 7
Tacrolimus	Immunsuppressivum; Calcineurininhibitor	○	dermal: 0,03–0,1 %; parenteral: 5 mg/ml; oral: 0,075–0,3 mg/kg KG (nicht retardiert), 0,1–0,3 mg/kg KG (retardiert)			
Tadalafil	Posphodiesterase-5-Hemmer	○	oral: 10–20 mg (5 mg als Dauertherapie) bei erektiler Dysfunktion, 40 mg bei pulmonaler arterieller Hypertonie	–		
Tannin	Antidiarrhoikum, Adstringens	Säure Phenol	dermal: 0,5–20 %; rektal: 10 %; oral: 200 mg	20 %	dermal: 0,4–1 %	≤ 7
Tannin-Eiweiß	Antidiarrhoikum; Adstringens	Säure Phenol	oral: 500–1000 mg	–		
Terbinafinhydrochlorid	Antimykotikum	+	dermal: 1 %; oral: 250 mg			
Testosteron	Androgen; Anabolikum	○	dermal: 1–2 %; rektal: 40 mg; oral: 40 mg; parenteral: 25 mg	2 %		≤ 7
Testosteronpropionat	Androgen; Anabolikum	○ Ester	dermal: 1–2 %; parenteral: 25 mg	dermal: 2 %; parenteral: 25 mg (als Depot 50 mg)		≤ 7
Tetracain	Lokalanästhetikum	Base	dermal: 0,5–1 %; ophthal: 0,5–1 %; parenteral: 0,1–0,2 %	parenteral: 20 mg		3–6,5
Tetracainhydrochlorid	Lokalanästhetikum	+	dermal: 0,5–1 %; ophthal: 0,5–1 %; parenteral: 0,1–0,2 %	parenteral: 20 mg		3–6,5
Tetracyclinhydrochlorid	Antibiotikum	+ (Zwitterion) Phenol	dermal: 1–3 %; ophthal: 1 %; buccal: 5 % als Mundspüllösung; parenteral: 250 mg; oral: 250 mg; auricular: k. A.	–		4–6

+ kationisch; – anionisch; ○ nichtionisch

In therapeutischer Konzentration konservierend	Besonderheiten/Cave	photoinstabil	hydrolyseempfindlich	oxidationsempfindlich	grenzflächenaktiv	hygroskopisch	Wirkstoff
×	Silbernitrat wird in Anwesenheit reduzierender organischer Verbindungen (Staub) zu metallischem Silber zersetzt. Lichteinwirkung begünstigt die Reaktion. Da Silbernitrat-Lösungen über längere Zeit nicht lichtbeständig und auch unter Lichtschutz nur begrenzt stabil sind, muss eine geringfügige Zersetzung der anfangs klar und farblos erscheinenden Lösung zugelassen werden.	×					**Silbernitrat**
							Sildenafilcitrat
		×					**Simvastatin**
						×	**Sorbitol-Lösung 70 % (kristallisierend)**
							Sotalolhydrochlorid
×	Es wurden relativ hohe Mengen kanzerogener Kohlenwasserstoffe festgestellt. Die therapeutischte Verwendung soll daher nur in begründeten und ständig vom Arzt kontrollierten Fällen erfolgen.	×			×		**Steinkohlenteer**
×	Es wurden relativ hohe Mengen kanzerogener Kohlenwasserstoffe festgestellt. Die therapeutischte Verwendung soll daher nur in begründeten und ständig vom Arzt kontrollierten Fällen erfolgen.	×			×		**Steinkohlenteerlösung**
×	Es wurden relativ hohe Mengen kanzerogener Kohlenwasserstoffe festgestellt. Die therapeutischte Verwendung soll daher nur in begründeten und ständig vom Arzt kontrollierten Fällen erfolgen.	×			×		**Steinkohlenteerspiritus**
				×		×	**Streptomycinsulfat**
	Cave: Bei Hitzesterilisation ist Hydrolyse möglich! Sulfacetamid-haltige Augentropfen können den pH-Wert anheben und somit zu Ausfällungen von Pilocarpin führen.	×					**Sulfacetamid**
		×	×				**Sulfadiazin**
							Sulfanilamid
		×					**Sulfasalazin**
	Cave: Nicht bei Schwangeren und stillenden Müttern sowie bei Kindern unter 6 Jahren.		×				**Sulpirid**
		×					**Tacrolimus**
							Tadalafil
	Häufig Ersatz durch synthetische Gerbstoffe	×		×			**Tannin**
				×		×	**Tannin-Eiweiß**
		×					**Terbinafinhydrochlorid**
		×		×			**Testosteron**
		×	×	×			**Testosteronpropionat**
×			×	×	×		**Tetracain**
×			×	×	×		**Tetracainhydrochlorid**
		×	×			×	**Tetracyclinhydrochlorid**

Wirkstoff	Wirkstoffgruppe	Verbindungsklasse	Applikationsart	Obere Richtkonzentration bzw. -einzeldosis	Einsatz in der Pädiatrischen Dermatologie	Rezeptierbarer pH-Bereich
Thalidomid	Immunsuppressivum; Zytostatikum zur Behandlung des Multiplen Myeloms	○	oral: 200 mg	–		< 6
Theophyllin	Bronchodilatator; Antiasthmatikum; Phosphodiesterase-Hemmer	○ amphoter	parenteral: 200 mg; rektal: 200 mg; oral: 150 mg (retardiert 200 mg)	500 mg		
Lauromacrogol 400 (Polidocanol 600)	Sklerosierendes Mittel zur lokalen Injektion; Antipruriginosum; Lokalanästhetikum	○	dermal: 0,5–10 % (Badekonzentrate zur Verdünnung können höher konzentriert sein); buccal: als Mundspüllösung 3 %; parenteral: 0,25–4 %	–	dermal: 3–10 %	pH-unabhängig
Tiabendazol	Topisches Antimykotikum; Nematodenmittel	Base	dermal: 10–15 %; oral: 2 mg/kg KG	–	dermal: 10–15 %	4,5–9
Tiagabinhydrochlorid	Antiepileptikum	+	oral: 7,5–15 mg	–		
Tobramycin	Aminoglykosid-Antibiotikum	Base	ophthal: 0,3 %; parenteral: 1 mg/kg KG	–		
Tobramycinsulfat	Aminoglykosid-Antibiotikum	+	ophthal: 0,3 %; parenteral: 1 mg/kg KG			
α-Tocopherol (Vitamin E)	Vitamin-E-Substitution	○	dermal: 1 %; parenteral: 100 mg; oral: 30 mg	–		
α-Tocopherolacetat	Vitamin-E-Substitution	Ester	dermal: 1 %; parenteral: 100 mg; oral: 300–600 mg	–		
Topiramat	Antiepileptika	○	oral: 25 mg	–		
Tosylchloramid-Natrium (Chloramin T)	Desinfektionsmittel	–	dermal: 0,1–10 %; buccal: als Mundspüllösung 0,25 %	dermal: 10 %		7–10 (pH-Optimum 9)
Tranexamsäure	Antifibrinolytikum	○ (Zwitterion) Säure	dermal: 5 %; parenteral: 250–500 mg; oral: 1000 mg	–		5–8
Tretinoin (Vitamin-A-Säure)	Akne-Therapeutikum; Retinoid	Säure	dermal: 0,025–0,1 %	0,1 %	dermal: 0,025–0,1 % (ggf. bei schweren Ichthyosen im Kleinkindalter, sonst kaum Indikationen, CAVE: Kontrazeption bei Frauen im gebärfähigen Alter!)	≥ 3
Triamcinolon	Halogeniertes Glucocorticoid	Base	parenteral: 40 mg (alle 1 bis 4 Wochen) bis 80 mg (alle 3–8 Wochen), lokale Injektion 3–10 mg/m^2 Haut; oral: 4 mg (Initial je nach Indikation 16–32 mg; dann langsam reduzieren)			
Triamcinolonacetonid	Halogeniertes Glucocorticoid; Rhinologikum; Antiallergikum	○	dermal: 0,025–0,1 %; nasal: 0,055 mg	0,2 %	dermal: 0,025–0,1 % (bei Säuglingen und Kleinkindern max. 10 % der Köperoberfläche)	2–9
Trichloressigsäure	Ätzmittel	Säure	dermal: 10–65 % (als Ätzmittel)	–		< 1
Triclosan	Desinfiziens; Antiseptikum	○ · Phenol	dermal: 1–3 %	3 %	dermal: 1–2 % (nicht bei Säuglingen und Kleinkindern < 1 Jahr; für Kinder ab 1 Jahr nicht empfohlen, Anwendung nach individueller Risikobewertung möglich)	1–9
Trimethoprim	Antibiotikum	○	oral: 150–200 mg (max. 400 mg/Tag)	–		
Tropicamid	Anticholinergikum; Mydriatikum	Base	ophthal: 0,5 %	ophthal: 1 %		
Tyrothricin	Antibiotikum	○	dermal: 0,1 %; buccal: 1 mg			
Uridin	Nucleosid zur Behandlung refraktärer Megaloblastenanämien und Stoffwechselstörungen; zur topischen Behandlung des Hand-Fuß-Syndroms als Folge einer zytostatischen Chemotherapie	○	dermal: 10 %	–		–
Ursodesoxycholsäure	Cholelitholytikum	Säure	oral: 500 mg	–		
Valin	Proteinogene Aminosäure	Säure	parenteral: 3–6 g/l			

+ kationisch; – anionisch; ○ nichtionisch

In therapeutischer Konzentration konservierend	Besonderheiten/Cave	photoinstabil	hydrolyseempfindlich	oxidationsempfindlich	grenzflächenaktiv	hygroskopisch	Wirkstoff
	Cave: Schwangerschaft, schwere Leber- und Nierenfunktionsstörungen		×				Thalidomid
							Theophyllin
				×	×		Lauromacrogol 400 (Polidocanol 600)
							Tiabendazol
							Tiagabinhydrochlorid
							Tobramycin
							Tobramycinsulfat
		×		×			α-Tocopherol (Vitamin E)
		×					α-Tocopherolacetat
	Cave: Dosisreduktion bei eingeschränkter Nierenfunktion (Kreatinin-Clearance < 70 ml/min)	×	×				Topiramat
×	Chlorgeruch bei Kontakt mit Wasser	×	×				Tosylchloramid-Natrium (Chloramin T)
							Tranexamsäure
	CAVE: Kontrazeption bei Frauen im gebärfähigen Alter!	×		×			Tretinoin (Vitamin-A-Säure)
		×		×			Triamcinolon
		×		×			Triamcinolonacetonid
×	Darf nur von erfahrenen Ärzten angewendet werden.						Trichloressigsäure
		×					Triclosan
							Trimethoprim
							Tropicamid
		×					Tyrothricin
							Uridin
		×					Ursodesoxycholsäure
		×	×			×	Valin

Wirkstoff	Wirkstoffgruppe	Verbin-dungsklasse	Applikationsart	Obere Richtkon-zentration bzw. -einzeldosis	Einsatz in der Pädiatrischen Dermatologie	Rezeptierbarer pH-Bereich
Valproinsäure	Antiepileptikum; Antipsychotikum	Säure	parenteral: 0,5–1 mg/kg KG/Std.; oral: 300 mg	–		
Valsartan	AT_1-Antagonist; Antihypertonikum	Säure	oral: 80 mg	–		
Vancomycinhydrochlorid	Peptid-Antibiotikum	+ Phenol	parenteral: 500 mg; oral: 250–500 mg	–		
Voriconazol	Antimykotikum	○	parenteral: 4–6 mg/kg KG; oral: 200–400 mg			< 6
Vitamin A (Retinol)	Vitamin-A-Substitution bei Mangelzuständen	○	ophthal: 1.000–10.000 I. E.; parenteral: 250.000 I. E.; oral: 25.000 I. E.	50.000 I. E.		
Vitamin-A-palmitat	Vitamin-A-Substitution bei Mangelzuständen	○	ophthal: 1.000–10.000 I. E.; parenteral: 250.000 I. E.; oral: 25.000 I. E.	50.000 I. E.		
Vitamin-A-Säure (Tretinoin)	Akne-Therapeutikum; Retinoid	Säure	dermal: 0,025–0,1 %	0,1 %	dermal: 0,025–0,1 % (ggf. bei schweren Ichthyosen im Kleinkindalter, sonst kaum Indikationen, CAVE: Kontrazeption bei Frauen im gebärfähigen Alter!)	≥ 3
Vitamin B_{12} (Cyanocobalamin)	Vitamin-B12-Substitution; bei perniziöser Anämie	○	parenteral: 10–100 µg; oral: 5–300 µg	–		4,5–5
Vitamin C (Ascorbinsäure)	Vitamin-C-Substitution bei Mangelzuständen, Antiskorbutikum	Säure	parenteral: 100 mg; oral: 75 mg (unter Umständen bis zu 1000 mg)			
Vitamin E (α-Tocopherol)	Vitamin-E-Substitution	○ Phenol	dermal: 1 %; parenteral: 100 mg; oral: 30 mg	–		
Vitamin K_1 (Phytomenadion)	Antihämorrhagikum	○	parenteral: 1–10 mg; oral: 5 mg	–		
Warfarin-Natrium	Vitamin-K-Antagonist; Antikoagulanz	–	oral: 5 mg			Ausfällung im Sauren möglich
Wasserstoffperoxid-Lösung	Desinfiziens	○	dermal: 0,3–3 %; buccal: 1,5 %	–		≤ 3,5
Xylometazolinhydrochlorid	Schleimhautabschwellendes Mittel; α-Sympathomimetikum	+	nasal: 0,025–0,1 %	–		
Zinkacetat-Dihydrat	Mineralstoff; Adstringens	+	oral: 50 mg	–		
Zinkchlorid	Mineralstoff; Adstringens	+	ophthal: 0,02 %; dermal: 0,1 %-1,0 %; vaginal: 0,5 %; urethral: 0,05 %	ophthal: Augenspülung 0,05 %; vaginal: 0,5 %		< 5
Zinkoxid	Mineralstoff; Adstringens	○	dermal: Salbe 10 %, Paste 25 %, Puder 50 %; oral: 50 mg	–	dermal: bis zu 50 %	4–12
Zinksulfat-Heptahydrat	Mineralstoff; Adstringens	+	ophthal: 0,1–2,0 %; dermal: 0,1–2,0 %; vaginal: 1 %	ophthal: Augenspülung 1 %, Augentropfen 2 %		< 5,5
Zonisamid	Antiepileptikum	○	oral: 25–250 mg	–		

+ kationisch; – anionisch; ○ nichtionisch

In therapeutischer Konzentration konservierend	Besonderheiten/Cave	photoinstabil	hydrolyseempfindlich	oxidationsempfindlich	grenzflächenaktiv	hygroskopisch	Wirkstoff
							Valproinsäure
						×	**Valsartan**
	Oral nur bei Staphylokokken-Enterolkolitis; nicht i. m. verabreichen						**Vancomycinhydrochlorid**
		×	×			×	**Voriconazol**
	Cave: Überdosierung!	×		×			**Vitamin A (Retinol)**
	Cave: Überdosierung!	×		×			**Vitamin-A-palmitat**
	CAVE: Kontrazeption bei Frauen im gebärfähigen Alter!	×		×			**Vitamin-A-Säure (Tretinoin)**
		×					**Vitamin B_{12} (Cyanocobalamin)**
		×	×	×			**Vitamin C (Ascorbinsäure)**
		×		×			**Vitamin E (α-Tocopherol)**
		×					**Vitamin K_1 (Phytomenadion)**
		×		×			**Warfarin-Natrium**
×	Die Stabilität der Wasserstoffperoxid-Lösung 3 % kann durch Vermeidung des Kontakts mit oxidierbaren Stoffen, Lichtschutz, Lagerung bzw. Aufbewahrung bei niedrigen Temperaturen, Ansäuerung und Zusatz von Metalle bindenden bzw. komplexierenden Zusätzen verbessert werden.	×					**Wasserstoffperoxid-Lösung**
							Xylometazolinhydrochlorid
							Zinkacetat-Dihydrat
		×		×			**Zinkchlorid**
× (schwach gegen Schimmelpilze)							**Zinkoxid**
							Zinksulfat-Heptahydrat
							Zonisamid

Tabelle 3: Bekannte Kompatibilitäten von Wirkstoffen und Grundlagen

Für die dermatologische Rezeptur gibt es eine Reihe von erprobten Vorschriften, die in nationalen und internationalen Vorschriftensammlungen, sowie in Industrierezepturen und wissenschaftlichen Veröffentlichungen zusammengestellt sind. Wesentlicher Vorteil dieser Rezeptursammlungen ist, dass es sich um erprobte, therapeutisch sinnvolle und über den Anwendungszeitraum galenisch stabile Rezepturen handelt, für die die Kompatibilität ihrer Einzelbestandteile nachgewiesen ist. In der folgenden Tabelle sind solche bekanntermaßen stabile Zubereitungen zusammengestellt. Die systematische Sortierung nach Wirkstoffen einerseits und Grundlagen andererseits ermöglicht die schnelle und zuverlässige Auffindung kompatibler Wirkstoff-Grundlagen-Kombinationen. Die Wirkstoffkonzentration (soweit nicht anders angegeben in Massenprozent), bis zu der die Kompatibilität nachgewiesen wurde, kann den tabellarischen Kreuzungspunkten der jeweiligen Wirkstoff-Grundlagen-Kombination entnommen werden. Befindet sich im entsprechenden Feld ein „n. k.", so ist die Wirkstoff-Grundlagen-Kombination nicht kompatibel, nicht stabil, nicht geeignet oder nicht empfohlen. Leere Felder bedeuten, dass für die entsprechende Wirkstoff-Grundlagen-Kombination keine Daten vorliegen und daher keine sichere Aussage über deren Kompatibilität getroffen werden kann. Die tabellierten Angaben beruhen auf Rezepturen aus anerkannten Vorschriftensammlungen, Herstellerangaben oder wissenschaftlichen Publikationen, die die Qualität der genannten Zubereitungen systematisch untersucht haben. Bitte beachten Sie, dass es im Einzelfall möglich ist, dass für einzelne Rezepturen in der laboranalytischen Untersuchung eine ausreichende Stabilität und Kompatibilität nachgewiesen wurde, obwohl eine rein theoretische Beurteilung, die aus Sicherheitsgründen notwendigerweise präventiv zurückhaltend erfolgen muss, Zweifel daran ergäbe. In diesen Fällen ist der laboranalytische Nachweis gegenüber der rein theoretischen Abwägung stets als höherwertig anzusehen.

Die in Tabelle 3 genannten Rezepturnummern beziehen sich auf die entsprechenden Monographien der ZIEGLER REZEPTURBIBLIOTHEK® (ZRB). Hierbei handelt es sich um eine Sammlung geprüfter Standardrezepturen mit komplett ausformulierten Herstellungsanweisungen, die schnell und einfach in die Rezepturdokumentation jeder Apotheke übernommen werden können. Sie vereint geprüfte Rezepturen aus Firmendaten, sowie validierte Vorschriften aus internationalen Formularien, die bislang in Deutschland nicht veröffentlicht wurden.

Bei ZRB-Rezepturen entfallen zeitaufwendige Internet- und Literaturrecherchen, denn alle herstellungsrelevanten Informationen stehen mit einem Mausklick zur Verfügung. Die Mongraphien basieren nicht nur auf dem Wissen und der Erfahrung versierter Rezepturexperten, sondern stützen sich auf, zum Teil erstmals veröffentlichte, Laboruntersuchungen pharmazeutischer Unternehmen zu Rezepturen mit ihren Produkten. Ist eine ärztliche Verordnung einmal nicht plausibel, finden sich in der ZRB schnell und zuverlässig geeignete Alternativen, die „funktionieren".

Im Rezepturalltag bietet die ZRB insbesondere folgende Vorteile:

- Geprüfte galenische Plausibilität, sodass lediglich Therapiekonzept und Dosierung patientenindividuell geprüft werden müssen
- Ausführliche, komplett redaktionell erstellte Herstellungsanweisungen
- Fertige Rezepturetiketten inklusive Aufbrauchfrist, Anwendungs- und Warnhinweisen und ggf. gängigen Dosierungsempfehlungen
- Angabe von Laufzeiten, Aufbrauchfristen und Aufbewahrungsbedingungen auf Grundlage individueller Stabilitätsuntersuchungen
- Angabe rezepturspezifisch geeigneter Anreibemittel, pH-Korrigentien, Konservierungsmittel etc. sowie geeigneter Rührparameter für automatische Rührsysteme (sofern bekannt)

Für Bestellungen der ZIEGLER REZEPTURBIBLIOTHEK® (ZRB) oder eine kostenfreie Testversion wenden Sie sich bitte per Mail (software@deutscher-apotheker-verlag.de) oder telefonisch (0711/2582-123) (Menü 3) an den Deutschen Apotheker Verlag.

3

Prüfung

Überprüfen Sie anhand der nachfolgenden Tabelle, ob für den rezeptierten Wirkstoff die Kompatibilität mit einer gängigen Rezepturgrundlage bereits nachgewiesen ist!
Falls ja, kann auf die übrigen Kompatibilitätsprüfungen verzichtet werden, sofern keine weiteren Bestandteile in der Rezeptur enthalten sind. Ferner hilft die Tabelle beim Auffinden alternativer Grundlagen, sofern im Rahmen der Plausibilitätsprüfung eine Inkompatibilität von einem der Rezepturbestandteile mit der zunächst rezeptierten Grundlage festgestellt wurde.

Falls Sie Anpassungen vornehmen, denken Sie daran, ggf. die Plausibilität der veränderten Gesamtrezeptur erneut zu prüfen!

Beachten Sie:

- Felder ohne Eintrag treffen keinerlei Aussage über die Kompatibilität. Sie besagen lediglich, dass hierzu keine Daten vorliegen.
- Der Kompatibilitätsnachweis gilt nur für Wirkstoffkonzentrationen bis zur tabellierten Maximalkonzentration. Extrapolationen sind nicht statthaft und Aussagen für höhere Wirkstoffkonzentrationen demnach unzulässig.
- Der Zusatz weiterer Wirk- und Hilfsstoffe kann die Stabilität der Zubereitung nachhaltig beeinflussen und ist daher nicht durch den vorliegenden Kompatibilitätsnachweis gedeckt.
- Bei einigen, der in Tab. 3 gelisteten Grundlagen handelt es sich nicht um Fertigarzneimittel, sondern um Handelsprodukte, für die in Deutschland keine Arzneimittelzulassung existiert (z. B. Kosmetika). Die Statthaftigkeit derlei Grundlagen als Ausgangsstoff für Rezepturarzneimittel zu verwenden, wurde in jüngster Vergangenheit immer wieder kontrovers diskutiert und auch die Überwachungspraxis divergiert. Ausführliche Informationen zu dieser Problematik finden Sie auf Seite 19f.

Monographierte Grundlagen und Handelspräparate A–Am

Wirkstoff	Abitima® Clinic Körpercreme	Advantan® 0,1 % Creme	Advantan® 0,1 % Lösung	Advantan® 0,1 % Salbe	Aknemycin® Salbe	Akneroxid® Gel 50 mg/g	Alfason® Basis Cresa	Alfason® Crelo	Alfason® Cresa	Alfason® Repair	Alfason® Salbe	ALLERGIKA Augenlidcreme	ALLERGIKA Basiscreme
Acetazolamid													
Alfatradiol (17α-Estradiol)													
Allantoin													
Allopurinol													
Alprazolam													
Aluminiumacetattartrat-Lösung (Essig-weinsaure Tonerde)													
Aluminiumchlorid													
Amiodaronhydrochlorid													
Amitriptylinhydrochlorid													
Amlodipin (als Amlodipinbesilat)													
Amlodipinbesilat													
Ammoniumbituminosulfonat (Ichthyol®)	n. k.												
Amphotericin B													
Atenolol													
Atropinsulfat-Monohydrat													
Avocadoöl													
Bacitracin													
Baclofen													
Bamipinhydrochlorid													
Basisches Bismutgallat													
Benzalkoniumchlorid	1,0												
Benzocain	n. k.												
Benzoesäure													
Benzoylperoxid	10,0												
Benzylalkohol													
Benzylnicotinat													
Betamethasondipropionat													
Betamethasonvalerat	0,1									0,1			0,05–0,1
Bifonazol													
Biotin													
Birkenteer													
Borretschsamenöl													
Calciumchlorid													
Campher													
Capsaicin(oide)				0,1									

ALLERGIKA Basissalbe	ALLERGIKA Creme urea 5%	ALLERGIKA Hydrolotio sensitive	ALLERGIKA Lipolotio sensitive	ALLERGIKA Lipolotio urea 10%	ALLERGIKA Lipolotio urea 5%	ALLERGIKA Lipolotio urea 5%F	ALLERGIKA Nachtkerzenölcreme	Amciderm® Basiscreme	Amciderm® Basisfettsalbe	Amciderm® Creme	Amciderm® Salbe	Wirkstoff
												Acetazolamid
												Alfatradiol (17α-Estradiol)
												Allantoin
												Allopurinol
												Alprazolam
												Aluminiumacetattartrat-Lösung (Essig-weinsaure Tonerde)
												Aluminiumchlorid
												Amiodaronhydrochlorid
												Amitriptylinhydrochlorid
												Amlodipin (als Amlodipinbesilat)
												Amlodipinbesilat
									5,0			Ammoniumbituminosulfonat (Ichthyol®)
												Amphotericin B
												Atenolol
												Atropinsulfat-Monohydrat
												Avocadoöl
												Bacitracin
												Baclofen
												Bamipinhydrochlorid
												Basisches Bismutgallat
												Benzalkoniumchlorid
												Benzocain
												Benzoesäure
												Benzoylperoxid
												Benzylalkohol
												Benzylnicotinat
												Betamethasondipropionat
0,05–0,1	0,05–0,1	0,05–0,1		0,05–0,1	0,05–0,1	0,05–0,1						Betamethasonvalerat
												Bifonazol
												Biotin
												Birkenteer
												Borretschsamenöl
												Calciumchlorid
												Campher
												Capsaicin(oide)

Konzentrationsangaben soweit nicht anders angegeben in % (m/m)

Monographierte Grundlagen und Handelspräparate A–Am

Wirkstoff	Abitima® Clinic Körpercreme	Advantan® 0,1 % Creme	Advantan® 0,1 % Lösung	Advantan® 0,1 % Salbe	Aknemycin® Salbe	Akneroxid® Gel 50 mg/g	Alfason® Basis Cresa	Alfason® Crelo	Alfason® Cresa	Alfason® Repair	Alfason® Salbe	ALLERGIKA Augenlidcreme	ALLERGIKA Basiscreme
Captopril													
Carbamazepin													
Carbidopa-Monohydrat													
Carvedilol													
Celecoxib													
Cetirizin													
Cetylpyridiniumchlorid													
Chinidinsulfat													
Chinolinolsulfat-Monohydrat (8-Hydroxychinolinsulfat-Monohydrat)													
Chloralhydrat													
Chloramin T (Tosylchloramid-Natrium)													
Chloramphenicol	2,0						2,0	n. k.	2,0		n. k.		
Chlorhexidindiacetat													
Chlorhexidindigluconat							n. k.	n. k.	n. k.	1,0	n. k.		
Chlorhexidinhydrochlorid													
Chloroquinphosphat													
Chlorphenoxaminhydrochlorid													
Chlortetracyclin(hydrochlorid)													
Ciclopiroxolamin		1,0											
Ciclosporin													
Ciprofloxacinhydrochlorid													
Clemastinfumarat													
Clindamycindihydrogen-phosphat													
Clindamycinhydrochlorid													
Clioquinol	n. k.						n. k.	n. k.	n. k.		3,0		1,0
Clobetasolbutyrat													
Clobetasolpropionat	0,1												0,025–0,05
Clomipraminhydrochlorid													
Clonazepam													
Clotrimazol	2,0	1,0					n. k.	n. k.	n. k.	1,0	1,0	1,0	
Coffein													
Colecalciferol (Vitamin D_3)													
Cyanocobalamin (Vitamin B_{12})													
Cyproteronacetat													
Dapson				5,0									

ALLERGIKA Basissalbe	ALLERGIKA Creme urea 5%	ALLERGIKA Hydrolotio sensitive	ALLERGIKA Lipolotio sensitive	ALLERGIKA Lipolotio urea 10%	ALLERGIKA Lipolotio urea 5%	ALLERGIKA Lipolotio urea 5%F	ALLERGIKA Nachtkerzenölcreme	Amciderm® Basiscreme	Amciderm® Basisfettsalbe	Amciderm® Creme	Amciderm® Salbe	Wirkstoff
												Captopril
												Carbamazepin
												Carbidopa-Monohydrat
												Carvedilol
												Celecoxib
												Cetirizin
												Cetylpyridiniumchlorid
												Chinidinsulfat
												Chinolinolsulfat-Monohydrat (8-Hydroxychinolinsulfat-Monohydrat)
												Chloralhydrat
												Chloramin T (Tosylchloramid-Natrium)
												Chloramphenicol
												Chlorhexidindiacetat
		1,0	1,0				1,0					Chlorhexidindigluconat
												Chlorhexidinhydrochlorid
												Chloroquinphosphat
												Chlorphenoxaminhydrochlorid
												Chlortetracyclin(hydrochlorid)
												Ciclopiroxolamin
												Ciclosporin
												Ciprofloxacinhydrochlorid
												Clemastinfumarat
												Clindamycindihydrogen-phosphat
		1,0										Clindamycinhydrochlorid
		1,0						3,0	3,0	3,0		Clioquinol
	0,05	0,05										Clobetasolbutyrat
	0,025–0,05	0,025–0,05										Clobetasolpropionat
												Clomipraminhydrochlorid
												Clonazepam
1,0	2,0	1,0			1,0			1,0	1,0	1,0		Clotrimazol
												Coffein
												Colecalciferol (Vitamin D_3)
												Cyanocobalamin (Vitamin B_{12})
												Cyproteronacetat
												Dapson

Konzentrationsangaben soweit nicht anders angegeben in % (m/m)

Monographierte Grundlagen und Handelspräparate A–Am

Wirkstoff	Abitima® Clinic Körpercreme	Advantan® 0,1 % Creme	Advantan® 0,1 % Lösung	Advantan® 0,1 % Salbe	Aknemycin® Salbe	Akneroxid® Gel 50 mg/g	Alfason® Basis Cresa	Alfason® Crelo	Alfason® Cresa	Alfason® Repair	Alfason® Salbe	ALLERGIKA Augenlidcreme	ALLERGIKA Basiscreme
Dexamethason	0,02												0,025–0,05
Dexpanthenol													
Diclofenac-Natrium													
Diltiazemhydrochlorid													
Dimethylsulfoxid													
Dimeticon													
Dimetindenmaleat	0,1												
Diphenhydraminhydrochlorid													
Dipyridamol													
Dithranol	4,0						n. k.	n. k.	n. k.	n. k.	0,5		
Domperidon													
Econazol													
Enalaprilmaleat													
Erythromycin[1]	2,0					n. k.	n. k.	n. k.	n. k.		n. k.	1,0–2,0	1,0–2,0
Esomeprazol-Magnesium-Trihydrat													
Essig-weinsaure Tonerde (Aluminiumacetattartrat-Lösung)													
Estradiol													
Estradiolbenzoat	0,02												
Estradiol-Hemihydrat	0,1												
17α-Estradiol (Alfatradiol)													
Estriol													
Estron													
Ethacridinlactat-Monohydrat (Rivanol®)	0,5												
Ethanol													
Finasterid													
Flecainidacetat													
Fluocinolonacetonid													
Folsäure													
Furosemid													
Fusidinsäure													
Gabapentin													
Gentamicin(sulfat)	1,0												
Gentianaviolett (Methylrosaniliniumchlorid)													
Glutamin													

[1] Erythromycinhaltige Zubereitungen müssen auf einen pH-Wert von 7–10 eingestellt werden. Cave: Rezeptierbaren pH-Bereich der ggf. enthaltenen Konservierungsmittel beachten!

ALLERGIKA Basissalbe	ALLERGIKA Creme urea 5%	ALLERGIKA Hydrolotio sensitive	ALLERGIKA Lipolotio sensitive	ALLERGIKA Lipolotio urea 10%	ALLERGIKA Lipolotio urea 5%	ALLERGIKA Lipolotio urea 5%F	ALLERGIKA Nachtkerzenölcreme	Amciderm® Basiscreme	Amciderm® Basisfettsalbe	Amciderm® Creme	Amciderm® Salbe	Wirkstoff
0,025–0,05	0,025–0,05	0,025–0,05										Dexamethason
5,0		5,0			5,0							Dexpanthenol
												Diclofenac-Natrium
												Diltiazemhydrochlorid
												Dimethylsulfoxid
												Dimeticon
												Dimetindenmaleat
												Diphenhydraminhydrochlorid
												Dipyridamol
												Dithranol
												Domperidon
												Econazol
												Enalaprilmaleat
1,0–2,0					1,0–2,0			n. k.		n. k.		Erythromycin[1]
												Esomeprazol-Magnesium-Trihydrat
												Essig-weinsaure Tonerde (Aluminiumacetattartrat-Lösung)
												Estradiol
												Estradiolbenzoat
												Estradiol-Hemihydrat
												17α-Estradiol (Alfatradiol)
												Estriol
												Estron
												Ethacridinlactat-Monohydrat (Rivanol®)
												Ethanol
												Finasterid
												Flecainidacetat
												Fluocinolonacetonid
												Folsäure
												Furosemid
												Fusidinsäure
												Gabapentin
												Gentamicin(sulfat)
												Gentianaviolett (Methylrosaniliniumchlorid)
												Glutamin

Konzentrationsangaben soweit nicht anders angegeben in % (m/m)

Monographierte Grundlagen und Handelspräparate A–Am

Wirkstoff	Abitima® Clinic Körpercreme	Advantan® 0,1 % Creme	Advantan® 0,1 % Lösung	Advantan® 0,1 % Salbe	Aknemycin® Salbe	Akneroxid® Gel 50 mg/g	Alfason® Basis Cresa	Alfason® Crelo	Alfason® Cresa	Alfason® Repair	Alfason® Salbe	ALLERGIKA Augenlidcreme	ALLERGIKA Basiscreme
Glycerol													
Glyceroltrinitrat													
Glycopyrroniumbromid													
Griseofulvin													
Haloperidol													
Harnstoff	10,0	5,0						10,0	10,0	8,0	10,0		5,0
Hydrochinon													
Hydrochlorothiazid													
Hydrocortison	2,0												
Hydrocortison-21-hydrogensuccinat													
Hydrocortisonacetat												1,0	1,0
Hydrocortisonbutyrat													
Hydrocortisonnatriumphosphat													
8-Hydroxychinolinsulfat-Monohydrat (Chinolinolsulfat-Monohydrat)													
Ichthyol® (Ammoniumbituminosulfonat)	n. k.												
Imipraminhydrochlorid													
Isoniazid													
Isosorbiddinitrat													
Itraconazol													
Kaliumiodid													
Ketoconazol													
Ketoprofen													
Labetalolhydrochlorid													
Lamotrigin													
Lansoprazol													
Lauromacrogol 400 (Polidocanol 600)	3,0 evtl. Verflüssigung						3,0			n. k.	n. k.		5,0
Lavendelöl													
Lebertran													
Leinöl													
Levodopa													
Levofloxacin													
Lidocainhydrochlorid													
Lisinopril													
Lisinopril-Dihydrat													

ALLERGIKA Basissalbe	ALLERGIKA Creme urea 5%	ALLERGIKA Hydrolotio sensitive	ALLERGIKA Lipolotio sensitive	ALLERGIKA Lipolotio urea 10%	ALLERGIKA Lipolotio urea 5%	ALLERGIKA Lipolotio urea 5%F	ALLERGIKA Nachtkerzenölcreme	Amciderm® Basiscreme	Amciderm® Basisfettsalbe	Amciderm® Creme	Amciderm® Salbe	Wirkstoff
					20,0		20,0					Glycerol
												Glyceroltrinitrat
												Glycopyrroniumbromid
												Griseofulvin
												Haloperidol
5,0	5,0	5,0					5,0	5,0		5,0		Harnstoff
												Hydrochinon
												Hydrochlorothiazid
												Hydrocortison
												Hydrocortison-21-hydrogensuccinat
1,0	1,0	1,0	1,0	1,0		1,0						Hydrocortisonacetat
												Hydrocortisonbutyrat
												Hydrocortisonnatriumphosphat
												8-Hydroxychinolinsulfat-Monohydrat (Chinolinolsulfat-Monohydrat)
									5,0			Ichthyol® (Ammoniumbituminosulfonat)
												Imipraminhydrochlorid
												Isoniazid
												Isosorbiddinitrat
												Itraconazol
												Kaliumiodid
												Ketoconazol
												Ketoprofen
												Labetalolhydrochlorid
												Lamotrigin
												Lansoprazol
												Lauromacrogol 400 (Polidocanol 600)
												Lavendelöl
												Lebertran
												Leinöl
												Levodopa
												Levofloxacin
												Lidocainhydrochlorid
												Lisinopril
												Lisinopril-Dihydrat

Konzentrationsangaben soweit nicht anders angegeben in % (m/m)

Monographierte Grundlagen und Handelspräparate A–Am

Wirkstoff	Abitima® Clinic Körpercreme	Advantan® 0,1 % Creme	Advantan® 0,1 % Lösung	Advantan® 0,1 % Salbe	Aknemycin® Salbe	Akneroxid® Gel 50 mg/g	Alfason® Basis Cresa	Alfason® Crelo	Alfason® Cresa	Alfason® Repair	Alfason® Salbe	ALLERGIKA Augenlidcreme	ALLERGIKA Basiscreme
Loperamidhydrochlorid													
Lorazepam													
Mebeverin													
Melatonin													
Menthol													
Mercaptopurin													
Methotrexat													
Methoxsalen (8-Methoxypsoralen)													
Methyl-4-hydroxybenzoat													
Methylrosaniliniumchlorid (Gentianaviolett)													
Methylsalicylat													
Metoprololtartrat													
Metronidazol	2,0						2,0	n. k.			n. k.	2,0	2,0
Metronidazolbenzoat													
Miconazolnitrat	2,0							2,0			n. k.		
Midazolamhydrochlorid													
Milchsäure								n. k.	n. k.		n. k.		
Minocyclinhydrochlorid													
Minoxidil													
Mometasonfuroat													0,1
Myrrhentinktur													
Nachtkerzenöl													
Nadolol													
Naltrexonhydrochlorid													
Naproxen													
Natriumchlorid													
Natriumfusidat													
Neomycinsulfat													
Nicotinamid													
Nifedipin													
Nitrofural													
Nitrofurantoin													
Nystatin	100.000 I. E./g												
Octenidindihydrochlorid		0,1											
Omeprazol													

ALLERGIKA Basissalbe	ALLERGIKA Creme urea 5%	ALLERGIKA Hydrolotio sensitive	ALLERGIKA Lipolotio sensitive	ALLERGIKA Lipolotio urea 10%	ALLERGIKA Lipolotio urea 5%	ALLERGIKA Lipolotio urea 5%F	ALLERGIKA Nachtkerzenölcreme	Amciderm® Basiscreme	Amciderm® Basisfettsalbe	Amciderm® Creme	Amciderm® Salbe	Wirkstoff
												Loperamidhydrochlorid
												Lorazepam
												Mebeverin
												Melatonin
		5,0										Menthol
												Mercaptopurin
												Methotrexat
	0,0006						0,0006					Methoxsalen (8-Methoxypsoralen)
												Methyl-4-hydroxybenzoat
												Methylrosaniliniumchlorid (Gentianaviolett)
												Methylsalicylat
												Metoprololtartrat
2,0		2,0	2,0					3,0				Metronidazol
												Metronidazolbenzoat
												Miconazolnitrat
												Midazolamhydrochlorid
												Milchsäure
												Minocyclinhydrochlorid
												Minoxidil
		0,1	0,1	0,01		0,01	0,1					Mometasonfuroat
												Myrrhentinktur
												Nachtkerzenöl
												Nadolol
												Naltrexonhydrochlorid
												Naproxen
												Natriumchlorid
												Natriumfusidat
												Neomycinsulfat
												Nicotinamid
												Nifedipin
												Nitrofural
												Nitrofurantoin
												Nystatin
												Octenidindihydrochlorid
												Omeprazol

Konzentrationsangaben soweit nicht anders angegeben in % (m/m)

Monographierte Grundlagen und Handelspräparate A–Am

Wirkstoff	Abitima® Clinic Körpercreme	Advantan® 0,1 % Creme	Advantan® 0,1 % Lösung	Advantan® 0,1 % Salbe	Aknemycin® Salbe	Akneroxid® Gel 50 mg/g	Alfason® Basis Cresa	Alfason® Crelo	Alfason® Cresa	Alfason® Repair	Alfason® Salbe	ALLERGIKA Augenlidcreme	ALLERGIKA Basiscreme
Ondansetronhydrochlorid-Dihydrat													
Oseltamivirphosphat													
Oxandrolon													
Oxytetracyclinhydrochlorid													
Pantoprazol-Natrium-Sesquihydrat													
Paracetamol													
Penicillamin													
Pentoxifyllin													
Permethrin													
Pheniraminmaleat	1,5												
Phenobarbital													
Phenytoin													
Pinienöl													
Polidocanol 600 (Lauromacrogol 400)	3,0 evtl. Verflüssigung						3,0			n. k.	n. k.		5,0
Polihexanid-Lösung 20 %													
Polymyxin-B-sulfat													
Povidon-Iod													
Prednicarbat													0,25
Prednisolon	0,5												
Prednisolonacetat												0,4	0,4
Prednisolondihydrogen-phosphatdinatrium													
Pregabalin													
Procainhydrochlorid													
Progesteron													
Propranololhydrochlorid													
Propyl-4-hydroxybenzoat													
Propylthiouracil													
Pyridoxinhydrochlorid (Vitamin B_6)													
Ranitidinhydrochlorid													
Retinol (Vitamin A)													
Riboflavin (Vitamin B_2)													
Rifampicin													
Rivanol® (Ethacridinlactat-Monohydrat)	0,5												

ALLERGIKA Basissalbe	ALLERGIKA Creme urea 5%	ALLERGIKA Hydrolotio sensitive	ALLERGIKA Lipolotio sensitive	ALLERGIKA Lipolotio urea 10%	ALLERGIKA Lipolotio urea 5%	ALLERGIKA Lipolotio urea 5%F	ALLERGIKA Nachtkerzenölcreme	Amciderm® Basiscreme	Amciderm® Basisfettsalbe	Amciderm® Creme	Amciderm® Salbe	Wirkstoff
												Ondansetronhydrochlorid-Dihydrat
												Oseltamivirphosphat
												Oxandrolon
												Oxytetracyclinhydrochlorid
												Pantoprazol-Natrium-Sesquihydrat
												Paracetamol
												Penicillamin
												Pentoxifyllin
												Permethrin
												Pheniraminmaleat
												Phenobarbital
												Phenytoin
												Pinienöl
												Polidocanol 600 (Lauromacrogol 400)
												Polihexanid-Lösung 20 %
												Polymyxin-B-sulfat
												Povidon-Iod
		0,25	0,25	0,25		0,25	0,25					Prednicarbat
												Prednisolon
0,4	0,4	0,4		0,4	0,4	0,4	0,4					Prednisolonacetat
												Prednisolondihydrogenphosphatdinatrium
												Pregabalin
												Procainhydrochlorid
												Progesteron
												Propranololhydrochlorid
												Propyl-4-hydroxybenzoat
												Propylthiouracil
												Pyridoxinhydrochlorid (Vitamin B_6)
												Ranitidinhydrochlorid
												Retinol (Vitamin A)
												Riboflavin (Vitamin B_2)
												Rifampicin
												Rivanol® (Ethacridinlactat-Monohydrat)

Konzentrationsangaben soweit nicht anders angegeben in % (m/m)

Monographierte Grundlagen und Handelspräparate A–Am

Wirkstoff	Abitima® Clinic Körpercreme	Advantan® 0,1 % Creme	Advantan® 0,1 % Lösung	Advantan® 0,1 % Salbe	Aknemycin® Salbe	Akneroxid® Gel 50 mg/g	Alfason® Basis Cresa	Alfason® Crelo	Alfason® Cresa	Alfason® Repair	Alfason® Salbe	ALLERGIKA Augenlidcreme	ALLERGIKA Basiscreme
Salicylsäure	2,0		3,0					n. k.		n. k.	10,0		
Schwefel	10,0						10,0	3,0	10,0		3,0		
Sertralinhydrochlorid													
Silbernitrat													
Sildenafilcitrat													
Simvastatin													
Sotalolhydrochlorid													
Spironolacton													
Steinkohlenteer	10,0												
Steinkohlenteerlösung	20,0							n. k.		n. k.	20,0		10,0
Sulfacetamid													
Sulfadiazin													
Sulfanilamid													
Sulfasalazin													
Tacrolimus-Monohydrat													
Tannin													
Terbinafinhydrochlorid													
Testosteronpropionat													
Tetracainhydrochlorid	0,5												
Tetracyclinhydrochlorid	3,0												
Lauromacrogol 400 (Polidocanol 600)	3,0 evtl. Verflüssigung						3,0	3,0		n. k.	n. k.		5,0
Thiaminchloridhydrochlorid (Vitamin B_1)													
Thymianöl													
Thymol													
Tiagabinhydrochlorid													
Topiramat													
Tosylchloramid-Natrium (Chloramin T)													
Tramdolhydrochlorid													
Tretinoin (Vitamin-A-Säure)					0,025								
Triamcinolonacetonid	0,1												0,1
Triclosan							2,0	n. k.	2,0	2,0	2,0		1,0–3,0
Trimethoprim													
Tyrothricin													
Ursodesoxycholsäure													
Valsartan													

ALLERGIKA Basissalbe	ALLERGIKA Creme urea 5%	ALLERGIKA Hydrolotio sensitive	ALLERGIKA Lipolotio sensitive	ALLERGIKA Lipolotio urea 10%	ALLERGIKA Lipolotio urea 5%	ALLERGIKA Lipolotio urea 5%F	ALLERGIKA Nachtkerzenölcreme	Amciderm® Basiscreme	Amciderm® Basisfettsalbe	Amciderm® Creme	Amciderm® Salbe	Wirkstoff
					10,0		10,0		2,0			Salicylsäure
												Schwefel
												Sertralinhydrochlorid
												Silbernitrat
												Sildenafilcitrat
												Simvastatin
												Sotalolhydrochlorid
												Spironolacton
												Steinkohlenteer
10,0								5,0	5,0			Steinkohlenteerlösung
												Sulfacetamid
												Sulfadiazin
												Sulfanilamid
												Sulfasalazin
												Tacrolimus-Monohydrat
												Tannin
												Terbinafinhydrochlorid
												Testosteronpropionat
												Tetracainhydrochlorid
		2,0						3,0	3,0			Tetracyclinhydrochlorid
												Lauromacrogol 400 (Polidocanol 600)
												Thiaminchloridhydrochlorid (Vitamin B_1)
												Thymianöl
												Thymol
												Tiagabinhydrochlorid
												Topiramat
												Tosylchloramid-Natrium (Chloramin T)
												Tramdolhydrochlorid
												Tretinoin (Vitamin-A-Säure)
0,1	0,1		0,1	0,1	0,1	0,1	0,1					Triamcinolonacetonid
1,0–3,0	1,0–3,0		1,0–3,0	1,0–3,0	1,0–3,0	1,0–3,0	1,0–3,0					Triclosan
												Trimethoprim
												Tyrothricin
												Ursodesoxycholsäure
												Valsartan

Konzentrationsangaben soweit nicht anders angegeben in % (m/m)

Monographierte Grundlagen und Handelspräparate A–Am

Wirkstoff	Abitima® Clinic Körpercreme	Advantan® 0,1 % Creme	Advantan® 0,1 % Lösung	Advantan® 0,1 % Salbe	Aknemycin® Salbe	Akneroxid® Gel 50 mg/g	Alfason® Basis Cresa	Alfason® Crelo	Alfason® Cresa	Alfason® Repair	Alfason® Salbe	ALLERGIKA Augenlidcreme	ALLERGIKA Basiscreme
Vancomycinhydrochlorid													
Verapamilhydrochlorid													
Vitamin-A-palmitat													
Vitamin-A-Säure (Tretinoin)					0,025								
Zinkoxid	20,0							n. k.		n. k.			10,0
Zinksulfat-Heptahydrat													
Zinkundecylenat													
Zonisamid													

ALLERGIKA Basissalbe	ALLERGIKA Creme urea 5%	ALLERGIKA Hydrolotio sensitive	ALLERGIKA Lipolotio sensitive	ALLERGIKA Lipolotio urea 10%	ALLERGIKA Lipolotio urea 5%	ALLERGIKA Lipolotio urea 5%F	ALLERGIKA Nachtkerzenölcreme	Amciderm® Basiscreme	Amciderm® Basisfettsalbe	Amciderm® Creme	Amciderm® Salbe	Wirkstoff
												Vancomycinhydrochlorid
												Verapamilhydrochlorid
												Vitamin-A-palmitat
												Vitamin-A-Säure (Tretinoin)
10,0		10,0			10,0		10,0		10,0		10,0	**Zinkoxid**
												Zinksulfat-Heptahydrat
												Zinkundecylenat
												Zonisamid

Konzentrationsangaben soweit nicht anders angegeben in % (m/m)

Monographierte Grundlagen und Handelspräparate An–C

Wirkstoff	Anefug® simplex	Anionische hydrophile Creme DAB	Anionische hydrophile Creme SR DAC	Aqua-non Hermal® Emulsion	Asche Basis® Creme	Asche Basis® Fettsalbe	Asche Basis® Lotio	Asche Basis® Salbe	Basis Cordes® RK	Basiscreme DAC	Basiscreme® DVL-P	Basodexan® Fettcreme	Basodexan® Salbe
Acetazolamid													
Alfatradiol (17α-Estradiol)											0,025 ZRB D20-03		
Allantoin		0,5	0,5							5,0	0,2 ZRB D19-13		
Allopurinol													
Alprazolam													
Aluminiumacetattartrat-Lösung (Essig-weinsaure Tonerde)			10,0										
Aluminiumchlorid		n. k.	n. k.								2,5 ZRB D23-04		
Amiodaronhydrochlorid													
Amitriptylinhydrochlorid													
Amlodipin (als Amlodipinbesilat)													
Amlodipinbesilat													
Ammoniumbituminosulfonat (Ichthyol®)			n. k.		n. k.	5,0	n. k.	n. k.	1,0–5,0		n. k.	2,0	2,0
Amphotericin B		3,0	3,0										
Atenolol													
Atropinsulfat-Monohydrat													
Avocadoöl											12,0 ZRB D02-07		
Bacitracin		500,0 I. E./g	500,0 I. E./g										
Baclofen													
Bamipinhydrochlorid			n. k.										
Basisches Bismutgallat		10,0	10,0								10,0		
Benzalkoniumchlorid		n. k.	n. k.								0,01 ZRB D08-21		
Benzocain		10,0	10,0		n. k.	10,0	n. k.				5,0 ZRB D04-10		
Benzoesäure											0,2 ZRB D08-22		
Benzoylperoxid		5,0	5,0										
Benzylalkohol		n. k.	n. k.										
Benzylnicotinat			3,0										
Betamethasondipropionat													
Betamethasonvalerat				n. k.	0,1 ZRB D07-05	0,1 ZRB D07-07	0,1	0,1 ZRB D07-06	0,122 ZRB D07-75	0,1	0,08 ZRB D07-63		
Bifonazol			1,0										
Biotin													
Birkenteer			n. k.										

ZRB: Die ZRB-Nummern beziehen sich auf die entsprechende Monographie der ZIEGLER REZEPTURBIBLIOTHEK® (ZRB), in der eine komplett ausformulierte Herstellungsanweisung für die jeweilige Wirkstoff-Grundlagen-Kombination zu finden ist. Nähere Informationen hierzu finden sich auf Seite 63.

Basodexan® Softcreme	Batrafen® Creme	Batrafen® Lösung	Batrafen® Vaginalcreme	Candio-Hermal® Mundgel	Candio-Hermal® Softpaste	Carmellose-Natrium-Gel DAB	Cetomacrogolcreme FNA	Cetomacrogolsalbe FNA	Ciclopoli® Creme	Cordes® Basis Lösung	Curatoderm® Emulsion	Wirkstoff
												Acetazolamid
												Alfatradiol (17α-Estradiol)
	0,5	0,5	0,5			0,5						Allantoin
												Allopurinol
												Alprazolam
												Aluminiumacetattartrat-Lösung (Essig-weinsaure Tonerde)
						n. k.						Aluminiumchlorid
												Amiodaronhydrochlorid
												Amitriptylinhydrochlorid
												Amlodipin (als Amlodipinbesilat)
												Amlodipinbesilat
2,0												Ammoniumbituminosulfonat (Ichthyol®)
						n. k.						Amphotericin B
												Atenolol
												Atropinsulfat-Monohydrat
												Avocadoöl
						500,0 I. E./g						Bacitracin
												Baclofen
												Bamipinhydrochlorid
						n. k.						Basisches Bismutgallat
						n. k.						Benzalkoniumchlorid
						10,0	n. k.					Benzocain
												Benzoesäure
						5,0			n. k.			Benzoylperoxid
						10,0						Benzylalkohol
												Benzylnicotinat
												Betamethasondipropionat
				0,1					n. k.	0,1 ZRB D07-01	0,1	Betamethasonvalerat
												Bifonazol
												Biotin
												Birkenteer

Konzentrationsangaben soweit nicht anders angegeben in % (m/m)

Monographierte Grundlagen und Handelspräparate An–C

Wirkstoff	Anefug® simplex	Anionische hydrophile Creme DAB	Anionische hydrophile Creme SR DAC	Aqua-non Hermal® Emulsion	Asche Basis® Creme	Asche Basis® Fettsalbe	Asche Basis® Lotio	Asche Basis® Salbe	Basis Cordes® RK	Basiscreme DAC	Basiscreme® DVL-P	Basodexan® Fettcreme	Basodexan® Salbe
Borretschsamenöl											12,0 ZRB D02-08		
Calciumchlorid		n. k.	n. k.										
Campher		5,0	5,0								2,0 ZRB D11-02		
Capsaicin(oide)										0,025–0,1			
Captopril													
Carbamazepin													
Carbidopa-Monohydrat													
Carvedilol													
Celecoxib													
Cetirizin													
Cetylpyridiniumchlorid			n. k.										
Chinidinsulfat													
Chinolinolsulfat-Monohydrat (8-Hydroxychinolinsulfat-Monohydrat)			n. k.								0,1		
Chloralhydrat													
Chloramin T (Tosylchloramid-Natrium)		5,0	n. k.										
Chloramphenicol		1,0	1,0			2,0	0,85	2,0			0,6 ZRB D06-44		
Chlorhexidindiacetat											0,5 ZRB D08-24		
Chlorhexidindigluconat										1,0			
Chlorhexidinhydrochlorid			1,0										
Chloroquinphosphat													
Chlorphenoxaminhydrochlorid			n. k.										
Chlortetracyclin(hydrochlorid)		n. k.	n. k.										
Ciclopiroxolamin											1,0 ZRB D01-20		
Ciclosporin													
Ciprofloxacinhydrochlorid													
Clemastinfumarat			0,03										
Clindamycindihydrogen-phosphat											1,5 ZRB D06-45		
Clindamycinhydrochlorid													
Clioquinol		5,0	5,0		10,0	10,0	10,0				1,75 ZRB D08-25	3,0	3,0
Clobetasolbutyrat													
Clobetasolpropionat				n. k.	0,025	0,025	0,1		0,05 ZRB D07-78	0,05	0,05 ZRB D07-64		

ZRB: Die ZRB-Nummern beziehen sich auf die entsprechende Monographie der ZIEGLER REZEPTURBIBLIOTHEK® (ZRB), in der eine komplett ausformulierte Herstellungsanweisung für die jeweilige Wirkstoff-Grundlagen-Kombination zu finden ist. Nähere Informationen hierzu finden sich auf Seite 63.

Basodexan® Softcreme	Batrafen® Creme	Batrafen® Lösung	Batrafen® Vaginalcreme	Candio-Hermal® Mundgel	Candio-Hermal® Softpaste	Carmellose-Natrium-Gel DAB	Cetomacrogolcreme FNA	Cetomacrogolsalbe FNA	Ciclopoli® Creme	Cordes® Basis Lösung	Curatoderm® Emulsion	Wirkstoff
												Borretschsamenöl
						5,0						Calciumchlorid
						5,0						Campher
												Capsaicin(oide)
												Captopril
												Carbamazepin
												Carbidopa-Monohydrat
												Carvedilol
												Celecoxib
												Cetirizin
	0,1		0,1									Cetylpyridiniumchlorid
												Chinidinsulfat
												Chinolinolsulfat-Monohydrat (8-Hydroxychinolinsulfat-Monohydrat)
												Chloralhydrat
						n. k.						Chloramin T (Tosylchloramid-Natrium)
						1,0			n. k.			Chloramphenicol
							n. k.					Chlorhexidindiacetat
							n. k.					Chlorhexidindigluconat
												Chlorhexidinhydrochlorid
												Chloroquinphosphat
												Chlorphenoxaminhydrochlorid
						n. k.						Chlortetracyclin(hydrochlorid)
												Ciclopiroxolamin
												Ciclosporin
												Ciprofloxacinhydrochlorid
												Clemastinfumarat
												Clindamycindihydrogen-phosphat
							2,0					Clindamycinhydrochlorid
3,0	0,5		0,5			5,0	n. k.	n. k.	n. k.			Clioquinol
												Clobetasolbutyrat
												Clobetasolpropionat

Konzentrationsangaben soweit nicht anders angegeben in % (m/m)

Monographierte Grundlagen und Handelspräparate An–C

Wirkstoff	Anefug® simplex	Anionische hydrophile Creme DAB	Anionische hydrophile Creme SR DAC	Aqua-non Hermal® Emulsion	Asche Basis® Creme	Asche Basis® Fettsalbe	Asche Basis® Lotio	Asche Basis® Salbe	Basis Cordes® RK	Basiscreme DAC	Basiscreme® DVL-P	Basodexan® Fettcreme	Basodexan® Salbe
Clomipraminhydrochlorid													
Clonazepam													
Clotrimazol		1,0 ZRB D01-17	2,0		2,0 ZRB D01-12	5,0 ZRB D01-10	3,0 ZRB D01-11	2,0 ZRB D01-09	1,0 ZRB D01-04	2,0	1,5 ZRB D01-21	1,0	1,0
Coffein											5,0 ZRB D11-03		
Colecalciferol (Vitamin D_3)													
Cyanocobalamin (Vitamin B_{12})											0,07 ZRB D02-09		
Cyproteronacetat													
Dapson													
Dexamethason		0,1 ZRB D07-25	0,1		0,02	0,02	0,02	0,1		0,05	0,07 ZRB D07-65		
Dexpanthenol		5,0 ZRB D03-05	5,0		3,0	3,0	3,0			5,0	2,0 ZRB D03-08		
Diclofenac-Natrium											n. k.		
Diltiazemhydrochlorid										2,0	2,0 ZRB R02-03		
Dimethylsulfoxid										50,0			
Dimeticon		10,0	10,0							10,0	1,0 ZRB D02-10		
Dimetindenmaleat			n. k.										
Diphenhydraminhydrochlorid		n. k.	n. k.										
Dipyridamol													
Dithranol		n. k.	n. k.		n. k.	0,75	n. k.		1,0		n. k.		
Domperidon													
Econazol												1,0	1,0
Enalaprilmaleat													
Erythromycin[1]	2,0	2,0	2,0		2,0 ZRB D06-18	2,0 ZRB D06-21	1,0 ZRB D06-19	2,0 ZRB D06-20	1,0 ZRB D06-09	4,0	2,0 ZRB D06-46	2,0	2,0
Esomeprazol-Magnesium-Trihydrat													
Essig-weinsaure Tonerde (Aluminiumacetattartrat-Lösung)			10,0										
Estradiol													
Estradiolbenzoat													
Estradiol-Hemihydrat											0,01 ZRB D20-04		
17α-Estradiol (Alfatradiol)											0,025 ZRB D20-03		
Estriol											0,1 ZRB D20-05		
Estron													

ZRB: Die ZRB-Nummern beziehen sich auf die entsprechende Monographie der ZIEGLER REZEPTURBIBLIOTHEK® (ZRB), in der eine komplett ausformulierte Herstellungsanweisung für die jeweilige Wirkstoff-Grundlagen-Kombination zu finden ist. Nähere Informationen hierzu finden sich auf Seite 63.

[1] Erythromycinhaltige Zubereitungen müssen auf einen pH-Wert von 7–10 eingestellt werden. Cave: Rezeptierbaren pH-Bereich der ggf. enthaltenen Konservierungsmittel beachten!

Basodexan® Softcreme	Batrafen® Creme	Batrafen® Lösung	Batrafen® Vaginalcreme	Candio-Hermal® Mundgel	Candio-Hermal® Softpaste	Carmellose-Natrium-Gel DAB	Cetomacrogolcreme FNA	Cetomacrogolsalbe FNA	Ciclopoli® Creme	Cordes® Basis Lösung	Curatoderm® Emulsion	Wirkstoff
												Clomipraminhydrochlorid
												Clonazepam
				2,0		1,0			n. k.	1,0 ZRB D01-08		Clotrimazol
												Coffein
												Colecalciferol (Vitamin D_3)
												Cyanocobalamin (Vitamin B_{12})
												Cyproteronacetat
												Dapson
						0,1			0,05	0,5		Dexamethason
	5,0	5,0	5,0			5,0						Dexpanthenol
												Diclofenac-Natrium
												Diltiazemhydrochlorid
												Dimethylsulfoxid
						10,0						Dimeticon
												Dimetindenmaleat
						n. k.						Diphenhydraminhydrochlorid
												Dipyridamol
							n. k.					Dithranol
												Domperidon
												Econazol
												Enalaprilmaleat
2,0				n. k.		2,0			n. k.	2,0 ZRB D06-14		Erythromycin[1]
												Esomeprazol-Magnesium-Trihydrat
												Essig-weinsaure Tonerde (Aluminiumacetattartrat-Lösung)
												Estradiol
										0,005		Estradiolbenzoat
												Estradiol-Hemihydrat
												17α-Estradiol (Alfatradiol)
												Estriol
												Estron

Konzentrationsangaben soweit nicht anders angegeben in % (m/m)

Monographierte Grundlagen und Handelspräparate An–C

Wirkstoff	Anefug® simplex	Anionische hydrophile Creme DAB	Anionische hydrophile Creme SR DAC	Aqua-non Hermal® Emulsion	Asche Basis® Creme	Asche Basis® Fettsalbe	Asche Basis® Lotio	Asche Basis® Salbe	Basis Cordes® RK	Basiscreme DAC	Basiscreme® DVL-P	Basodexan® Fettcreme	Basodexan® Salbe
Ethacridinlactat-Monohydrat (Rivanol®)		n. k.	n. k.							1,0	0,2 ZRB D08-26		
Ethanol												n. k.	20,0
Finasterid													
Flecainidacetat													
Fluocinolonacetonid											0,01 ZRB D07-102		
Folsäure													
Furosemid													
Fusidinsäure													
Gabapentin													
Gentamicin(sulfat)		n. k.	n. k.		n. k.	0,5	n. k.	0,5	0,1 ZRB D06-17	0,2	0,15 ZRB D06-47		
Gentianaviolett (Methylrosaniliniumchlorid)													
Glutamin													
Glycerol											5,0		
Glyceroltrinitrat										0,2			
Glycopyrroniumbromid													
Griseofulvin													
Haloperidol													
Harnstoff		10,0	10,0	5,0	10,0 ZRB D19-03	40,0 ZRB D19-06 ZRB U02-01	20,0 ZRB D19-04	10,0 ZRB D19-05	3,0–10,0 ZRB D19-17	10,0 ZRB D19-24	5,0 ZRB D19-14	10,0	10,0
Hydrochinon		3,0								n. k.	1,0 ZRB D24-01		
Hydrochlorothiazid													
Hydrocortison		1,0	1,0	n. k.					0,25–1,0	1,0	0,6 ZRB D07-66		
Hydrocortison-21-hydrogensuccinat													
Hydrocortisonacetat			1,0	n. k.	1,0	1,0	1,0	1,0		1,0			
Hydrocortisonbutyrat													
Hydrocortisonnatriumphosphat													
8-Hydroxychinolinsulfat-Monohydrat (Chinolinolsulfat-Monohydrat)			n. k.								0,1		
Ichthyol® (Ammoniumbituminosulfonat)			n. k.		n. k.	5,0	n. k.	n. k.	1,0–5,0 ZRB D13-08		n. k.	2,0	2,0
Imipraminhydrochlorid													
Isoniazid													
Isosorbiddinitrat										1,0			
Itraconazol													

ZRB: Die ZRB-Nummern beziehen sich auf die entsprechende Monographie der ZIEGLER REZEPTURBIBLIOTHEK® (ZRB), in der eine komplett ausformulierte Herstellungsanweisung für die jeweilige Wirkstoff-Grundlagen-Kombination zu finden ist. Nähere Informationen hierzu finden sich auf Seite 63.

Wirkstoff	Basodexan® Softcreme	Batrafen® Creme	Batrafen® Lösung	Batrafen® Vaginalcreme	Candio-Hermal® Mundgel	Candio-Hermal® Softpaste	Carmellose-Natrium-Gel DAB	Cetomacrogolcreme FNA	Cetomacrogolsalbe FNA	Ciclopoli® Creme	Cordes® Basis Lösung	Curatoderm® Emulsion
Ethacridinlactat-Monohydrat (Rivanol®)							n. k.					
Ethanol	20,0											
Finasterid												
Flecainidacetat												
Fluocinolonacetonid												
Folsäure												
Furosemid												
Fusidinsäure		0,2		0,2								
Gabapentin												
Gentamicin(sulfat)							n. k.			n. k.		
Gentianaviolett (Methylrosaniliniumchlorid)												
Glutamin												
Glycerol			2,0									
Glyceroltrinitrat												
Glycopyrroniumbromid												
Griseofulvin												
Haloperidol												
Harnstoff	20,0	40,0		40,0			10,0			40,0 ZRB D01-K15 ZRB U01-K02		
Hydrochinon								n. k.	n. k.			
Hydrochlorothiazid												
Hydrocortison					1,0		1,0					
Hydrocortison-21-hydrogensuccinat												
Hydrocortisonacetat												
Hydrocortisonbutyrat												
Hydrocortisonnatriumphosphat												
8-Hydroxychinolinsulfat-Monohydrat (Chinolinolsulfat-Monohydrat)												
Ichthyol® (Ammoniumbituminosulfonat)	2,0											
Imipraminhydrochlorid												
Isoniazid												
Isosorbiddinitrat												
Itraconazol												

Konzentrationsangaben soweit nicht anders angegeben in % (m/m)

3

An – C

Monographierte Grundlagen und Handelspräparate An–C

Wirkstoff	Anefug® simplex	Anionische hydrophile Creme DAB	Anionische hydrophile Creme SR DAC	Aqua-non Hermal® Emulsion	Asche Basis® Creme	Asche Basis® Fettsalbe	Asche Basis® Lotio	Asche Basis® Salbe	Basis Cordes® RK	Basiscreme DAC	Basiscreme® DVL-P	Basodexan® Fettcreme	Basodexan® Salbe
Kaliumiodid		3,5	3,5										
Ketoconazol											2,0 ZRB D01-22		
Ketoprofen													
Labetalolhydrochlorid													
Lamotrigin													
Lansoprazol													
Lavendelöl													
Lebertran			10,0										
Leinöl													
Levodopa													
Levofloxacin													
Lidocainhydrochlorid			n. k.		n. k.	5,0	n. k.				2,0 ZRB D04-11		
Lisinopril													
Lisinopril-Dihydrat													
Loperamidhydrochlorid													
Lorazepam													
Mebeverin													
Melatonin													
Menthol		5,0	5,0							1,0	1,0 ZRB D04-13		1,0
Mercaptopurin													
Methotrexat													
Methoxsalen (8-Methoxypsoralen)									0,0006 ZRB D05-11	0,0006	0,003 ZRB D05-07		
Methyl-4-hydroxybenzoat			0,2								0,4 ZRB D08-27		
Methylrosaniliniumchlorid (Gentianaviolett)													
Methylsalicylat			5,0										
Metoprololtartrat													
Metronidazol		2,0 ZRB D06-36			3,0 ZRB D06-37	3,0 ZRB D06-40	2,5 ZRB D06-38	2,0 ZRB D06-39	0,75–2,0 ZRB D06-55	1,0	1,0 ZRB D06-48		
Metronidazolbenzoat													
Miconazolnitrat			2,0							2,0	1,0 ZRB D01-23		
Midazolamhydrochlorid													
Milchsäure		5,0	5,0		n. k.	15,0	n. k.	15,0			1,0 ZRB D02-14		
Minocyclinhydrochlorid													

ZRB: Die ZRB-Nummern beziehen sich auf die entsprechende Monographie der ZIEGLER REZEPTURBIBLIOTHEK® (ZRB), in der eine komplett ausformulierte Herstellungsanweisung für die jeweilige Wirkstoff-Grundlagen-Kombination zu finden ist. Nähere Informationen hierzu finden sich auf Seite 63.

Basodexan® Softcreme	Batrafen® Creme	Batrafen® Lösung	Batrafen® Vaginalcreme	Candio-Hermal® Mundgel	Candio-Hermal® Softpaste	Carmellose-Natrium-Gel DAB	Cetomacrogolcreme FNA	Cetomacrogolsalbe FNA	Ciclopoli® Creme	Cordes® Basis Lösung	Curatoderm® Emulsion	Wirkstoff
						3,5						Kaliumiodid
									n. k.			Ketoconazol
												Ketoprofen
												Labetalolhydrochlorid
												Lamotrigin
												Lansoprazol
												Lavendelöl
												Lebertran
	10,0		10,0									Leinöl
												Levodopa
												Levofloxacin
				2,0								Lidocainhydrochlorid
												Lisinopril
												Lisinopril-Dihydrat
												Loperamidhydrochlorid
												Lorazepam
												Mebeverin
												Melatonin
1,0		1,0				5,0						Menthol
												Mercaptopurin
												Methotrexat
												Methoxsalen (8-Methoxypsoralen)
												Methyl-4-hydroxybenzoat
												Methylrosaniliniumchlorid (Gentianaviolett)
												Methylsalicylat
												Metoprololtartrat
										1,0		Metronidazol
												Metronidazolbenzoat
								2,0	n. k.			Miconazolnitrat
												Midazolamhydrochlorid
						5,0						Milchsäure
												Minocyclinhydrochlorid

Konzentrationsangaben soweit nicht anders angegeben in % (m/m)

Monographierte Grundlagen und Handelspräparate An–C

Wirkstoff	Anefug® simplex	Anionische hydrophile Creme DAB	Anionische hydrophile Creme SR DAC	Aqua-non Hermal® Emulsion	Asche Basis® Creme	Asche Basis® Fettsalbe	Asche Basis® Lotio	Asche Basis® Salbe	Basis Cordes® RK	Basiscreme DAC	Basiscreme® DVL-P	Basodexan® Fettcreme	Basodexan® Salbe
Minoxidil											4,0 ZRB D25-01		
Mometasonfuroat											0,1 ZRB D07-67		
Myrrhentinktur			3,0										
Nachtkerzenöl											12,0 ZRB D02-12		
Nadolol													
Naltrexonhydrochlorid													
Naproxen													
Natriumchlorid			10,0						5,0–10,0		5,0 ZRB D19-15		
Natriumfusidat													
Neomycinsulfat		n. k.	n. k.		n. k.	0,5	n. k.	0,5			3.500 I. E./g ZRB D06-49		
Nicotinamid											5,0 ZRB D02-13		
Nifedipin													
Nitrofural			0,2										
Nitrofurantoin													
Nystatin		100.000 I. E./g								100.000 I. E./g	70.000 I. E./g ZRB D01-24	3,0	3,0
Octenidindihydrochlorid													
Omeprazol													
Ondansetronhydrochlorid-Dihydrat													
Oseltamivirphosphat													
Oxandrolon													
Oxytetracyclinhydrochlorid			n. k.				n. k.				1,0		
Pantoprazol-Natrium-Sesquihydrat													
Paracetamol													
Penicillamin													
Pentoxifyllin													
Permethrin		5,0 ZRB D15-01											
Pheniraminmaleat			n. k.										
Phenobarbital													
Phenytoin													
Pinienöl			1,5										
Polidocanol 600 (Lauromacrogol 400)		5,0 ZRB D04-07	5,0		10,0 ZRB D04-03	5,0	5,0 ZRB D04-04	n. k.	5,0–10,0 ZRB D04-20	10,0	1,0 ZRB D04-12	3,0	3,0

ZRB: Die ZRB-Nummern beziehen sich auf die entsprechende Monographie der ZIEGLER REZEPTURBIBLIOTHEK® (ZRB), in der eine komplett ausformulierte Herstellungsanweisung für die jeweilige Wirkstoff-Grundlagen-Kombination zu finden ist. Nähere Informationen hierzu finden sich auf Seite 63.

Basodexan® Softcreme	Batrafen® Creme	Batrafen® Lösung	Batrafen® Vaginalcreme	Candio-Hermal® Mundgel	Candio-Hermal® Softpaste	Carmellose-Natrium-Gel DAB	Cetomacrogolcreme FNA	Cetomacrogolsalbe FNA	Ciclopoli® Creme	Cordes® Basis Lösung	Curatoderm® Emulsion	Wirkstoff
										2,0		Minoxidil
												Mometasonfuroat
												Myrrhentinktur
												Nachtkerzenöl
												Nadolol
												Naltrexonhydrochlorid
												Naproxen
												Natriumchlorid
												Natriumfusidat
	0,5		0,5			n. k.						Neomycinsulfat
												Nicotinamid
												Nifedipin
												Nitrofural
												Nitrofurantoin
3,0						100.000 I. E./g			n. k.			Nystatin
												Octenidindihydrochlorid
												Omeprazol
												Ondansetronhydrochlorid-Dihydrat
												Oseltamivirphosphat
												Oxandrolon
												Oxytetracyclinhydrochlorid
												Pantoprazol-Natrium-Sesquihydrat
												Paracetamol
												Penicillamin
												Pentoxifyllin
												Permethrin
												Pheniraminmaleat
												Phenobarbital
												Phenytoin
												Pinienöl
3,0				3,0		3,0			n. k.			Polidocanol 600 (Lauromacrogol 400)

Konzentrationsangaben soweit nicht anders angegeben in % (m/m)

Monographierte Grundlagen und Handelspräparate An–C

Wirkstoff	Anefug® simplex	Anionische hydrophile Creme DAB	Anionische hydrophile Creme SR DAC	Aqua-non Hermal® Emulsion	Asche Basis® Creme	Asche Basis® Fettsalbe	Asche Basis® Lotio	Asche Basis® Salbe	Basis Cordes® RK	Basiscreme DAC	Basiscreme® DVL-P	Basodexan® Fettcreme	Basodexan® Salbe
Polihexanid-Lösung 20 %													
Polymyxin-B-sulfat													
Povidon-Iod		10,0	10,0										
Prednicarbat													
Prednisolon			0,5	0,5				0,5	n. k.	0,5	0,3 ZRB D07-68		
Prednisolonacetat			1,0						0,2–0,5 ZRB D07-98	0,5	0,3 ZRB D07-69		
Prednisolondihydrogenphosphatdinatrium													
Pregabalin													
Procainhydrochlorid		n. k.											
Progesteron											1,5 ZRB D20-06		
Propranololhydrochlorid													
Propyl-4-hydroxybenzoat			0,2								0,4 ZRB D08-28		
Propylthiouracil													
Pyridoxinhydrochlorid (Vitamin B_6)													
Ranitidinhydrochlorid													
Retinol (Vitamin A)													
Riboflavin (Vitamin B_2)													
Rifampicin													
Rivanol® (Ethacridinlactat-Monohydrat)		n. k.	n. k.							1,0	0,2 ZRB D08-26		
Salicylsäure		5,0 ZRB D14-07			n. k.	5,0	n. k.	10,0	5,0 ZRB D14-17		1,0 ZRB D14-12	5,0	10,0
Schwefel		5,0	10,0								10,0 ZRB D10-01	10,0	10,0
Sertralinhydrochlorid													
Silbernitrat			n. k.										
Sildenafilcitrat													
Simvastatin													
Sotalolhydrochlorid													
Spironolacton													
Steinkohlenteer			n. k.										
Steinkohlenteerlösung		20,0	20,0		10,0	10,0	10,0	10,0				n. k.	n. k.
Sulfacetamid													
Sulfadiazin			5,0										
Sulfanilamid													

ZRB: Die ZRB-Nummern beziehen sich auf die entsprechende Monographie der ZIEGLER REZEPTURBIBLIOTHEK® (ZRB), in der eine komplett ausformulierte Herstellungsanweisung für die jeweilige Wirkstoff-Grundlagen-Kombination zu finden ist. Nähere Informationen hierzu finden sich auf Seite 63.

Wirkstoff	Basodexan® Softcreme	Batrafen® Creme	Batrafen® Lösung	Batrafen® Vaginalcreme	Candio-Hermal® Mundgel	Candio-Hermal® Softpaste	Carmellose-Natrium-Gel DAB	Cetomacrogolcreme FNA	Cetomacrogolsalbe FNA	Ciclopoli® Creme	Cordes® Basis Lösung	Curatoderm® Emulsion
Polihexanid-Lösung 20 %												
Polymyxin-B-sulfat												
Povidon-Iod							10,0					
Prednicarbat												
Prednisolon						0,5					0,4	
Prednisolonacetat												
Prednisolondihydrogen-phosphatdinatrium												
Pregabalin												
Procainhydrochlorid							n. k.					
Progesteron												
Propranololhydrochlorid												
Propyl-4-hydroxybenzoat												
Propylthiouracil												
Pyridoxinhydrochlorid (Vitamin B_6)												
Ranitidinhydrochlorid												
Retinol (Vitamin A)												
Riboflavin (Vitamin B_2)												
Rifampicin												
Rivanol® (Ethacridinlactat-Monohydrat)							n. k.					
Salicylsäure	10,0	0,75		0,75			5,0	n. k.	n. k.	n. k.	5,0	n. k.
Schwefel	10,0		2,5				5,0					
Sertralinhydrochlorid												
Silbernitrat												
Sildenafilcitrat												
Simvastatin												
Sotalolhydrochlorid												
Spironolacton												
Steinkohlenteer								n. k.	n. k.	n. k.		
Steinkohlenteerlösung	10,0						10,0	n. k.	n. k.	n. k.		
Sulfacetamid												
Sulfadiazin												
Sulfanilamid												

Konzentrationsangaben soweit nicht anders angegeben in % (m/m)

Monographierte Grundlagen und Handelspräparate An–C

Wirkstoff	Anefug® simplex	Anionische hydrophile Creme DAB	Anionische hydrophile Creme SR DAC	Aqua-non Hermal® Emulsion	Asche Basis® Creme	Asche Basis® Fettsalbe	Asche Basis® Lotio	Asche Basis® Salbe	Basis Cordes® RK	Basiscreme DAC	Basiscreme® DVL-P	Basodexan® Fettcreme	Basodexan® Salbe
Sulfasalazin													
Tacrolimus-Monohydrat													
Tannin		1,0	1,0						5,0 ZRB D17-04		n. k.		
Terbinafinhydrochlorid													
Testosteronpropionat										2,0			
Tetracainhydrochlorid		n. k.	0,5								1,0 ZRB D04-14		
Tetracyclinhydrochlorid		n. k.	n. k.				n. k.				1,0 ZRB D06-50		
Lauromacrogol 400 (Polidocanol 600)			5,0		10,0	5,0	5,0	n. k.	5,0–10,0	10,0	1,0	3,0	3,0
Thiaminchloridhydrochlorid (Vitamin B_1)													
Thymianöl			1,5										
Thymol													
Tiagabinhydrochlorid													
Topiramat													
Tosylchloramid-Natrium (Chloramin T)		5,0	n. k.										
Tramdolhydrochlorid													
Tretinoin (Vitamin-A-Säure)	0,05	0,1	0,1						0,025–0,05 ZRB D10-05	0,1	0,05 ZRB D10-02		
Triamcinolonacetonid		0,1 ZRB D07-50	0,1		0,1 ZRB D07-46	0,1 ZRB D07-47	0,1 ZRB D07-48	0,1 ZRB D07-49	0,025–0,1	0,1 ZRB D07-51	0,05 ZRB D07-70		
Triclosan			2,0		n. k.	2,0	n. k.	2,0			2,0 ZRB D08-29		
Trimethoprim													
Tyrothricin			0,1										
Ursodesoxycholsäure													
Valsartan													
Vancomycinhydrochlorid													
Verapamilhydrochlorid													
Vitamin-A-palmitat													
Vitamin-A-Säure (Tretinoin)	0,05	0,1	0,1						0,025–0,05	0,1	0,05		
Zinkoxid		10,0	10,0		10,0 ZRB D16-01	20,0	1,0				27,5 ZRB D16-10	20,0	10,0
Zinksulfat-Heptahydrat											1,0 ZRB D08-30		
Zinkundecylenat			5,0										
Zonisamid													

ZRB: Die ZRB-Nummern beziehen sich auf die entsprechende Monographie der ZIEGLER REZEPTURBIBLIOTHEK® (ZRB), in der eine komplett ausformulierte Herstellungsanweisung für die jeweilige Wirkstoff-Grundlagen-Kombination zu finden ist. Nähere Informationen hierzu finden sich auf Seite 63.

Wirkstoff	Basodexan® Softcreme	Batrafen® Creme	Batrafen® Lösung	Batrafen® Vaginalcreme	Candio-Hermal® Mundgel	Candio-Hermal® Softpaste	Carmellose-Natrium-Gel DAB	Cetomacrogolcreme FNA	Cetomacrogolsalbe FNA	Ciclopoli® Creme	Cordes® Basis Lösung	Curatoderm® Emulsion
Sulfasalazin												
Tacrolimus-Monohydrat												
Tannin							1,0	n. k.	n. k.			
Terbinafinhydrochlorid												
Testosteronpropionat												
Tetracainhydrochlorid							n. k.					
Tetracyclinhydrochlorid					n. k.		n. k.	3,0 ZRB D06-52				
Lauromacrogol 400 (Polidocanol 600)	3,0				3,0		3,0			n. k.		
Thiaminchloridhydrochlorid (Vitamin B_1)												
Thymianöl												
Thymol		0,1		0,1								
Tiagabinhydrochlorid												
Topiramat												
Tosylchloramid-Natrium (Chloramin T)							n. k.					
Tramdolhydrochlorid												
Tretinoin (Vitamin-A-Säure)		0,05		0,05	0,05		0,1					
Triamcinolonacetonid					0,1		0,1			0,1 ZRB D07-K14		
Triclosan												
Trimethoprim												
Tyrothricin												
Ursodesoxycholsäure												
Valsartan												
Vancomycinhydrochlorid												
Verapamilhydrochlorid												
Vitamin-A-palmitat												
Vitamin-A-Säure (Tretinoin)		0,05		0,05	0,05		0,1					
Zinkoxid						20,0	10,0					
Zinksulfat-Heptahydrat												
Zinkundecylenat												
Zonisamid												

Konzentrationsangaben soweit nicht anders angegeben in % (m/m)

Monographierte Grundlagen und Handelspräparate D–E

Wirkstoff	Decoderm® Basiscreme	Decoderm® Creme	Decoderm® tri Creme	Dermatest® Basis Salbe	Dermatop® Basiscreme	Dermatop® Basisfettsalbe	Dermatop® Basissalbe	Dermatop® Creme	Dermatop® Fettsalbe	Dermatop® Lösung	Dermatop® Salbe	Dermifant® Kindercreme Cremy	Dermifant® Kinderlotion	de-squaman Hermal®	Dexeryl®
Acetazolamid															
Alfatradiol (17α-Estradiol)															
Allantoin				5,0											
Allopurinol															
Alprazolam															
Aluminiumacetattartrat-Lösung (Essig-weinsaure Tonerde)				10,0											
Aluminiumchlorid				25,0											
Amiodaronhydrochlorid															
Amitriptylinhydrochlorid															
Amlodipin (als Amlodipinbesilat)															
Amlodipinbesilat															
Ammoniumbituminosulfonat (Ichthyol®)	10,0			0,2	5,0	5,0		5,0	5,0						
Amphotericin B															
Atenolol															
Atropinsulfat-Monohydrat															
Avocadoöl															
Bacitracin															
Baclofen															
Bamipinhydrochlorid															
Basisches Bismutgallat															
Benzalkoniumchlorid	0,5														
Benzocain															
Benzoesäure															
Benzoylperoxid	10,0			10,0											
Benzylalkohol															
Benzylnicotinat				2,5											
Betamethasondipropionat															
Betamethasonvalerat				0,1	0,1	0,1	0,1								0,1
Bifonazol															
Biotin															
Birkenteer					10,0	10,0	10,0	10,0	10,0		10,0				
Borretschsamenöl															
Calciumchlorid															
Campher															

[1] Die Kompatibilitätsdaten der Handelspräparate Eucerinum® anhydricum bzw. Eucerinum® cum aqua sind in die Angaben zu den inhaltsgleichen DAB-Grundlagen Wollwachsalkoholsalbe DAB bzw. Wollwachsalkoholcreme DAB eingeflossen.

DIPROGENTA® Creme	ECURAL® Fettcreme	ECURAL® Lösung	ECURAL® Salbe	Espumil™ (Lipophiler Basis-Schaum)	Eucerinum® anhydricum Eucerinum® cum aqua[1]	Eucerinum® O/W Grundlage	Eucerinum® W/O Grundlage	Excipial® Fuß-Salbe	Excipial® Hydrocreme	Excipial® Lipocreme	Excipial® Mandelölsalbe	Excipial® U Hydrolotio	Excipial® U Lipolotio	Excipial® U 10 Lipolotion	Wirkstoff
															Acetazolamid
				0,05											Alfatradiol (17α-Estradiol)
						2,0	5,0								Allantoin
															Allopurinol
															Alprazolam
															Aluminiumacetattartrat-Lösung (Essig-weinsaure Tonerde)
															Aluminiumchlorid
															Amiodaronhydrochlorid
															Amitriptylinhydrochlorid
															Amlodipin (als Amlodipinbesilat)
															Amlodipinbesilat
							5,0								Ammoniumbituminosulfonat (Ichthyol®)
															Amphotericin B
															Atenolol
															Atropinsulfat-Monohydrat
															Avocadoöl
															Bacitracin
															Baclofen
															Bamipinhydrochlorid
															Basisches Bismutgallat
															Benzalkoniumchlorid
						20,0	20,0								Benzocain
															Benzoesäure
															Benzoylperoxid
															Benzylalkohol
															Benzylnicotinat
															Betamethasondipropionat
						0,1	0,1		0,1	0,1	0,1	0,1	0,1	n. k.	Betamethasonvalerat
															Bifonazol
															Biotin
															Birkenteer
															Borretschsamenöl
															Calciumchlorid
															Campher

Konzentrationsangaben soweit nicht anders angegeben in % (m/m)

3

D – E

Monographierte Grundlagen und Handelspräparate D–E

Wirkstoff	Decoderm® Basiscreme	Decoderm® Creme	Decoderm® tri Creme	Dermatest® Basis Salbe	Dermatop® Basiscreme	Dermatop® Basisfettsalbe	Dermatop® Basissalbe	Dermatop® Creme	Dermatop® Fettsalbe	Dermatop® Lösung	Dermatop® Salbe	Dermifant® Kindercreme Cremy	Dermifant® Kinderlotion	de-squaman Hermal®	Dexeryl®
Capsaicin(oide)															
Captopril															
Carbamazepin															
Carbidopa-Monohydrat															
Carvedilol															
Celecoxib															
Cetirizin															
Cetylpyridiniumchlorid															
Chinidinsulfat															
Chinolinolsulfat-Monohydrat (8-Hydroxychinolinsulfat-Monohydrat)					10,0	10,0	10,0	10,0	10,0		10,0				
Chloralhydrat															
Chloramin T (Tosylchloramid-Natrium)															
Chloramphenicol															
Chlorhexidindiacetat															
Chlorhexidindigluconat												1,0	1,0		
Chlorhexidinhydrochlorid															
Chloroquinphosphat															
Chlorphenoxaminhydrochlorid															
Chlortetracyclin(hydrochlorid)															
Ciclopiroxolamin															
Ciclosporin															
Ciprofloxacinhydrochlorid															
Clemastinfumarat															
Clindamycindihydrogen-phosphat															
Clindamycinhydrochlorid															
Clioquinol	0,5			3,0	10,0	10,0	10,0	10,0	10,0		10,0				
Clobetasolbutyrat															
Clobetasolpropionat				0,05											
Clomipraminhydrochlorid															
Clonazepam															
Clotrimazol	1,0	1,0		1,0	2,0	2,0	2,0								1,0
Coffein															

[1] Die Kompatibilitätsdaten der Handelspräparate Eucerinum® anhydricum bzw. Eucerinum® cum aqua sind in die Angaben zu den inhaltsgleichen DAB-Grundlagen Wollwachsalkoholsalbe DAB bzw. Wollwachsalkoholcreme DAB eingeflossen.

ZRB: Die ZRB-Nummern beziehen sich auf die entsprechende Monographie der ZIEGLER REZEPTURBIBLIOTHEK® (ZRB), in der eine komplett ausformulierte Herstellungsanweisung für die jeweilige Wirkstoff-Grundlagen-Kombination zu finden ist. Nähere Informationen hierzu finden sich auf Seite 63.

DIPROGENTA® Creme	ECURAL® Fettcreme	ECURAL® Lösung	ECURAL® Salbe	Espumil™ (Lipophiler Basis-Schaum)	Eucerinum® anhydricum Eucerinum® cum aqua[1]	Eucerinum® O/W Grundlage	Eucerinum® W/O Grundlage	Excipial® Fuß-Salbe	Excipial® Hydrocreme	Excipial® Lipocreme	Excipial® Mandelölsalbe	Excipial® U Hydrolotio	Excipial® U Lipolotio	Excipial® U 10 Lipolotion	Wirkstoff
															Capsaicin(oide)
															Captopril
															Carbamazepin
															Carbidopa-Monohydrat
															Carvedilol
															Celecoxib
															Cetirizin
															Cetylpyridiniumchlorid
															Chinidinsulfat
															Chinolinolsulfat-Monohydrat (8-Hydroxychinolinsulfat-Monohydrat)
															Chloralhydrat
															Chloramin T (Tosylchloramid-Natrium)
															Chloramphenicol
															Chlorhexidindiacetat
															Chlorhexidindigluconat
															Chlorhexidinhydrochlorid
															Chloroquinphosphat
															Chlorphenoxaminhydrochlorid
															Chlortetracyclin(hydrochlorid)
															Ciclopiroxolamin
															Ciclosporin
															Ciprofloxacinhydrochlorid
															Clemastinfumarat
															Clindamycindihydrogenphosphat
															Clindamycinhydrochlorid
								1,0				1,0			Clioquinol
															Clobetasolbutyrat
				0,05 7RR D07-111											Clobetasolpropionat
															Clomipraminhydrochlorid
															Clonazepam
	n. k.		n. k.			2,0	2,0	2,0			2,0	2,0			Clotrimazol
															Coffein

Konzentrationsangaben soweit nicht anders angegeben in % (m/m)

3

D – E

Monographierte Grundlagen und Handelspräparate D–E

Wirkstoff	Decoderm® Basiscreme	Decoderm® Creme	Decoderm® tri Creme	Dermatest® Basis Salbe	Dermatop® Basiscreme	Dermatop® Basisfettsalbe	Dermatop® Basissalbe	Dermatop® Creme	Dermatop® Fettsalbe	Dermatop® Lösung	Dermatop® Salbe	Dermifant® Kindercreme Cremy	Dermifant® Kinderlotion	de-squaman Hermal®	Dexeryl®
Colecalciferol (Vitamin D_3)															
Cyanocobalamin (Vitamin B_{12})															
Cyproteronacetat															
Dapson															
Dexamethason	0,2														0,1
Dexpanthenol	5,0 ZRB D03-06			5,0											
Diclofenac-Natrium															
Diltiazemhydrochlorid															
Dimethylsulfoxid															
Dimeticon															
Dimetindenmaleat															
Diphenhydraminhydrochlorid															
Dipyridamol															
Dithranol					2,0	2,0	2,0	2,0	2,0		2,0				
Domperidon															
Econazol															
Enalaprilmaleat															
Erythromycin[2]				4,0	2,0	2,0		2,0	2,0	2,0					2,0
Esomeprazol-Magnesium-Trihydrat															
Essig-weinsaure Tonerde (Aluminiumacetattartrat-Lösung)				10,0											
Estradiol				0,015											
Estradiolbenzoat															
Estradiol-Hemihydrat				0,015											
17α-Estradiol (Alfatradiol)															
Estriol															
Estron															
Ethacridinlactat-Monohydrat (Rivanol®)				1,0											
Ethanol															
Finasterid															
Flecainidacetat															

[1] Die Kompatibilitätsdaten der Handelspräparate Eucerinum® anhydricum bzw. Eucerinum® cum aqua sind in die Angaben zu den inhaltsgleichen DAB-Grundlagen Wollwachsalkoholsalbe DAB bzw. Wollwachsalkoholcreme DAB eingeflossen.

ZRB: Die ZRB-Nummern beziehen sich auf die entsprechende Monographie der ZIEGLER REZEPTURBIBLIOTHEK® (ZRB), in der eine komplett ausformulierte Herstellungsanweisung für die jeweilige Wirkstoff-Grundlagen-Kombination zu finden ist. Nähere Informationen hierzu finden sich auf Seite 63.

[2] Erythromycinhaltige Zubereitungen müssen auf einen pH-Wert von 7–10 eingestellt werden. Cave: Rezeptierbaren pH-Bereich der ggf. enthaltenen Konservierungsmittel beachten!

DIPROGENTA® Creme	ECURAL® Fettcreme	ECURAL® Lösung	ECURAL® Salbe	Espumil™ (Lipophiler Basis-Schaum)	Eucerinum® anhydricum Eucerinum® cum aqua[1]	Eucerinum® O/W Grundlage	Eucerinum® W/O Grundlage	Excipial® Fuß-Salbe	Excipial® Hydrocreme	Excipial® Lipocreme	Excipial® Mandelölsalbe	Excipial® U Hydrolotio	Excipial® U Lipolotio	Excipial® U 10 Lipolotion	Wirkstoff
															Colecalciferol (Vitamin D_3)
															Cyanocobalamin (Vitamin B_{12})
															Cyproteronacetat
															Dapson
															Dexamethason
								5,0			5,0	5,0			Dexpanthenol
															Diclofenac-Natrium
															Diltiazemhydrochlorid
															Dimethylsulfoxid
															Dimeticon
															Dimetindenmaleat
															Diphenhydraminhydrochlorid
															Dipyridamol
															Dithranol
															Domperidon
															Econazol
															Enalaprilmaleat
	4,0 (pH 8,5: Einstellung mit Citronensäure-Lsg. bzw. Tromatamol)	4,0 (pH 8,5: Einstellung mit Citronensäure-Lsg. bzw. Tromatamol)	4,0			4,0			2,0 ZRB D06-25		2,0	n. k.			Erythromycin[2]
															Esomeprazol-Magnesium-Trihydrat
															Essig-weinsaure Tonerde (Aluminiumacetattartrat-Lösung)
															Estradiol
															Estradiolbenzoat
															Estradiol-Hemihydrat
															17α-Estradiol (Alfatradiol)
															Estriol
															Estron
															Ethacridinlactat Monohydrat (Rivanol®)
															Ethanol
				0,1											Finasterid
															Flecainidacetat

Konzentrationsangaben soweit nicht anders angegeben in % (m/m)

Monographierte Grundlagen und Handelspräparate D–E

Wirkstoff	Decoderm® Basiscreme	Decoderm® Creme	Decoderm® tri Creme	Dermatest® Basis Salbe	Dermatop® Basiscreme	Dermatop® Basisfettsalbe	Dermatop® Basissalbe	Dermatop® Creme	Dermatop® Fettsalbe	Dermatop® Lösung	Dermatop® Salbe	Dermifant® Kindercreme Cremy	Dermifant® Kinderlotion	de-squaman Hermal®	Dexeryl®
Fluocinolonacetonid															
Folsäure															
Furosemid															
Fusidinsäure															
Gabapentin															
Gentamicin(sulfat)			0,167												
Gentianaviolett (Methylrosaniliniumchlorid)	1,0														
Glutamin															
Glycerol												20,0			
Glyceroltrinitrat															
Glycopyrroniumbromid															
Griseofulvin															
Haloperidol															
Harnstoff	10,0	10,0		10,0	10,0	10,0	10,0	10,0	10,0		10,0	5,0			15,0
Hydrochinon	2,0														
Hydrochlorothiazid															
Hydrocortison	2,0			2,0	2,5	2,5	2,5								1,0
Hydrocortison-21-hydrogensuccinat															
Hydrocortisonacetat				1,0	2,5	2,5	2,5						1,0		
Hydrocortisonbutyrat															
Hydrocortisonnatriumphosphat															
8-Hydroxychinolinsulfat-Monohydrat (Chinolinolsulfat-Monohydrat)					10,0	10,0	10,0	10,0	10,0		10,0				
Ichthyol® (Ammoniumbituminosulfonat)	10,0			0,2	5,0	5,0		5,0	5,0						
Imipraminhydrochlorid															
Isoniazid															
Isosorbiddinitrat															
Itraconazol															
Kaliumiodid	4,0	4,0													
Ketoconazol															
Ketoprofen															
Labetalolhydrochlorid															
Lamotrigin															

[1] Die Kompatibilitätsdaten der Handelspräparate Eucerinum® anhydricum bzw. Eucerinum® cum aqua sind in die Angaben zu den inhaltsgleichen DAB-Grundlagen Wollwachsalkoholsalbe DAB bzw. Wollwachsalkoholcreme DAB eingeflossen.

ZRB: Die ZRB-Nummern beziehen sich auf die entsprechende Monographie der ZIEGLER REZEPTURBIBLIOTHEK® (ZRB), in der eine komplett ausformulierte Herstellungsanweisung für die jeweilige Wirkstoff-Grundlagen-Kombination zu finden ist. Nähere Informationen hierzu finden sich auf Seite 63.

DIPROGENTA® Creme	ECURAL® Fettcreme	ECURAL® Lösung	ECURAL® Salbe	Espumil™ (Lipophiler Basis-Schaum)	Eucerinum® anhydricum Eucerinum® cum aqua[1]	Eucerinum® O/W Grundlage	Eucerinum® W/O Grundlage	Excipial® Fuß-Salbe	Excipial® Hydrocreme	Excipial® Lipocreme	Excipial® Mandelölsalbe	Excipial® U Hydrolotio	Excipial® U Lipolotio	Excipial® U 10 Lipolotion	Wirkstoff
															Fluocinolonacetonid
															Folsäure
															Furosemid
	2,0														Fusidinsäure
															Gabapentin
	0,2		n. k.												Gentamicin(sulfat)
															Gentianaviolett (Methylrosaniliniumchlorid)
															Glutamin
		kompatibel							10,0	10,0			10,0	10,0	Glycerol
															Glyceroltrinitrat
															Glycopyrroniumbromid
															Griseofulvin
															Haloperidol
	n. k.	10,0	n. k.						10,0	10,0	10,0				Harnstoff
															Hydrochinon
															Hydrochlorothiazid
						2,0	2,0								Hydrocortison
															Hydrocortison-21-hydrogensuccinat
						2,0	2,0		2,5 ZRB D07-33	2,5	2,5	2,5	2,5	2,5	Hydrocortisonacetat
															Hydrocortisonbutyrat
															Hydrocortisonnatriumphosphat
															8-Hydroxychinolinsulfat-Monohydrat (Chinolinolsulfat-Monohydrat)
							5,0								Ichthyol® (Ammoniumbituminosulfonat)
															Imipraminhydrochlorid
															Isoniazid
															Isosorbiddinitrat
															Itraconazol
															Kaliumiodid
			2,0												Ketoconazol
															Ketoprofen
															Labetalolhydrochlorid
															Lamotrigin

Konzentrationsangaben soweit nicht anders angegeben in % (m/m)

Monographierte Grundlagen und Handelspräparate D–E

Wirkstoff	Decoderm® Basiscreme	Decoderm® Creme	Decoderm® tri Creme	Dermatest® Basis Salbe	Dermatop® Basiscreme	Dermatop® Basisfettsalbe	Dermatop® Basissalbe	Dermatop® Creme	Dermatop® Fettsalbe	Dermatop® Lösung	Dermatop® Salbe	Dermifant® Kindercreme Cremy	Dermifant® Kinderlotion	de-squaman Hermal®	Dexeryl®
Lansoprazol															
Lavendelöl															
Lebertran															
Leinöl															
Levodopa															
Levofloxacin															
Lidocainhydrochlorid				5,0											
Lisinopril															
Lisinopril-Dihydrat															
Loperamidhydrochlorid															
Lorazepam															
Mebeverin															
Melatonin															
Menthol	0,5			1,0											
Mercaptopurin															
Methotrexat															
Methoxsalen (8-Methoxypsoralen)												0,0006			
Methyl-4-hydroxybenzoat															
Methylrosaniliniumchlorid (Gentianaviolett)	1,0														
Methylsalicylat															
Metoprololtartrat															
Metronidazol	2,0			2,0									2,0		4,0
Metronidazolbenzoat															
Miconazolnitrat															
Midazolamhydrochlorid															
Milchsäure				1,0											n. k.
Minocyclinhydrochlorid															
Minoxidil															
Mometasonfuroat												0,1	0,1		0,1
Myrrhentinktur															
Nachtkerzenöl															
Nadolol															
Naltrexonhydrochlorid															

[1] Die Kompatibilitätsdaten der Handelspräparate Eucerinum® anhydricum bzw. Eucerinum® cum aqua sind in die Angaben zu den inhaltsgleichen DAB-Grundlagen Wollwachsalkoholsalbe DAB bzw. Wollwachsalkoholcreme DAB eingeflossen.

ZRB: Die ZRB-Nummern beziehen sich auf die entsprechende Monographie der ZIEGLER REZEPTURBIBLIOTHEK® (ZRB), in der eine komplett ausformulierte Herstellungsanweisung für die jeweilige Wirkstoff-Grundlagen-Kombination zu finden ist. Nähere Informationen hierzu finden sich auf Seite 63.

DIPROGENTA® Creme	ECURAL® Fettcreme	ECURAL® Lösung	ECURAL® Salbe	Espumil™ (Lipophiler Basis-Schaum)	Eucerinum® anhydricum Eucerinum® cum aqua[1]	Eucerinum® O/W Grundlage	Eucerinum® W/O Grundlage	Excipial® Fuß-Salbe	Excipial® Hydrocreme	Excipial® Lipocreme	Excipial® Mandelölsalbe	Excipial® U Hydrolotio	Excipial® U Lipolotio	Excipial® U 10 Lipolotion	Wirkstoff
															Lansoprazol
															Lavendelöl
															Lebertran
															Leinöl
															Levodopa
															Levofloxacin
															Lidocainhydrochlorid
															Lisinopril
															Lisinopril-Dihydrat
															Loperamidhydrochlorid
															Lorazepam
															Mebeverin
				0,1											Melatonin
				3,0										n. k.	Menthol
															Mercaptopurin
															Methotrexat
															Methoxsalen (8-Methoxypsoralen)
															Methyl-4-hydroxybenzoat
															Methylrosaniliniumchlorid (Gentianaviolett)
															Methylsalicylat
															Metoprololtartrat
									1,0 ZRB D06-32	1,0		1,0			Metronidazol
															Metronidazolbenzoat
	2,0														Miconazolnitrat
															Midazolamhydrochlorid
															Milchsäure
															Minocyclinhydrochlorid
				5,0											Minoxidil
															Mometasonfuroat
															Myrrhentinktur
															Nachtkerzenöl
															Nadolol
															Naltrexonhydrochlorid

Konzentrationsangaben soweit nicht anders angegeben in % (m/m)

3

D – E

Monographierte Grundlagen und Handelspräparate D–E

Wirkstoff	Decoderm® Basiscreme	Decoderm® Creme	Decoderm® tri Creme	Dermatest® Basis Salbe	Dermatop® Basiscreme	Dermatop® Basisfettsalbe	Dermatop® Basissalbe	Dermatop® Creme	Dermatop® Fettsalbe	Dermatop® Lösung	Dermatop® Salbe	Dermifant® Kindercreme Cremy	Dermifant® Kinderlotion	de-squaman Hermal®	Dexeryl®
Naproxen															
Natriumchlorid				20,0											
Natriumfusidat															
Neomycinsulfat															
Nicotinamid															
Nifedipin															
Nitrofural															
Nitrofurantoin															
Nystatin	2,0	2,0													
Octenidindihydrochlorid															
Omeprazol															
Ondansetronhydrochlorid-Dihydrat															
Oseltamivirphosphat															
Oxandrolon															
Oxytetracyclinhydrochlorid															
Pantoprazol-Natrium-Sesquihydrat															
Paracetamol															
Penicillamin															
Pentoxifyllin															
Permethrin															5,0
Pheniraminmaleat															
Phenobarbital															
Phenytoin															
Pinienöl															
Polidocanol 600 (Lauromacrogol 400)	5,0 ZRB D04-08			5,0	4,0			4,0		4,0			5,0		n. k.
Polihexanid-Lösung 20 %															
Polymyxin-B-sulfat				0,2											
Povidon-Iod															
Prednicarbat												0,25	0,25		0,25
Prednisolon	0,5			0,5											0,5
Prednisolonacetat												0,4			
Prednisolondihydrogenphosphatdinatrium															
Pregabalin															

[1] Die Kompatibilitätsdaten der Handelspräparate Eucerinum® anhydricum bzw. Eucerinum® cum aqua sind in die Angaben zu den inhaltsgleichen DAB-Grundlagen Wollwachsalkoholsalbe DAB bzw. Wollwachsalkoholcreme DAB eingeflossen.

ZRB: Die ZRB-Nummern beziehen sich auf die entsprechende Monographie der ZIEGLER REZEPTURBIBLIOTHEK® (ZRB), in der eine komplett ausformulierte Herstellungsanweisung für die jeweilige Wirkstoff-Grundlagen-Kombination zu finden ist. Nähere Informationen hierzu finden sich auf Seite 63.

DIPROGENTA® Creme	ECURAL® Fettcreme	ECURAL® Lösung	ECURAL® Salbe	Espumil™ (Lipophiler Basis-Schaum)	Eucerinum® anhydricum Eucerinum® cum aqua[1]	Eucerinum® O/W Grundlage	Eucerinum® W/O Grundlage	Excipial® Fuß-Salbe	Excipial® Hydrocreme	Excipial® Lipocreme	Excipial® Mandelölsalbe	Excipial® U Hydrolotio	Excipial® U Lipolotio	Excipial® U 10 Lipolotion	Wirkstoff
															Naproxen
															Natriumchlorid
															Natriumfusidat
															Neomycinsulfat
															Nicotinamid
															Nifedipin
															Nitrofural
															Nitrofurantoin
															Nystatin
0,2	0,1														Octenidindihydrochlorid
															Omeprazol
															Ondansetronhydrochlorid-Dihydrat
															Oseltamivirphosphat
															Oxandrolon
															Oxytetracyclinhydrochlorid
															Pantoprazol-Natrium-Sesquihydrat
															Paracetamol
															Penicillamin
															Pentoxifyllin
															Permethrin
															Pheniraminmaleat
															Phenobarbital
															Phenytoin
															Pinienöl
	n. k.		n. k.			5,0			5,0	n. k.	n. k.	1,0 ZRB D04-05			Polidocanol 600 (Lauromacrogol 400)
															Polihexanid-Lösung 20 %
															Polymyxin-B-sulfat
															Povidon-Iod
															Prednicarbat
															Prednisolon
										0,5	0,5	0,5	0,5	0,5	Prednisolonacetat
															Prednisolondihydrogen-phosphatdinatrium
															Pregabalin

Konzentrationsangaben soweit nicht anders angegeben in % (m/m)

3

D – E

Monographierte Grundlagen und Handelspräparate D–E

Wirkstoff	Decoderm® Basiscreme	Decoderm® Creme	Decoderm® tri Creme	Dermatest® Basis Salbe	Dermatop® Basiscreme	Dermatop® Basisfettsalbe	Dermatop® Basissalbe	Dermatop® Creme	Dermatop® Fettsalbe	Dermatop® Lösung	Dermatop® Salbe	Dermifant® Kindercreme Cremy	Dermifant® Kinderlotion	de-squaman Hermal®	Dexeryl®
Procainhydrochlorid	5,0														
Progesteron															
Propranololhydrochlorid															
Propyl-4-hydroxybenzoat															
Propylthiouracil															
Pyridoxinhydrochlorid (Vitamin B_6)															
Ranitidinhydrochlorid															
Retinol (Vitamin A)				0,05											
Riboflavin (Vitamin B_2)															
Rifampicin															
Rivanol® (Ethacridinlactat-Monohydrat)				1,0											
Salicylsäure	10,0	10,0		10,0	10,0	10,0	10,0	10,0	10,0		10,0	10,0		5,0	n. k.
Schwefel	10,0				10,0	10,0	10,0	10,0	10,0		10,0				
Sertralinhydrochlorid															
Silbernitrat															
Sildenafilcitrat															
Simvastatin															
Sotalolhydrochlorid															
Spironolacton															
Steinkohlenteer															
Steinkohlenteerlösung	10,0			20,0	5,0	5,0		5,0	5,0					10,0	
Sulfacetamid	10,0														
Sulfadiazin															
Sulfanilamid				20,0											
Sulfasalazin															
Tacrolimus-Monohydrat															
Tannin															
Terbinafinhydrochlorid															
Testosteronpropionat															
Tetracainhydrochlorid															
Tetracyclinhydrochlorid				3,0	6,0	3,0	3,0	6,0	3,0		3,0				
Lauromacrogol 400 (Polidocanol 600)	4,0			5,0	4,0			4,0		4,0			5,0		n. k.

[1] Die Kompatibilitätsdaten der Handelspräparate Eucerinum® anhydricum bzw. Eucerinum® cum aqua sind in die Angaben zu den inhaltsgleichen DAB-Grundlagen Wollwachsalkoholsalbe DAB bzw. Wollwachsalkoholcreme DAB eingeflossen.

ZRB: Die ZRB-Nummern beziehen sich auf die entsprechende Monographie der ZIEGLER REZEPTURBIBLIOTHEK® (ZRB), in der eine komplett ausformulierte Herstellungsanweisung für die jeweilige Wirkstoff-Grundlagen-Kombination zu finden ist. Nähere Informationen hierzu finden sich auf Seite 63.

DIPROGENTA® Creme	ECURAL® Fettcreme	ECURAL® Lösung	ECURAL® Salbe	Espumil™ (Lipophiler Basis-Schaum)	Eucerinum® anhydricum Eucerinum® cum aqua[1]	Eucerinum® O/W Grundlage	Eucerinum® W/O Grundlage	Excipial® Fuß-Salbe	Excipial® Hydrocreme	Excipial® Lipocreme	Excipial® Mandelölsalbe	Excipial® U Hydrolotio	Excipial® U Lipolotio	Excipial® U 10 Lipolotion	Wirkstoff
															Procainhydrochlorid
															Progesteron
															Propranololhydrochlorid
															Propyl-4-hydroxybenzoat
															Propylthiouracil
															Pyridoxinhydrochlorid (Vitamin B_6)
															Ranitidinhydrochlorid
															Retinol (Vitamin A)
															Riboflavin (Vitamin B_2)
															Rifampicin
															Rivanol® (Ethacridinlactat-Monohydrat)
	10,0	10,0	10,0			10,0		10,0 ZRB D14-06	n. k.	n. k.		10,0	n. k.	n. k.	Salicylsäure
															Schwefel
															Sertralinhydrochlorid
															Silbernitrat
															Sildenafilcitrat
															Simvastatin
															Sotalolhydrochlorid
															Spironolacton
						10,0	10,0								Steinkohlenteer
															Steinkohlenteerlösung
															Sulfacetamid
															Sulfadiazin
															Sulfanilamid
															Sulfasalazin
															Tacrolimus-Monohydrat
															Tannin
															Terbinafinhydrochlorid
															Testosteronpropionat
															Tetracainhydrochlorid
															Tetracyclinhydrochlorid
	n. k.	n. k.	n. k.			5,0			5,0	n. k.	n. k.				Lauromacrogol 400 (Polidocanol 600)

Konzentrationsangaben soweit nicht anders angegeben in % (m/m)

Monographierte Grundlagen und Handelspräparate D–E

Wirkstoff	Decoderm® Basiscreme	Decoderm® Creme	Decoderm® tri Creme	Dermatest® Basis Salbe	Dermatop® Basiscreme	Dermatop® Basisfettsalbe	Dermatop® Basissalbe	Dermatop® Creme	Dermatop® Fettsalbe	Dermatop® Lösung	Dermatop® Salbe	Dermifant® Kindercreme Cremy	Dermifant® Kinderlotion	de-squaman Hermal®	Dexeryl®
Thiaminchloridhydrochlorid (Vitamin B_1)															
Thymianöl															
Thymol															
Tiagabinhydrochlorid															
Topiramat															
Tosylchloramid-Natrium (Chloramin T)															
Tramdolhydrochlorid															
Tretinoin (Vitamin-A-Säure)	0,5	0,5		0,025											n. k.
Triamcinolonacetonid				0,1	0,2	0,2	0,2					0,1	0,1		0,1
Triclosan												1,0–3,0	1,0–3,0		
Trimethoprim															
Tyrothricin															
Ursodesoxycholsäure															
Valsartan															
Vancomycinhydrochlorid															
Verapamilhydrochlorid															
Vitamin-A-palmitat				0,05											
Vitamin-A-Säure (Tretinoin)	0,5	0,5		0,025											n. k.
Zinkoxid	15,0			50,0	30,0	30,0	30,0	30,0	30,0		30,0	10,0			10,0
Zinksulfat-Heptahydrat															
Zinkundecylenat															
Zonisamid															

[1] Die Kompatibilitätsdaten der Handelspräparate Eucerinum® anhydricum bzw. Eucerinum® cum aqua sind in die Angaben zu den inhaltsgleichen DAB-Grundlagen Wollwachsalkoholsalbe DAB bzw. Wollwachsalkoholcreme DAB eingeflossen.

ZRB: Die ZRB-Nummern beziehen sich auf die entsprechende Monographie der ZIEGLER REZEPTURBIBLIOTHEK® (ZRB), in der eine komplett ausformulierte Herstellungsanweisung für die jeweilige Wirkstoff-Grundlagen-Kombination zu finden ist. Nähere Informationen hierzu finden sich auf Seite 63.

Wirkstoff	DIPROGENTA® Creme	ECURAL® Fettcreme	ECURAL® Lösung	ECURAL® Salbe	Espumil™ (Lipophiler Basis-Schaum)	Eucerinum® anhydricum Eucerinum® cum aqua[1]	Eucerinum® O/W Grundlage	Eucerinum® W/O Grundlage	Excipial® Fuß-Salbe	Excipial® Hydrocreme	Excipial® Lipocreme	Excipial® Mandelölsalbe	Excipial® U Hydrolotio	Excipial® U Lipolotio	Excipial® U 10 Lipolotion
Thiaminchloridhydrochlorid (Vitamin B_1)															
Thymianöl															
Thymol															
Tiagabinhydrochlorid															
Topiramat															
Tosylchloramid-Natrium (Chloramin T)															
Tramdolhydrochlorid															
Tretinoin (Vitamin-A-Säure)					0,1		0,2	0,2		0,05	0,05	n. k.	0,05		
Triamcinolonacetonid										0,1 ZRB D07-55	0,1	0,1	0,1		0,1
Triclosan		2,0		n. k.						2,0 ZRB D08-15	2,0 ZRB D08-16	2,0	1,0	2,0	2,0 ZRB D08-17
Trimethoprim															
Tyrothricin															2,0
Ursodesoxycholsäure															
Valsartan															
Vancomycinhydrochlorid															
Verapamilhydrochlorid															
Vitamin-A-palmitat															
Vitamin-A-Säure (Tretinoin)					0,1		0,2	0,2		0,05	0,05	n. k.	0,05		
Zinkoxid		10,0					20,0	20,0		30,0	30,0	20,0		30,0	
Zinksulfat-Heptahydrat															
Zinkundecylenat															
Zonisamid															

Konzentrationsangaben soweit nicht anders angegeben in % (m/m)

Monographierte Grundlagen und Handelspräparate F–K

Wirkstoff	Fabitop® Basis Creme	Gel Cordes®	Grundlage für Suspensionen zum Einnehmen DAC	Grundlage für Suspensionen zum Einnehmen (NRF S.52.)	Hans Karrer Hand Repair MikroSilber	Hans Karrer Hydrocreme MikroSilber	Hans Karrer Lipocreme Eco	Hans Karrer Lipolotion Eco	Hans Karrer Lipocreme MikroSilber	Hans Karrer Lipolotion MikroSilber
Acetazolamid										
Alfatradiol (17α-Estradiol)										
Allantoin										
Allopurinol										
Alprazolam										
Aluminiumacetattartrat-Lösung (Essig-weinsaure Tonerde)										
Aluminiumchlorid		20,0 ZRB D23-01								
Amiodaronhydrochlorid										
Amitriptylinhydrochlorid										
Amlodipin (als Amlodipinbesilat)										
Amlodipinbesilat										
Ammoniumbituminosulfonat (Ichthyol®)										
Amphotericin B										
Atenolol										
Atropinsulfat-Monohydrat										
Avocadoöl										
Bacitracin										
Baclofen										
Bamipinhydrochlorid										
Basisches Bismutgallat										
Benzalkoniumchlorid										
Benzocain										
Benzoesäure										
Benzoylperoxid										
Benzylalkohol										
Benzylnicotinat										
Betamethasondipropionat	0,1									
Betamethasonvalerat	0,1	0,1 ZRB D07-03				0,1	0,1	0,1	0,1	0,1
Bifonazol										
Biotin										
Birkenteer										
Borretschsamenöl										
Calciumchlorid										

ZRB: Die ZRB-Nummern beziehen sich auf die entsprechende Monographie der ZIEGLER REZEPTURBIBLIOTHEK® (ZRB), in der eine komplett ausformulierte Herstellungsanweisung für die jeweilige Wirkstoff-Grundlagen-Kombination zu finden ist. Nähere Informationen hierzu finden sich auf Seite 63.

Hans Karrer Mandelölsalbe Eco	Hans Karrer Pigmentcreme MikroSilber Hell	Hautpflegesalbe W/L SR	Hydrophile Basisemulsion DAC	Hydrophobe Basiscreme DAC	Hydrophobes Basisgel DAC	Hydrophobe/Lipophile Triclosan-Creme (NRF 11.122.)	Hydroxyethylcellulosegel DAB	InfectoPyoderm® Salbe	Kühlcreme DAB	Wirkstoff
										Acetazolamid
										Alfatradiol (17α-Estradiol)
		0,5					0,5		0,5	Allantoin
										Allopurinol
										Alprazolam
		n. k.								Aluminiumacetattartrat-Lösung (Essig-weinsaure Tonerde)
		n. k.					10,0–20,0		n. k.	Aluminiumchlorid
										Amiodaronhydrochlorid
										Amitriptylinhydrochlorid
										Amlodipin (als Amlodipinbesilat)
										Amlodipinbesilat
		n. k.								Ammoniumbituminosulfonat (Ichthyol®)
		n. k.					3,0		3,0	Amphotericin B
										Atenolol
										Atropinsulfat-Monohydrat
										Avocadoöl
		n. k.					500,0 I. E./g		500,0 I. E./g	Bacitracin
										Baclofen
		n. k.								Bamipinhydrochlorid
		10,0					10,0		10,0	Basisches Bismutgallat
		n. k.					0,5		n. k.	Benzalkoniumchlorid
		10,0					10,0		10,0	Benzocain
										Benzoesäure
		5,0					5,0		5,0	Benzoylperoxid
		n. k.					10,0		n. k.	Benzylalkohol
		n. k.								Benzylnicotinat
										Betamethasondipropionat
0,1			0,1			0,1 ZRB D07-K05			0,1 ZRB D07-16	Betamethasonvalerat
		n. k.								Bifonazol
										Biotin
		n. k.								Birkenteer
										Borretschsamenöl
		5,0					5,0		5,0	Calciumchlorid

Konzentrationsangaben soweit nicht anders angegeben in % (m/m)

Monographierte Grundlagen und Handelspräparate F–K

Wirkstoff	Fabitop® Basis Creme	Gel Cordes®	Grundlage für Suspensionen zum Einnehmen DAC	Grundlage für Suspensionen zum Einnehmen (NRF S.52.)	Hans Karrer Hand Repair MikroSilber	Hans Karrer Hydrocreme MikroSilber	Hans Karrer Lipocreme Eco	Hans Karrer Lipolotion Eco	Hans Karrer Lipocreme MikroSilber	Hans Karrer Lipolotion MikroSilber
Campher										
Capsaicin(oide)										
Captopril										
Carbamazepin										
Carbidopa-Monohydrat										
Carvedilol										
Celecoxib										
Cetirizin										
Cetylpyridiniumchlorid										
Chinidinsulfat										
Chinolinolsulfat-Monohydrat (8-Hydroxychinolinsulfat-Monohydrat)										
Chloralhydrat										
Chloramin T (Tosylchloramid-Natrium)										
Chloramphenicol										
Chlorhexidindiacetat										
Chlorhexidindigluconat										
Chlorhexidinhydrochlorid										
Chloroquinphosphat										
Chlorphenoxaminhydrochlorid										
Chlortetracyclin(hydrochlorid)										
Ciclopiroxolamin										
Ciclosporin										
Ciprofloxacinhydrochlorid										
Clemastinfumarat										
Clindamycindihydrogen-phosphat										
Clindamycinhydrochlorid		1,2 ZRB D06-04								
Clioquinol										
Clobetasolbutyrat										
Clobetasolpropionat	0,1	0,05 ZRB D07-80							0,05	
Clomipraminhydrochlorid										
Clonazepam										
Clotrimazol	1,0 ZRB D01-02	1,0–2,0				1,0	1,0	1,0	1,0	1,0
Coffein										

ZRB: Die ZRB-Nummern beziehen sich auf die entsprechende Monographie der ZIEGLER REZEPTURBIBLIOTHEK® (ZRB), in der eine komplett ausformulierte Herstellungsanweisung für die jeweilige Wirkstoff-Grundlagen-Kombination zu finden ist. Nähere Informationen hierzu finden sich auf Seite 63.

Hans Karrer Mandelölsalbe Eco	Hans Karrer Pigmentcreme MikroSilber Hell	Hautpflegesalbe W/L SR	Hydrophile Basisemulsion DAC	Hydrophobe Basiscreme DAC	Hydrophobes Basisgel DAC	Hydrophobe/Lipophile Triclosan-Creme (NRF 11.122.)	Hydroxyethylcellulosegel DAB	InfectoPyoderm® Salbe	Kühlcreme DAB	Wirkstoff
		5,0					5,0		5,0	Campher
										Capsaicin(oide)
										Captopril
										Carbamazepin
										Carbidopa-Monohydrat
										Carvedilol
										Celecoxib
										Cetirizin
		n. k.								Cetylpyridiniumchlorid
										Chinidinsulfat
		0,5								Chinolinolsulfat-Monohydrat (8-Hydroxychinolinsulfat-Monohydrat)
										Chloralhydrat
		n. k.					5,0		5,0	Chloramin T (Tosylchloramid-Natrium)
		1,0					1,0		1,0	Chloramphenicol
										Chlorhexidindiacetat
						n. k.				Chlorhexidindigluconat
		1,0				n. k.				Chlorhexidinhydrochlorid
										Chloroquinphosphat
		n. k.								Chlorphenoxaminhydrochlorid
		n. k.					3,0		n. k.	Chlortetracyclin(hydrochlorid)
										Ciclopiroxolamin
										Ciclosporin
										Ciprofloxacinhydrochlorid
		n. k.								Clemastinfumarat
										Clindamycindihydrogenphosphat
										Clindamycinhydrochlorid
		5,0					5,0		5,0	Clioquinol
										Clobetasolbutyrat
										Clobetasolpropionat
										Clomipraminhydrochlorid
										Clonazepam
1,0		2,0					1,0		1,0 ZRB D01-16	Clotrimazol
										Coffein

Konzentrationsangaben soweit nicht anders angegeben in % (m/m)

3 F–K

Monographierte Grundlagen und Handelspräparate F–K

Wirkstoff	Fabitop® Basis Creme	Gel Cordes®	Grundlage für Suspensionen zum Einnehmen DAC	Grundlage für Suspensionen zum Einnehmen (NRF S.52.)	Hans Karrer Hand Repair MikroSilber	Hans Karrer Hydrocreme MikroSilber	Hans Karrer Lipocreme Eco	Hans Karrer Lipolotion Eco	Hans Karrer Lipocreme MikroSilber	Hans Karrer Lipolotion MikroSilber
Colecalciferol (Vitamin D_3)										
Cyanocobalamin (Vitamin B_{12})										
Cyproteronacetat										
Dapson										
Dexamethason		0,1 ZRB D07-86								
Dexpanthenol	5,0	2,0–5,0 ZRB D03-02				5,0	5,0	5,0	5,0	5,0
Diclofenac-Natrium										
Diltiazemhydrochlorid										
Dimethylsulfoxid										
Dimeticon										
Dimetindenmaleat										
Diphenhydraminhydrochlorid										
Dipyridamol										
Dithranol										
Domperidon										
Econazol										
Enalaprilmaleat										
Erythromycin[1]	2,0	2,0–4,0 ZRB D06-12				4,0 (mit Trometamol)				
Esomeprazol-Magnesium-Trihydrat										
Essig-weinsaure Tonerde (Aluminiumacetattartrat-Lösung)										
Estradiol										
Estradiolbenzoat										
Estradiol-Hemihydrat	0,01									
17α-Estradiol (Alfatradiol)										
Estriol										
Estron										
Ethacridinlactat-Monohydrat (Rivanol®)										
Ethanol										
Finasterid										
Flecainidacetat										
Fluocinolonacetonid										
Folsäure										

ZRB: Die ZRB-Nummern beziehen sich auf die entsprechende Monographie der ZIEGLER REZEPTURBIBLIOTHEK® (ZRB), in der eine komplett ausformulierte Herstellungsanweisung für die jeweilige Wirkstoff-Grundlagen-Kombination zu finden ist. Nähere Informationen hierzu finden sich auf Seite 63.

[1] Erythromycinhaltige Zubereitungen müssen auf einen pH-Wert von 7–10 eingestellt werden. Cave: Rezeptierbaren pH-Bereich der ggf. enthaltenen Konservierungsmittel beachten!

Hans Karrer Mandelölsalbe Eco	Hans Karrer Pigmentcreme MikroSilber Hell	Hautpflegesalbe W/L SR	Hydrophile Basisemulsion DAC	Hydrophobe Basiscreme DAC	Hydrophobes Basisgel DAC	Hydrophobe/Lipophile Triclosan-Creme (NRF 11.122.)	Hydroxyethylcellulosegel DAB	InfectoPyoderm® Salbe	Kühlcreme DAB	Wirkstoff
										Colecalciferol (Vitamin D_3)
										Cyanocobalamin (Vitamin B_{12})
										Cyproteronacetat
										Dapson
		0,1					0,1	0,05	0,1	Dexamethason
5,0		5,0					5,0		5,0	Dexpanthenol
										Diclofenac-Natrium
					2,0		2,0			Diltiazemhydrochlorid
										Dimethylsulfoxid
		10,0					10,0		10,0	Dimeticon
		n. k.								Dimetindenmaleat
		n. k.					2,0		2,0	Diphenhydraminhydrochlorid
										Dipyridamol
		n. k.							0,5	Dithranol
										Domperidon
										Econazol
										Enalaprilmaleat
4,0	2,0					n. k.	2,0		2,0	Erythromycin[1]
										Esomeprazol-Magnesium-Trihydrat
		n. k.								Essig-weinsaure Tonerde (Aluminiumacetattartrat-Lösung)
										Estradiol
										Estradiolbenzoat
										Estradiol-Hemihydrat
										17α-Estradiol (Alfatradiol)
										Estriol
										Estron
		1,0					1,0		1,0	Ethacridinlactat-Monohydrat (Rivanol®)
										Ethanol
										Finasterid
										Flecainidacetat
										Fluocinolonacetonid
										Folsäure

Konzentrationsangaben soweit nicht anders angegeben in % (m/m)

Monographierte Grundlagen und Handelspräparate F–K

Wirkstoff	Fabitop® Basis Creme	Gel Cordes®	Grundlage für Suspensionen zum Einnehmen DAC	Grundlage für Suspensionen zum Einnehmen (NRF S.52.)	Hans Karrer Hand Repair MikroSilber	Hans Karrer Hydrocreme MikroSilber	Hans Karrer Lipocreme Eco	Hans Karrer Lipolotion Eco	Hans Karrer Lipocreme MikroSilber	Hans Karrer Lipolotion MikroSilber
Furosemid										
Fusidinsäure										
Gabapentin										
Gentamicin(sulfat)										
Gentianaviolett (Methylrosaniliniumchlorid)										
Glutamin										
Glycerol							5,0	5,0	5,0	5,0
Glyceroltrinitrat										
Glycopyrroniumbromid										
Griseofulvin										
Haloperidol										
Harnstoff	10,0				5,0	5,0	5,0	5,0	5,0	10,0
Hydrochinon										
Hydrochlorothiazid										
Hydrocortison						1,0	1,0	1,0	1,0	1,0
Hydrocortison-21-hydrogensuccinat										
Hydrocortisonacetat	2,0	0,25–1,0 ZRB D07-90				2,0	2,0	2,0	2,0	2,0
Hydrocortisonbutyrat										
Hydrocortisonnatriumphosphat										
8-Hydroxychinolinsulfat-Monohydrat (Chinolinolsulfat-Monohydrat)										
Ichthyol® (Ammoniumbituminosulfonat)										
Imipraminhydrochlorid										
Isoniazid										
Isosorbiddinitrat										
Itraconazol										
Kaliumiodid										
Ketoconazol										
Ketoprofen										
Labetalolhydrochlorid										
Lamotrigin										
Lansoprazol										

ZRB: Die ZRB-Nummern beziehen sich auf die entsprechende Monographie der ZIEGLER REZEPTURBIBLIOTHEK® (ZRB), in der eine komplett ausformulierte Herstellungsanweisung für die jeweilige Wirkstoff-Grundlagen-Kombination zu finden ist. Nähere Informationen hierzu finden sich auf Seite 63.

Hans Karrer Mandelölsalbe Eco	Hans Karrer Pigmentcreme MikroSilber Hell	Hautpflegesalbe W/L SR	Hydrophile Basisemulsion DAC	Hydrophobe Basiscreme DAC	Hydrophobes Basisgel DAC	Hydrophobe/Lipophile Triclosan-Creme (NRF 11.122.)	Hydroxyethylcellulosegel DAB	InfectoPyoderm® Salbe	Kühlcreme DAB	Wirkstoff
										Furosemid
										Fusidinsäure
										Gabapentin
		0,2					0,2		0,2	Gentamicin(sulfat)
										Gentianaviolett (Methylrosaniliniumchlorid)
										Glutamin
						15,0 ZRB D08-K02 ZRB D08-K03				Glycerol
										Glyceroltrinitrat
										Glycopyrroniumbromid
										Griseofulvin
										Haloperidol
		n. k.	5,0–10,0			5,0 ZRB D08-K04 ZRB D08-K05	10,0		5,0 ZRB D19-23	Harnstoff
							n. k.			Hydrochinon
										Hydrochlorothiazid
1,0		1,0				1,0 ZRB D07-K10 ZRB D07-K11	1,0		1,0	Hydrocortison
										Hydrocortison-21-hydrogensuccinat
2,0		1,0								Hydrocortisonacetat
										Hydrocortisonbutyrat
										Hydrocortisonnatriumphosphat
		0,5								8-Hydroxychinolinsulfat-Monohydrat (Chinolinolsulfat-Monohydrat)
		n. k.								Ichthyol® (Ammoniumbituminosulfonat)
										Imipraminhydrochlorid
										Isoniazid
										Isosorbiddinitrat
										Itraconazol
		n. k.					3,5		n. k.	Kaliumiodid
										Ketoconazol
										Ketoprofen
										Labetalolhydrochlorid
										Lamotrigin
										Lansoprazol

Konzentrationsangaben soweit nicht anders angegeben in % (m/m)

Monographierte Grundlagen und Handelspräparate F–K

Wirkstoff	Fabitop® Basis Creme	Gel Cordes®	Grundlage für Suspensionen zum Einnehmen DAC	Grundlage für Suspensionen zum Einnehmen (NRF S.52.)	Hans Karrer Hand Repair MikroSilber	Hans Karrer Hydrocreme MikroSilber	Hans Karrer Lipocreme Eco	Hans Karrer Lipolotion Eco	Hans Karrer Lipocreme MikroSilber	Hans Karrer Lipolotion MikroSilber
Lavendelöl										
Lebertran										
Leinöl										
Levodopa										
Levofloxacin										
Lidocainhydrochlorid										
Lisinopril										
Lisinopril-Dihydrat										
Loperamidhydrochlorid										
Lorazepam										
Mebeverin										
Melatonin										
Menthol						2,0	2,0	2,0	2,0	2,0
Mercaptopurin										
Methotrexat										
Methoxsalen (8-Methoxypsoralen)		0,0006 ZRB D05-12								
Methyl-4-hydroxybenzoat										
Methylrosaniliniumchlorid (Gentianaviolett)										
Methylsalicylat										
Metoprololtartrat										
Metronidazol	4,0	0,75–2,0 ZRB D06-56				2,0	2,0	2,0	2,0	2,0
Metronidazolbenzoat										
Miconazolnitrat										
Midazolamhydrochlorid										
Milchsäure	1,0					n. k.	n. k.	n. k.	n. k.	n. k.
Minocyclinhydrochlorid										
Minoxidil										
Mometasonfuroat						0,1	0,1	0,1	0,1	0,1
Myrrhentinktur										
Nachtkerzenöl	10,0						10,0	15,0	10,0	15,0
Nadolol										
Naltrexonhydrochlorid										
Naproxen										
Natriumchlorid										

ZRB: Die ZRB-Nummern beziehen sich auf die entsprechende Monographie der ZIEGLER REZEPTURBIBLIOTHEK® (ZRB), in der eine komplett ausformulierte Herstellungsanweisung für die jeweilige Wirkstoff-Grundlagen-Kombination zu finden ist. Nähere Informationen hierzu finden sich auf Seite 63.

Hans Karrer Mandelölsalbe Eco	Hans Karrer Pigmentcreme MikroSilber Hell	Hautpflegesalbe W/L SR	Hydrophile Basisemulsion DAC	Hydrophobe Basiscreme DAC	Hydrophobes Basisgel DAC	Hydrophobe/Lipophile Triclosan-Creme (NRF 11.122.)	Hydroxyethylcellulosegel DAB	InfectoPyoderm® Salbe	Kühlcreme DAB	Wirkstoff
										Lavendelöl
		10,0								Lebertran
										Leinöl
										Levodopa
										Levofloxacin
		n. k.								Lidocainhydrochlorid
										Lisinopril
										Lisinopril-Dihydrat
										Loperamidhydrochlorid
										Lorazepam
										Mebeverin
										Melatonin
2,0		n. k.					5,0		5,0	Menthol
										Mercaptopurin
										Methotrexat
										Methoxsalen (8-Methoxypsoralen)
		0,2								Methyl-4-hydroxybenzoat
										Methylrosaniliniumchlorid (Gentianaviolett)
		5,0								Methylsalicylat
										Metoprololtartrat
2,0		2,0								Metronidazol
										Metronidazolbenzoat
		n. k.								Miconazolnitrat
										Midazolamhydrochlorid
2,0		5,0					5,0		n. k.	Milchsäure
										Minocyclinhydrochlorid
										Minoxidil
0,1										Mometasonfuroat
		n. k.								Myrrhentinktur
						15,0 ZRB D08-K06 ZRB D08-K07				Nachtkerzenöl
										Nadolol
										Naltrexonhydrochlorid
										Naproxen
		n. k.								Natriumchlorid

Konzentrationsangaben soweit nicht anders angegeben in % (m/m)

3

F – K

Monographierte Grundlagen und Handelspräparate F–K

Wirkstoff	Fabitop® Basis Creme	Gel Cordes®	Grundlage für Suspensionen zum Einnehmen DAC	Grundlage für Suspensionen zum Einnehmen (NRF S.52.)	Hans Karrer Hand Repair MikroSilber	Hans Karrer Hydrocreme MikroSilber	Hans Karrer Lipocreme Eco	Hans Karrer Lipolotion Eco	Hans Karrer Lipocreme MikroSilber	Hans Karrer Lipolotion MikroSilber
Natriumfusidat										
Neomycinsulfat										
Nicotinamid										
Nifedipin										
Nitrofural										
Nitrofurantoin										
Nystatin										
Octenidindihydrochlorid										
Omeprazol										
Ondansetronhydrochlorid-Dihydrat										
Oseltamivirphosphat										
Oxandrolon										
Oxytetracyclinhydrochlorid										
Pantoprazol-Natrium-Sesquihydrat										
Paracetamol										
Penicillamin										
Pentoxifyllin										
Permethrin										
Pheniraminmaleat										
Phenobarbital										
Phenytoin										
Pinienöl										
Polidocanol 600 (Lauromacrogol 400)	5,0	1,0–5,0 ZRB D04-22				n. k.	n. k.	n. k.	n. k.	n. k.
Polihexanid-Lösung 20 %										
Polymyxin-B-sulfat										
Povidon-Iod										
Prednicarbat						0,5	0,5	0,5	0,5	0,5
Prednisolon	0,5	n. k.								
Prednisolonacetat		0,4 ZRB D07-96				0,5	0,5	0,5	0,5	0,5
Prednisolondihydrogen-phosphatdinatrium										
Pregabalin										
Procainhydrochlorid										
Progesteron										
Propranololhydrochlorid			1,0 mg/ml	1,0 mg/ml						

ZRB: Die ZRB-Nummern beziehen sich auf die entsprechende Monographie der ZIEGLER REZEPTURBIBLIOTHEK® (ZRB), in der eine komplett ausformulierte Herstellungsanweisung für die jeweilige Wirkstoff-Grundlagen-Kombination zu finden ist. Nähere Informationen hierzu finden sich auf Seite 63.

Hans Karrer Mandelölsalbe Eco	Hans Karrer Pigmentcreme MikroSilber Hell	Hautpflegesalbe W/L SR	Hydrophile Basisemulsion DAC	Hydrophobe Basiscreme DAC	Hydrophobes Basisgel DAC	Hydrophobe/Lipophile Triclosan-Creme (NRF 11.122.)	Hydroxyethylcellulosegel DAB	InfectoPyoderm® Salbe	Kühlcreme DAB	Wirkstoff
										Natriumfusidat
		0,5					0,5		0,5	Neomycinsulfat
										Nicotinamid
										Nifedipin
		0,2								Nitrofural
										Nitrofurantoin
		n. k.					100.000 I. E./g		100.000 I. E./g	Nystatin
										Octenidindihydrochlorid
										Omeprazol
										Ondansetronhydrochlorid-Dihydrat
										Oseltamivirphosphat
										Oxandrolon
		n. k.								Oxytetracyclinhydrochlorid
										Pantoprazol-Natrium-Sesquihydrat
										Paracetamol
										Penicillamin
										Pentoxifyllin
										Permethrin
		1,5								Pheniraminmaleat
										Phenobarbital
										Phenytoin
		1,5								Pinienöl
5,0						n. k.	3,0			Polidocanol 600 (Lauromacrogol 400)
										Polihexanid-Lösung 20 %
										Polymyxin-B-sulfat
		10,0					10,0		10,0	Povidon-Iod
										Prednicarbat
		n. k.								Prednisolon
0,5		1,0								Prednisolonacetat
										Prednisolondihydrogen-phosphatdinatrium
										Pregabalin
							2,0		2,0	Procainhydrochlorid
										Progesteron
										Propranololhydrochlorid

Konzentrationsangaben soweit nicht anders angegeben in % (m/m)

Monographierte Grundlagen und Handelspräparate F–K

Wirkstoff	Fabitop® Basis Creme	Gel Cordes®	Grundlage für Suspensionen zum Einnehmen DAC	Grundlage für Suspensionen zum Einnehmen (NRF S.52.)	Hans Karrer Hand Repair MikroSilber	Hans Karrer Hydrocreme MikroSilber	Hans Karrer Lipocreme Eco	Hans Karrer Lipolotion Eco	Hans Karrer Lipocreme MikroSilber	Hans Karrer Lipolotion MikroSilber
Propyl-4-hydroxybenzoat										
Propylthiouracil										
Pyridoxinhydrochlorid (Vitamin B_6)										
Ranitidinhydrochlorid										
Retinol (Vitamin A)										
Riboflavin (Vitamin B_2)										
Rifampicin										
Rivanol® (Ethacridinlactat-Monohydrat)										
Salicylsäure	10,0	10,0 ZRB D14-13								
Schwefel										
Sertralinhydrochlorid										
Silbernitrat										
Sildenafilcitrat										
Simvastatin										
Sotalolhydrochlorid										
Spironolacton										
Steinkohlenteer										
Steinkohlenteerlösung	10,0									
Sulfacetamid										
Sulfadiazin										
Sulfanilamid										
Sulfasalazin										
Tacrolimus-Monohydrat										
Tannin										
Terbinafinhydrochlorid										
Testosteronpropionat										
Tetracainhydrochlorid										
Tetracyclinhydrochlorid										
Lauromacrogol 400 (Polidocanol 600)	5,0	1,0–5,0				n. k.	n. k.	n. k.	n. k.	n. k.
Thiaminchloridhydrochlorid (Vitamin B_1)										
Thymianöl										
Thymol										
Tiagabinhydrochlorid										

ZRB: Die ZRB-Nummern beziehen sich auf die entsprechende Monographie der ZIEGLER REZEPTURBIBLIOTHEK® (ZRB), in der eine komplett ausformulierte Herstellungsanweisung für die jeweilige Wirkstoff-Grundlagen-Kombination zu finden ist. Nähere Informationen hierzu finden sich auf Seite 63.

Hans Karrer Mandelölsalbe Eco	Hans Karrer Pigmentcreme MikroSilber Hell	Hautpflegesalbe W/L SR	Hydrophile Basisemulsion DAC	Hydrophobe Basiscreme DAC	Hydrophobes Basisgel DAC	Hydrophobe/Lipophile Triclosan-Creme (NRF 11.122.)	Hydroxyethylcellulosegel DAB	InfectoPyoderm® Salbe	Kühlcreme DAB	Wirkstoff
		0,2								Propyl-4-hydroxybenzoat
										Propylthiouracil
										Pyridoxinhydrochlorid (Vitamin B_6)
										Ranitidinhydrochlorid
										Retinol (Vitamin A)
										Riboflavin (Vitamin B_2)
										Rifampicin
		1,0					1,0		1,0	Rivanol® (Ethacridinlactat-Monohydrat)
		5,0					5,0		5,0	Salicylsäure
							5,0		5,0	Schwefel
										Sertralinhydrochlorid
		n. k.								Silbernitrat
										Sildenafilcitrat
										Simvastatin
										Sotalolhydrochlorid
										Spironolacton
		n. k.				n. k.				Steinkohlenteer
		n. k.					10,0			Steinkohlenteerlösung
										Sulfacetamid
		5,0								Sulfadiazin
										Sulfanilamid
										Sulfasalazin
										Tacrolimus-Monohydrat
		1,0					n. k.		1,0	Tannin
										Terbinafinhydrochlorid
					2,0					Testosteronpropionat
		n. k.					0,5		0,5	Tetracainhydrochlorid
		n. k.					n. k.		n. k.	Tetracyclinhydrochlorid
5,0						n. k.	3,0			Lauromacrogol 400 (Polidocanol 600)
										Thiaminchloridhydrochlorid (Vitamin B_1)
		1,5								Thymianöl
										Thymol
										Tiagabinhydrochlorid

Konzentrationsangaben soweit nicht anders angegeben in % (m/m)

3

F – K

Monographierte Grundlagen und Handelspräparate F–K

Wirkstoff	Fabitop® Basis Creme	Gel Cordes®	Grundlage für Suspensionen zum Einnehmen DAC	Grundlage für Suspensionen zum Einnehmen (NRF S.52.)	Hans Karrer Hand Repair MikroSilber	Hans Karrer Hydrocreme MikroSilber	Hans Karrer Lipocreme Eco	Hans Karrer Lipolotion Eco	Hans Karrer Lipocreme MikroSilber	Hans Karrer Lipolotion MikroSilber
Topiramat										
Tosylchloramid-Natrium (Chloramin T)										
Tramdolhydrochlorid										
Tretinoin (Vitamin-A-Säure)	0,05	0,05 ZRB D10-06								
Triamcinolonacetonid	0,1	0,025–0,1 ZRB D07–99				0,1	0,1	0,1	0,1	0,1
Triclosan	2,0					2,0	2,0	2,0	2,0	2,0
Trimethoprim										
Tyrothricin										
Ursodesoxycholsäure										
Valsartan										
Vancomycinhydrochlorid										
Verapamilhydrochlorid										
Vitamin-A-palmitat	2,0									
Vitamin-A-Säure (Tretinoin)	0,05	0,05								
Zinkoxid	50,0									
Zinksulfat-Heptahydrat										
Zinkundecylenat										
Zonisamid										

ZRB: Die ZRB-Nummern beziehen sich auf die entsprechende Monographie der ZIEGLER REZEPTURBIBLIOTHEK® (ZRB), in der eine komplett ausformulierte Herstellungsanweisung für die jeweilige Wirkstoff-Grundlagen-Kombination zu finden ist. Nähere Informationen hierzu finden sich auf Seite 63.

Hans Karrer Mandelölsalbe Eco	Hans Karrer Pigmentcreme MikroSilber Hell	Hautpflegesalbe W/L SR	Hydrophile Basisemulsion DAC	Hydrophobe Basiscreme DAC	Hydrophobes Basisgel DAC	Hydrophobe/Lipophile Triclosan-Creme (NRF 11.122.)	Hydroxyethylcellulosegel DAB	InfectoPyoderm® Salbe	Kühlcreme DAB	Wirkstoff
										Topiramat
		n. k.					5,0		5,0	Tosylchloramid-Natrium (Chloramin T)
										Tramdolhydrochlorid
		0,1		0,1			0,1		0,1	Tretinoin (Vitamin-A-Säure)
0,1			0,1			0,1 ZRB D07-K12 ZRB D07-K13	0,1	0,1	0,1 ZRB D07–52	Triamcinolonacetonid
2,0				2,0						Triclosan
										Trimethoprim
		n. k.								Tyrothricin
										Ursodesoxycholsäure
										Valsartan
										Vancomycinhydrochlorid
										Verapamilhydrochlorid
										Vitamin-A-palmitat
		0,1		0,1			0,1		0,1	Vitamin-A-Säure (Tretinoin)
5,0		10,0					10,0		10,0	Zinkoxid
										Zinksulfat-Heptahydrat
		5,0								Zinkundecylenat
										Zonisamid

Konzentrationsangaben soweit nicht anders angegeben in % (m/m)

Monographierte Grundlagen und Handelspräparate L–O

Wirkstoff	Lanettecreme I FNA	Lanettecreme II FNA	Lanette-Emulsion FNA	Lanettesalbe FNA	Laticort® Creme	Laticort® Salbe	Linola® Creme	Linola® Fett Creme	Linolacort® Hydro Creme	Linoladiol® N Creme	Lipoderm® Lotion	Lipoderm® Omega Lotion	Lipo Lotio Cordes®	Lotio Cordes®
Acetazolamid														
Alfatradiol (17α-Estradiol)														
Allantoin														
Allopurinol														
Alprazolam														
Aluminiumacetattartrat-Lösung (Essig-weinsaure Tonerde)														
Aluminiumchlorid	n. k.	n. k.	n. k.											
Amiodaronhydrochlorid														
Amitriptylinhydrochlorid														
Amlodipin (als Amlodipinbesilat)														
Amlodipinbesilat														
Ammoniumbituminosulfonat (Ichthyol®)														1,0–5,0
Amphotericin B														
Atenolol														
Atropinsulfat-Monohydrat														
Avocadoöl														
Bacitracin														
Baclofen														
Bamipinhydrochlorid														
Basisches Bismutgallat														
Benzalkoniumchlorid														
Benzocain														
Benzoesäure		5,0												
Benzoylperoxid														
Benzylalkohol														
Benzylnicotinat														
Betamethasondipropionat														
Betamethasonvalerat											0,1		0,1 (mit Citratpuffer stabilisiert) ZRB D07-112	
Bifonazol														
Biotin														
Birkenteer														
Borretschsamenöl														

ZRB: Die ZRB-Nummern beziehen sich auf die entsprechende Monographie der ZIEGLER REZEPTURBIBLIOTHEK® (ZRB), in der eine komplett ausformulierte Herstellungsanweisung für die jeweilige Wirkstoff-Grundlagen-Kombination zu finden ist. Nähere Informationen hierzu finden sich auf Seite 63.

LOTRICOMB® Creme	Lygal® Kopfsalbe N 3%	Lygal® Salbengrundlage	Macrogolsalbe DAC	Milch Cordes®	Neuroderm® Pflegecreme	Neuroderm® Pflegecreme Lipo	Nichtionische hydrophile Creme DAB	Nichtionische hydrophile Creme SR DAC	Nichtionisches wasserhaltiges Liniment DAC	Onychomal® Creme	Optiderm® Creme	Optiderm® Lotion	Wirkstoff
													Acetazolamid
													Alfatradiol (17α-Estradiol)
			0,5				0,5	0,5	0,5				Allantoin
													Allopurinol
													Alprazolam
								10,0	10,0				Aluminiumacetattartrat-Lösung (Essig-weinsaure Tonerde)
			n. k.				10,0						Aluminiumchlorid
													Amiodaronhydrochlorid
													Amitriptylinhydrochlorid
													Amlodipin (als Amlodipinbesilat)
													Amlodipinbesilat
				1,0–5,0	n. k.	n. k.							Ammoniumbituminosulfonat (Ichthyol®)
			3,0				3,0	3,0	3,0				Amphotericin B
													Atenolol
													Atropinsulfat-Monohydrat
													Avocadoöl
			500,0 I. E./g				500,0 I. E./g	500,0 I. E./g	500,0 I. E./g				Bacitracin
													Baclofen
													Bamipinhydrochlorid
			10,0				10,0	10,0	10,0				Basisches Bismutgallat
			0,5				n. k.						Benzalkoniumchlorid
			10,0				10,0	10,0	10,0				Benzocain
													Benzoesäure
	n. k.	n. k.	5,0				5,0	5,0	5,0				Benzoylperoxid
			10,0				n. k.						Benzylalkohol
								3,0	3,0				Benzylnicotinat
													Betamethasondipropionat
	0,15 ZRB D07-K06	0,15 ZRB D07-15		0,1	0,1 ZRB D07 14	0,1							Betamethasonvalerat
								1,0	1,0				Bifonazol
													Biotin
													Birkenteer
													Borretschsamenöl

Konzentrationsangaben soweit nicht anders angegeben in % (m/m)

3 L–O

Monographierte Grundlagen und Handelspräparate L–O

Wirkstoff	Lanettecreme I FNA	Lanettecreme II FNA	Lanette-Emulsion FNA	Lanettesalbe FNA	Laticort® Creme	Laticort® Salbe	Linola® Creme	Linola® Fett Creme	Linolacort® Hydro Creme	Linoladiol® N Creme	Lipoderm® Lotion	Lipoderm® Omega Lotion	Lipo Lotio Cordes®	Lotio Cordes®
Calciumchlorid														
Campher														
Capsaicin(oide)														
Captopril														
Carbamazepin														
Carbidopa-Monohydrat														
Carvedilol														
Celecoxib														
Cetirizin														
Cetylpyridiniumchlorid														
Chinidinsulfat														
Chinolinolsulfat-Monohydrat (8-Hydroxychinolinsulfat-Monohydrat)														
Chloralhydrat														
Chloramin T (Tosylchloramid-Natrium)														
Chloramphenicol														
Chlorhexidindiacetat			n. k.	n. k.										
Chlorhexidindigluconat	n. k.	n. k.	n. k.	n. k.										
Chlorhexidinhydrochlorid	n. k.	n. k.												
Chloroquinphosphat														
Chlorphenoxaminhydrochlorid														
Chlortetracyclin(hydrochlorid)														
Ciclopiroxolamin														
Ciclosporin														
Ciprofloxacinhydrochlorid														
Clemastinfumarat														
Clindamycindihydrogen-phosphat		n. k.		n. k.						1,2				
Clindamycinhydrochlorid		n. k.	n. k.	n. k.										
Clioquinol									2,0					
Clobetasolbutyrat														
Clobetasolpropionat													0,05 ZRB D07-106	0,05 ZRB D07-81
Clomipraminhydrochlorid														
Clonazepam														
Clotrimazol							1,0 ZRB D01-13		1,0 ZRB D01-K12			2,0		

ZRB: Die ZRB-Nummern beziehen sich auf die entsprechende Monographie der ZIEGLER REZEPTURBIBLIOTHEK® (ZRB), in der eine komplett ausformulierte Herstellungsanweisung für die jeweilige Wirkstoff-Grundlagen-Kombination zu finden ist. Nähere Informationen hierzu finden sich auf Seite 63.

LOTRICOMB® Creme	Lygal® Kopfsalbe N 3%	Lygal® Salbengrundlage	Macrogolsalbe DAC	Milch Cordes®	Neuroderm® Pflegecreme	Neuroderm® Pflegecreme Lipo	Nichtionische hydrophile Creme DAB	Nichtionische hydrophile Creme SR DAC	Nichtionisches wasserhaltiges Liniment DAC	Onychomal® Creme	Optiderm® Creme	Optiderm® Lotion	Wirkstoff
			5,0				5,0						Calciumchlorid
			5,0				5,0	5,0	5,0				Campher
													Capsaicin(oide)
													Captopril
													Carbamazepin
													Carbidopa-Monohydrat
													Carvedilol
													Celecoxib
													Cetirizin
													Cetylpyridiniumchlorid
													Chinidinsulfat
													Chinolinolsulfat-Monohydrat (8-Hydroxychinolinsulfat-Monohydrat)
													Chloralhydrat
			5,0				5,0						Chloramin T (Tosylchloramid-Natrium)
	n. k.	n. k.	1,0				1,0	1,0	1,0				Chloramphenicol
													Chlorhexidindiacetat
	n. k.						1,0						Chlorhexidindigluconat
								1,0	1,0				Chlorhexidinhydrochlorid
													Chloroquinphosphat
													Chlorphenoxaminhydrochlorid
			3,0				3,0						Chlortetracyclin(hydrochlorid)
													Ciclopiroxolamin
													Ciclosporin
													Ciprofloxacinhydrochlorid
								0,03	0,03				Clemastinfumarat
													Clindamycindihydrogen-phosphat
													Clindamycinhydrochlorid
	n. k.	n. k.	5,0				5,0	5,0	5,0		3,0	3,0	Clioquinol
													Clobetasolbutyrat
	0,05 ZRB D07-K09	0,05 ZRB D07-21		0,05 ZRB D07-82									Clobetasolpropionat
													Clomipraminhydrochlorid
													Clonazepam
	n. k.		1,0	1,0			1,0	2,0	2,0		1,0	1,0	Clotrimazol

Konzentrationsangaben soweit nicht anders angegeben in % (m/m)

Monographierte Grundlagen und Handelspräparate L–O

Wirkstoff	Lanettecreme I FNA	Lanettecreme II FNA	Lanette-Emulsion FNA	Lanettesalbe FNA	Laticort® Creme	Laticort® Salbe	Linola® Creme	Linola® Fett Creme	Linolacort® Hydro Creme	Linoladiol® N Creme	Lipoderm® Lotion	Lipoderm® Omega Lotion	Lipo Lotio Cordes®	Lotio Cordes®
Coffein														
Colecalciferol (Vitamin D_3)														
Cyanocobalamin (Vitamin B_{12})														
Cyproteronacetat														
Dapson														
Dexamethason														
Dexpanthenol												5,0		
Diclofenac-Natrium														
Diltiazemhydrochlorid														
Dimethylsulfoxid														
Dimeticon														
Dimetindenmaleat														
Diphenhydraminhydrochlorid														
Dipyridamol														
Dithranol														
Domperidon														
Econazol														
Enalaprilmaleat														
Erythromycin[1]							4,0 ZRB D06-22	2,0 ZRB D06-23		2,0				1,0–2,0 ZRB D06-06
Esomeprazol-Magnesium-Trihydrat														
Essig-weinsaure Tonerde (Aluminiumacetattartrat-Lösung)														
Estradiol														
Estradiolbenzoat														
Estradiol-Hemihydrat														
17α-Estradiol (Alfatradiol)														
Estriol														
Estron														
Ethacridinlactat-Monohydrat (Rivanol®)														
Ethanol														
Finasterid														
Flecainidacetat														
Fluocinolonacetonid														

ZRB: Die ZRB-Nummern beziehen sich auf die entsprechende Monographie der ZIEGLER REZEPTURBIBLIOTHEK® (ZRB), in der eine komplett ausformulierte Herstellungsanweisung für die jeweilige Wirkstoff-Grundlagen-Kombination zu finden ist. Nähere Informationen hierzu finden sich auf Seite 63.

[1] Erythromycinhaltige Zubereitungen müssen auf einen pH-Wert von 7–10 eingestellt werden. Cave: Rezeptierbaren pH-Bereich der ggf. enthaltenen Konservierungsmittel beachten!

LOTRICOMB® Creme	Lygal® Kopfsalbe N 3%	Lygal® Salbengrundlage	Macrogolsalbe DAC	Milch Cordes®	Neuroderm® Pflegecreme	Neuroderm® Pflegecreme Lipo	Nichtionische hydrophile Creme DAB	Nichtionische hydrophile Creme SR DAC	Nichtionisches wasserhaltiges Liniment DAC	Onychomal® Creme	Optiderm® Creme	Optiderm® Lotion	Wirkstoff
													Coffein
													Colecalciferol (Vitamin D_3)
													Cyanocobalamin (Vitamin B_{12})
													Cyproteronacetat
													Dapson
		0,05	0,1				0,1	0,1	0,1				Dexamethason
			5,0	2,0–5,0 ZRB D03-01			5,0 ZRB D03-04	5,0	5,0				Dexpanthenol
													Diclofenac-Natrium
							2,0						Diltiazemhydrochlorid
													Dimethylsulfoxid
			10,0				10,0	10,0	10,0				Dimeticon
													Dimetindenmaleat
			2,0				2,0						Diphenhydraminhydrochlorid
													Dipyridamol
			3,0				n. k.						Dithranol
													Domperidon
													Econazol
													Enalaprilmaleat
	n. k.	n. k.	2,0	1,0–2,0 ZRB D06-13	n. k.	n. k.	2,0		2,0		n. k.	n. k.	Erythromycin[1]
													Esomeprazol-Magnesium-Trihydrat
								10,0	10,0				Essig-weinsaure Tonerde (Aluminiumacetattartrat-Lösung)
													Estradiol
													Estradiolbenzoat
													Estradiol-Hemihydrat
													17α-Estradiol (Alfatradiol)
													Estriol
													Estron
			1,0				1,0						Ethacridinlactat-Monohydrat (Rivanol®)
													Ethanol
													Finasterid
													Flecainidacetat
													Fluocinolonacetonid

Konzentrationsangaben soweit nicht anders angegeben in % (m/m)

Monographierte Grundlagen und Handelspräparate L–O

Wirkstoff	Lanettecreme I FNA	Lanettecreme II FNA	Lanette-Emulsion FNA	Lanettesalbe FNA	Laticort® Creme	Laticort® Salbe	Linola® Creme	Linola® Fett Creme	Linolacort® Hydro Creme	Linoladiol® N Creme	Lipoderm® Lotion	Lipoderm® Omega Lotion	Lipo Lotio Cordes®	Lotio Cordes®
Folsäure														
Furosemid														
Fusidinsäure					2,0									
Gabapentin														
Gentamicin(sulfat)														
Gentianaviolett (Methylrosaniliniumchlorid)														
Glutamin														
Glycerol												5,0	10,0 ZRB D02-28	5,0
Glyceroltrinitrat														
Glycopyrroniumbromid														
Griseofulvin														
Haloperidol														
Harnstoff							10,0 ZRB D19-07	10,0 ZRB D19-08	10,0 ZRB D07-K21 ZRB D07-K22			10,0	10,0 (mit Lactatpuffer stabilisiert) ZRB D19-25	3,0–5,0 ZRB D19-20
Hydrochinon							4,0							
Hydrochlorothiazid														
Hydrocortison							1,0 ZRB D07-27	1,0 ZRB D07-28						
Hydrocortison-21-hydrogensuccinat														
Hydrocortisonacetat			1,0				1,0 ZRB D07-34	1,0 ZRB D07-35			2,5	2,5		
Hydrocortisonbutyrat														
Hydrocortisonnatriumphosphat														
8-Hydroxychinolinsulfat-Monohydrat (Chinolinolsulfat-Monohydrat)														
Ichthyol® (Ammoniumbituminosulfonat)														1,0–5,0 ZRB D13-K07
Imipraminhydrochlorid														
Isoniazid														
Isosorbiddinitrat														
Itraconazol														
Kaliumiodid														
Ketoconazol														
Ketoprofen														
Labetalolhydrochlorid														
Lamotrigin														

ZRB: Die ZRB-Nummern beziehen sich auf die entsprechende Monographie der ZIEGLER REZEPTURBIBLIOTHEK® (ZRB), in der eine komplett ausformulierte Herstellungsanweisung für die jeweilige Wirkstoff-Grundlagen-Kombination zu finden ist. Nähere Informationen hierzu finden sich auf Seite 63.

3

L–O

LOTRICOMB® Creme	Lygal® Kopfsalbe N 3%	Lygal® Salbengrundlage	Macrogolsalbe DAC	Milch Cordes®	Neuroderm® Pflegecreme	Neuroderm® Pflegecreme Lipo	Nichtionische hydrophile Creme DAB	Nichtionische hydrophile Creme SR DAC	Nichtionisches wasserhaltiges Liniment DAC	Onychomal® Creme	Optiderm® Creme	Optiderm® Lotion	Wirkstoff
													Folsäure
													Furosemid
													Fusidinsäure
													Gabapentin
	n. k.	n. k.	0,2	0,1			0,2						Gentamicin(sulfat)
													Gentianaviolett (Methylrosaniliniumchlorid)
													Glutamin
				5,0–10,0 ZRB D02-22									Glycerol
													Glyceroltrinitrat
													Glycopyrroniumbromid
													Griseofulvin
													Haloperidol
	n. k.	40,0 ZRB D19-10 ZRB U02-02	10,0	3,0–10,0 ZRB D19-18	5,0 ZRB D19-02	n. k.	10,0	10,0	10,0	10,0	5,0	5,0	Harnstoff
													Hydrochinon
													Hydrochlorothiazid
		1,0	1,0	0,25–1,0 ZRB D07-87	1,0 ZRB D07-29	1,0	1,0	1,0	1,0		1,0	1,0	Hydrocortison
													Hydrocortison-21-hydrogensuccinat
		1,0			0,5 ZRB D07-32	0,5	0,25–1,0	1,0	1,0				Hydrocortisonacetat
													Hydrocortisonbutyrat
													Hydrocortisonnatriumphosphat
													8-Hydroxychinolinsulfat-Monohydrat (Chinolinolsulfat-Monohydrat)
				1,0–5,0 ZRB D13-04	n. k.	n. k.							Ichthyol® (Ammoniumbituminosulfonat)
													Imipraminhydrochlorid
													Isoniazid
													Isosorbiddinitrat
													Itraconazol
			3,5				3,5	3,5	3,5				Kaliumiodid
													Ketoconazol
													Ketoprofen
													Labetalolhydrochlorid
													Lamotrigin

Konzentrationsangaben soweit nicht anders angegeben in % (m/m)

3

L – O

Monographierte Grundlagen und Handelspräparate L–O

Wirkstoff	Lanettecreme I FNA	Lanettecreme II FNA	Lanette-Emulsion FNA	Lanettesalbe FNA	Laticort® Creme	Laticort® Salbe	Linola® Creme	Linola® Fett Creme	Linolacort® Hydro Creme	Linoladiol® N Creme	Lipoderm® Lotion	Lipoderm® Omega Lotion	Lipo Lotio Cordes®	Lotio Cordes®
Lansoprazol														
Lavendelöl														
Lebertran														
Leinöl														
Levodopa														
Levofloxacin														
Lidocainhydrochlorid	n. k.	n. k.	n. k.	n. k.			4,0	4,0						
Lisinopril														
Lisinopril-Dihydrat														
Loperamidhydrochlorid														
Lorazepam														
Mebeverin														
Melatonin														
Menthol	1,0						5,0	5,0				3,0		
Mercaptopurin														
Methotrexat														
Methoxsalen (8-Methoxypsoralen)														
Methyl-4-hydroxybenzoat														
Methylrosaniliniumchlorid (Gentianaviolett)														
Methylsalicylat														
Metoprololtartrat														
Metronidazol							2,0 ZRB D06-33	2,0 ZRB D06-34						0,75 ZRB D06-K24
Metronidazolbenzoat														
Miconazolnitrat	n. k.	n. k.	n. k.	n. k.										
Midazolamhydrochlorid														
Milchsäure														
Minocyclinhydrochlorid														
Minoxidil														
Mometasonfuroat														
Myrrhentinktur														
Nachtkerzenöl													20,0 ZRB D02-27	
Nadolol														
Naltrexonhydrochlorid														
Naproxen														

ZRB: Die ZRB-Nummern beziehen sich auf die entsprechende Monographie der ZIEGLER REZEPTURBIBLIOTHEK® (ZRB), in der eine komplett ausformulierte Herstellungsanweisung für die jeweilige Wirkstoff-Grundlagen-Kombination zu finden ist. Nähere Informationen hierzu finden sich auf Seite 63.

LOTRICOMB® Creme	Lygal® Kopfsalbe N 3%	Lygal® Salbengrundlage	Macrogolsalbe DAC	Milch Cordes®	Neuroderm® Pflegecreme	Neuroderm® Pflegecreme Lipo	Nichtionische hydrophile Creme DAB	Nichtionische hydrophile Creme SR DAC	Nichtionisches wasserhaltiges Liniment DAC	Onychomal® Creme	Optiderm® Creme	Optiderm® Lotion	Wirkstoff
													Lansoprazol
													Lavendelöl
													Lebertran
													Leinöl
													Levodopa
													Levofloxacin
		3,0											Lidocainhydrochlorid
													Lisinopril
													Lisinopril-Dihydrat
													Loperamidhydrochlorid
													Lorazepam
													Mebeverin
													Melatonin
			5,0				5,0	5,0	5,0				Menthol
													Mercaptopurin
													Methotrexat
													Methoxsalen (8-Methoxypsoralen)
								0,2	0,2				Methyl-4-hydroxybenzoat
													Methylrosaniliniumchlorid (Gentianaviolett)
								5,0	5,0				Methylsalicylat
													Metoprololtartrat
				0,8 ZRB D06-57					2,0				Metronidazol
													Metronidazolbenzoat
								2,0	2,0				Miconazolnitrat
													Midazolamhydrochlorid
			5,0				5,0	5,0	5,0				Milchsäure
													Minocyclinhydrochlorid
													Minoxidil
	0,1												Mometasonfuroat
								3,0	3,0				Myrrhentinktur
													Nachtkerzenöl
													Nadolol
													Naltrexonhydrochlorid
													Naproxen

Konzentrationsangaben soweit nicht anders angegeben in % (m/m)

Monographierte Grundlagen und Handelspräparate L–O

Wirkstoff	Lanettecreme I FNA	Lanettecreme II FNA	Lanette-Emulsion FNA	Lanettesalbe FNA	Laticort® Creme	Laticort® Salbe	Linola® Creme	Linola® Fett Creme	Linolacort® Hydro Creme	Linoladiol® N Creme	Lipoderm® Lotion	Lipoderm® Omega Lotion	Lipo Lotio Cordes®	Lotio Cordes®
Natriumchlorid														
Natriumfusidat						2,0								
Neomycinsulfat														
Nicotinamid														
Nifedipin														
Nitrofural														
Nitrofurantoin														
Nystatin														100.000 I. E./g ZRB D01-K25
Octenidindihydrochlorid									0,1 ZRB D07-K28 ZRB D07-K29					
Omeprazol														
Ondansetronhydrochlorid-Dihydrat														
Oseltamivirphosphat														
Oxandrolon														
Oxytetracyclinhydrochlorid														
Pantoprazol-Natrium-Sesquihydrat														
Paracetamol														
Penicillamin														
Pentoxifyllin														
Permethrin														
Pheniraminmaleat														
Phenobarbital														
Phenytoin														
Pinienöl														
Polidocanol 600 (Lauromacrogol 400)												n. k.		0,5–5,0 ZRB D04-K08
Polihexanid-Lösung 20 %														
Polymyxin-B-sulfat														
Povidon-Iod														
Prednicarbat													0,25 (D07-104)	
Prednisolon														
Prednisolonacetat											0,5			
Prednisolondihydrogen-phosphatdinatrium														
Pregabalin														

ZRB: Die ZRB-Nummern beziehen sich auf die entsprechende Monographie der ZIEGLER REZEPTURBIBLIOTHEK® (ZRB), in der eine komplett ausformulierte Herstellungsanweisung für die jeweilige Wirkstoff-Grundlagen-Kombination zu finden ist. Nähere Informationen hierzu finden sich auf Seite 63.

LOTRICOMB® Creme	Lygal® Kopfsalbe N 3%	Lygal® Salbengrundlage	Macrogolsalbe DAC	Milch Cordes®	Neuroderm® Pflegecreme	Neuroderm® Pflegecreme Lipo	Nichtionische hydrophile Creme DAB	Nichtionische hydrophile Creme SR DAC	Nichtionisches wasserhaltiges Liniment DAC	Onychomal® Creme	Optiderm® Creme	Optiderm® Lotion	Wirkstoff
				5,0–10,0				10,0	10,0				Natriumchlorid
													Natriumfusidat
			0,5				0,5						Neomycinsulfat
													Nicotinamid
													Nifedipin
								0,2	0,2				Nitrofural
													Nitrofurantoin
			100.000 I. E./g				100.000 I. E./g						Nystatin
													Octenidindihydrochlorid
													Omeprazol
													Ondansetronhydrochlorid-Dihydrat
													Oseltamivirphosphat
													Oxandrolon
													Oxytetracyclinhydrochlorid
													Pantoprazol-Natrium-Sesquihydrat
													Paracetamol
													Penicillamin
													Pentoxifyllin
													Permethrin
													Pheniraminmaleat
													Phenobarbital
													Phenytoin
								1,5	1,5				Pinienöl
n. k.	5,0	5,0	3,0	5,0–10,0 ZRB D04-21	n. k.	n. k.	5,0 ZRB D04-06	5,0	5,0				Polidocanol 600 (Lauromacrogol 400)
													Polihexanid-Lösung 20 %
													Polymyxin-B-sulfat
			10,0				10,0	10,0	10,0				Povidon Iod
													Prednicarbat
	0,5	0,5						0,5	0,5				Prednisolon
	0,5	0,5						1,0	1,0				Prednisolonacetat
													Prednisolondihydrogen-phosphatdinatrium
													Pregabalin

Konzentrationsangaben soweit nicht anders angegeben in % (m/m)

Monographierte Grundlagen und Handelspräparate L–O

Wirkstoff	Lanettecreme I FNA	Lanettecreme II FNA	Lanette-Emulsion FNA	Lanettesalbe FNA	Laticort® Creme	Laticort® Salbe	Linola® Creme	Linola® Fett Creme	Linolacort® Hydro Creme	Linoladiol® N Creme	Lipoderm® Lotion	Lipoderm® Omega Lotion	Lipo Lotio Cordes®	Lotio Cordes®
Procainhydrochlorid														
Progesteron														
Propranololhydrochlorid														
Propyl-4-hydroxybenzoat														
Propylthiouracil														
Pyridoxinhydrochlorid (Vitamin B_6)														
Ranitidinhydrochlorid														
Retinol (Vitamin A)														
Riboflavin (Vitamin B_2)														
Rifampicin														
Rivanol® (Ethacridinlactat-Monohydrat)														
Salicylsäure	5,0	5,0					5,0 ZRB D14-01	5,0 ZRB D14-02	3,0 ZRB D07-K31 ZRB D07-K32		n. k.	5,0		
Schwefel							10,0	10,0						
Sertralinhydrochlorid														
Silbernitrat														
Sildenafilcitrat														
Simvastatin														
Sotalolhydrochlorid														
Spironolacton														
Steinkohlenteer														
Steinkohlenteerlösung				20,0 ZRB D05-08										
Sulfacetamid														
Sulfadiazin														
Sulfanilamid														
Sulfasalazin														
Tacrolimus-Monohydrat														
Tannin														
Terbinafinhydrochlorid														
Testosteronpropionat								2,0 ZRB D20-01						
Tetracainhydrochlorid														
Tetracyclinhydrochlorid	n. k.	n. k.	n. k.	n. k.										
Lauromacrogol 400 (Polidocanol 600)												n. k.		0,5–5,0

ZRB: Die ZRB-Nummern beziehen sich auf die entsprechende Monographie der ZIEGLER REZEPTURBIBLIOTHEK® (ZRB), in der eine komplett ausformulierte Herstellungsanweisung für die jeweilige Wirkstoff-Grundlagen-Kombination zu finden ist. Nähere Informationen hierzu finden sich auf Seite 63.

LOTRICOMB® Creme	Lygal® Kopfsalbe N 3%	Lygal® Salbengrundlage	Macrogolsalbe DAC	Milch Cordes®	Neuroderm® Pflegecreme	Neuroderm® Pflegecreme Lipo	Nichtionische hydrophile Creme DAB	Nichtionische hydrophile Creme SR DAC	Nichtionisches wasserhaltiges Liniment DAC	Onychomal® Creme	Optiderm® Creme	Optiderm® Lotion	Wirkstoff
			2,0				2,0						Procainhydrochlorid
													Progesteron
													Propranololhydrochlorid
								0,2	0,2				Propyl-4-hydroxybenzoat
													Propylthiouracil
													Pyridoxinhydrochlorid (Vitamin B_6)
													Ranitidinhydrochlorid
													Retinol (Vitamin A)
													Riboflavin (Vitamin B_2)
													Rifampicin
			1,0				1,0						Rivanol® (Ethacridinlactat-Monohydrat)
	7,0 ZRB D14-04	10,0 ZRB D14-05					n. k.	5,0			n. k.	n. k.	Salicylsäure
			5,0				5,0	10,0	10,0		5,0	5,0	Schwefel
													Sertralinhydrochlorid
													Silbernitrat
													Sildenafilcitrat
													Simvastatin
													Sotalolhydrochlorid
													Spironolacton
	n. k.	n. k.											Steinkohlenteer
	n. k.	n. k.	10,0				10,0	20,0	20,0		5,0	5,0	Steinkohlenteerlösung
													Sulfacetamid
								5,0	5,0				Sulfadiazin
													Sulfanilamid
													Sulfasalazin
													Tacrolimus-Monohydrat
			n. k.				n. k.						Tannin
													Terbinafinhydrochlorid
													Testosteronpropionat
		3,0	0,5				n. k.	0,5	0,5				Tetracainhydrochlorid
			1,0				n. k.	0,5	0,5				Tetracyclinhydrochlorid
	5,0	5,0	3,0	5,0–10,0	n. k.	n. k.		5,0	5,0				Lauromacrogol 400 (Polidocanol 600)

Konzentrationsangaben soweit nicht anders angegeben in % (m/m)

Monographierte Grundlagen und Handelspräparate L–O

Wirkstoff	Lanettecreme I FNA	Lanettecreme II FNA	Lanette-Emulsion FNA	Lanettesalbe FNA	Laticort® Creme	Laticort® Salbe	Linola® Creme	Linola® Fett Creme	Linolacort® Hydro Creme	Linoladiol® N Creme	Lipoderm® Lotion	Lipoderm® Omega Lotion	Lipo Lotio Cordes®	Lotio Cordes®
Thiaminchloridhydrochlorid (Vitamin B_1)														
Thymianöl														
Thymol														
Tiagabinhydrochlorid														
Topiramat														
Tosylchloramid-Natrium (Chloramin T)														
Tramdolhydrochlorid														
Tretinoin (Vitamin-A-Säure)							0,05			0,05				
Triamcinolonacetonid	0,1		0,1				0,1 ZRB D07-56	0,1 ZRB D07-57					0,1 (D07-105)	0,1 ZRB D07-100
Triclosan											2,0	2,0		
Trimethoprim														
Tyrothricin														
Ursodesoxycholsäure														
Valsartan														
Vancomycinhydrochlorid														
Verapamilhydrochlorid														
Vitamin-A-palmitat														
Vitamin-A-Säure (Tretinoin)							0,05			0,05				
Zinkoxid							30,0 ZRB D16-03	30,0 ZRB D16-04	10,0 ZRB D07-K24 ZRB D07-K35					
Zinksulfat-Heptahydrat														
Zinkundecylenat														
Zonisamid														

ZRB: Die ZRB-Nummern beziehen sich auf die entsprechende Monographie der ZIEGLER REZEPTURBIBLIOTHEK® (ZRB), in der eine komplett ausformulierte Herstellungsanweisung für die jeweilige Wirkstoff-Grundlagen-Kombination zu finden ist. Nähere Informationen hierzu finden sich auf Seite 63.

LOTRICOMB® Creme	Lygal® Kopfsalbe N 3%	Lygal® Salbengrundlage	Macrogolsalbe DAC	Milch Cordes®	Neuroderm® Pflegecreme	Neuroderm® Pflegecreme Lipo	Nichtionische hydrophile Creme DAB	Nichtionische hydrophile Creme SR DAC	Nichtionisches wasserhaltiges Liniment DAC	Onychomal® Creme	Optiderm® Creme	Optiderm® Lotion	Wirkstoff
													Thiaminchloridhydrochlorid (Vitamin B_1)
								1,5	1,5				Thymianöl
													Thymol
													Tiagabinhydrochlorid
													Topiramat
			5,0				5,0						Tosylchloramid-Natrium (Chloramin T)
													Tramdolhydrochlorid
			0,1				0,1	0,1	0,1				Tretinoin (Vitamin-A-Säure)
	0,1 ZRB D07-15	0,1 ZRB D07-61	0,1	0,025–0,1 ZRB D07-101	0,1 ZRB D07-43	0,1	0,1	0,1	0,1		0,1	0,1	Triamcinolonacetonid
				2,0–3,0 ZRB D08-18	2,0 ZRB D08-19	2,0							Triclosan
													Trimethoprim
								0,1	0,1				Tyrothricin
													Ursodesoxycholsäure
													Valsartan
													Vancomycinhydrochlorid
													Verapamilhydrochlorid
													Vitamin-A-palmitat
			0,1				0,1	0,1	0,1				Vitamin-A-Säure (Tretinoin)
	n. k.		10,0				10,0	10,0	10,0				Zinkoxid
													Zinksulfat-Heptahydrat
								5,0	5,0				Zinkundecylenat
													Zonisamid

Konzentrationsangaben soweit nicht anders angegeben in % (m/m)

3

L–O

Monographierte Grundlagen und Handelspräparate P–Z

Wirkstoff	Pasta Cordes®	Sebexol® Basic	Sebexol® Creme Lotio	Selergo® 1% Creme	Sililevo® Nagellack	SyrSpend SF Alka (Pulver)	SyrSpend SF PH4 (aromafrei)	SyrSpend SF PH4 (aromatisiert)	SyrSpend SF PH4 (Pulver)	SyrSpend SF PH4 NEO (Pulver)	Tannosynt® Creme	Tannosynt® flüssig	Tannosynt® Lotio	Topisolon® Basissalbe
Acetazolamid						n. k.	25,0 mg/ml	25,0 mg/ml	25,0 mg/ml	25,0 mg/ml				
Alfatradiol (17α-Estradiol)														
Allantoin		0,5	0,5											
Allopurinol						n. k.	20,0 mg/ml ZRB O18-01	20,0 mg/ml ZRB O18-01	20,0 mg/ml ZRB O18-01	20,0 mg/ml				
Alprazolam						n. k.	1,0 mg/ml ZRB O28-01	1,0 mg/ml ZRB O28-01	1,0 mg/ml ZRB O28-01	1,0 mg/ml				
Aluminiumacetattartrat-Lösung (Essig-weinsaure Tonerde)														
Aluminiumchlorid		n. k.	n. k.											
Amiodaronhydrochlorid						n. k.	5,0 mg/ml ZRB O14-01	5,0 mg/ml ZRB O14-01	5,0 mg/ml ZRB O14-01	5,0 mg/ml				
Amitriptylinhydrochlorid						n. k.	10,0 mg/ml ZRB O17-01	10,0 mg/ml ZRB O17-01	10,0 mg/ml ZRB O17-01	10,0 mg/ml				
Amlodipin (als Amlodipinbesilat)						n. k.	1,0 mg/ml	1,0 mg/ml	1,0 mg/ml	1,0 mg/ml				
Amlodipinbesilat						n. k.	1,0 mg/ml ZRB O14-02	1,0 mg/ml ZRB O14-02	1,0 mg/ml ZRB O14-02	1,0 mg/ml				
Ammoniumbituminosulfonat (Ichthyol®)	2,0–10,0	5,0	5,0										5,0	
Amphotericin B		3,0	3,0											
Atenolol						n. k.	5,0 mg/ml ZRB O14-03	5,0 mg/ml ZRB O14-03	5,0 mg/ml ZRB O14-03	5,0 mg/ml				
Atropinsulfat-Monohydrat						n. k.	0,1 mg/ml ZRB O29-01	0,1 mg/ml ZRB O29-01	0,1 mg/ml ZRB O29-01	0,1 mg/ml				
Avocadoöl														
Bacitracin		500,0 I. E./g	500,0 I. E./g											
Baclofen						n. k.	10,0 mg/ml ZRB O30-01	10,0 mg/ml ZRB O30-01	10,0 mg/ml ZRB O30-01	10,0 mg/ml				
Bamipinhydrochlorid														
Basisches Bismutgallat														
Benzalkoniumchlorid														
Benzocain		10,0	10,0											
Benzoesäure														
Benzoylperoxid		5,0	5,0	n. k.										
Benzylalkohol														
Benzylnicotinat		2,0	2,0											
Betamethasondipropionat														
Betamethasonvalerat	0,122 ZRB D07-71	0,1	0,1	n. k.										
Bifonazol		2,0	2,0											
Biotin														

[1] Die Kompatibilitätsdaten der Handelspräparate Eucerinum® anhydricum bzw. Eucerinum® cum aqua sind in die Angaben zu den inhaltsgleichen DAB-Grundlagen Wollwachsalkoholsalbe DAB bzw. Wollwachsalkoholcreme DAB eingeflossen.

ZRB: Die ZRB-Nummern beziehen sich auf die entsprechende Monographie der ZIEGLER REZEPTURBIBLIOTHEK® (ZRB), in der eine komplett ausformulierte Herstellungsanweisung für die jeweilige Wirkstoff-Grundlagen-Kombination zu finden ist. Nähere Informationen hierzu finden sich auf Seite 63.

Topisolon® Salbe	TrichoFoam™	TrichoSol™	Unguentum Cordes®	Vario-Grundlage	Vaselin-Lanettecreme FNA	Warzensalbe (NRF 11.31.)	Wasserhaltige Wollwachsalkoholsalben SR DAC	Wasserhaltiges Carbomergel DAB	Wasserhaltiges Liniment SR DAC	Wolff® Basis Creme Halbfett	Wollwachsalkoholcreme DAB[1]	Wollwachsalkoholsalbe DAB[1]	Wollwachsalkoholsalben SR DAC	Wirkstoff
														Acetazolamid
														Alfatradiol (17α-Estradiol)
							0,5	0,5	0,5		2,0	0,5	0,5	Allantoin
														Allopurinol
														Alprazolam
							n. k.		10,0				10,0	Aluminiumacetattartrat-Lösung (Essig-weinsaure Tonerde)
							n. k.	n. k.	n. k.		n. k.	n. k.	n. k.	Aluminiumchlorid
														Amiodaronhydrochlorid
														Amitriptylinhydrochlorid
														Amlodipin (als Amlodipinbesilat)
														Amlodipinbesilat
			2,0–20,0				n. k.		n. k.		2,0	5,0–50,0	n. k.	Ammoniumbituminosulfonat (Ichthyol®)
							n. k.	3,0	3,0		n. k.	3,0	3,0	Amphotericin B
														Atenolol
														Atropinsulfat-Monohydrat
			20,0											Avocadoöl
							n. k.	n. k.	500,0 I. E./g		n. k.	500,0 I. E./g	500,0 I. E./g	Bacitracin
														Baclofen
							n. k.		n. k.				n. k.	Bamipinhydrochlorid
							10,0	n. k.	10,0		10,0	10,0	10,0	Basisches Bismutgallat
							n. k.	n. k.	n. k.		n. k.	0,5	1,0	Benzalkoniumchlorid
							10,0	10,0	10,0		10,0	10,0	10,0	Benzocain
														Benzoesäure
							5,0	5,0	5,0		5,0	5,0	5,0	Benzoylperoxid
							n. k.	10,0	n. k.		n. k.	10,0	10,0	Benzylalkohol
							n. k.		3,0				3,0	Benzylnicotinat
	0,05	0,05												Betamethasondipropionat
	0,1	0,1	0,122 ZRB D07-76								0,1			Betamethasonvalerat
							n. k.		1,0				1,0	Bifonazol
	0,5–2,0	0,5–2,0												Biotin

Konzentrationsangaben soweit nicht anders angegeben in % (m/m)

Monographierte Grundlagen und Handelspräparate P–Z

Wirkstoff	Pasta Cordes®	Sebexol® Basic	Sebexol® Creme Lotio	Selergo® 1% Creme	Sililevo® Nagellack	SyrSpend SF Alka (Pulver)	SyrSpend SF PH4 (aromafrei)	SyrSpend SF PH4 (aromatisiert)	SyrSpend SF PH4 (Pulver)	SyrSpend SF PH4 NEO (Pulver)	Tannosynt® Creme	Tannosynt® flüssig	Tannosynt® Lotio	Topisolon® Basissalbe
Birkenteer														2,0
Borretschsamenöl														
Calciumchlorid														
Campher		5,0	5,0											
Capsaicin(oide)														
Captopril						n. k.	0,8 mg/ml ZRB O14-04	0,8 mg/ml ZRB O14-04	0,8 mg/ml ZRB O14-04	0,8 mg/ml				
Carbamazepin						n. k.	25,0 mg/ml ZRB O16-01	25,0 mg/ml ZRB O16-01	25,0 mg/ml ZRB O16-01	25,0 mg/ml				
Carbidopa-Monohydrat						n. k.	1,25 mg/ml (mit 5 mg/ml Levodopa)	1,25 mg/ml (mit 5 mg/ml Levodopa)	1,25 mg/ml (mit 5 mg/ml Levodopa)	1,25 mg/ml (mit 5 mg/ml Levodopa)				
Carvedilol						n. k.	5,0 mg/ml ZRB O14-05	5,0 mg/ml ZRB O14-05	5,0 mg/ml ZRB O14-05	5,0 mg/ml				
Celecoxib						n. k.	10,0 mg/ml ZRB O13-02	10,0 mg/ml ZRB O13-02	10,0 mg/ml ZRB O13-02	10,0 mg/ml				
Cetirizin														
Cetylpyridiniumchlorid		n. k.	n. k.											
Chinidinsulfat						n. k.	10,0 mg/ml ZRB O31-01	10,0 mg/ml ZRB O31-01	10,0 mg/ml ZRB O31-01	10,0 mg/ml				
Chinolinolsulfat-Monohydrat (8-Hydroxychinolinsulfat-Monohydrat)														1,0
Chloralhydrat						n. k.	100,0 mg/ml ZRB O27-02	100,0 mg/ml ZRB O27-02	100,0 mg/ml ZRB O27-02	100,0 mg/ml				
Chloramin T (Tosylchloramid-Natrium)														
Chloramphenicol				n. k.	n. k.									
Chlorhexidindiacetat														
Chlorhexidindigluconat		1,0	1,0											
Chlorhexidinhydrochlorid		1,0	1,0											
Chloroquinphosphat						n. k.	15,0 mg/ml ZRB O20-01	15,0 mg/ml ZRB O20-01	15,0 mg/ml ZRB O20-01	15,0 mg/ml				
Chlorphenoxaminhydrochlorid														
Chlortetracyclin(hydrochlorid)	3,0 ZRB D06-03													
Ciclopiroxolamin														
Ciclosporin						n. k.	100,0 mg/ml ZRB O22-01	100,0 mg/ml ZRB O22-01	100,0 mg/ml ZRB O22-01	100,0 mg/ml				
Ciprofloxacinhydrochlorid						n. k.	50,0 mg/ml ZRB O06-10	50,0 mg/ml ZRB O06-10	50,0 mg/ml ZRB O06-10	50,0 mg/ml				
Clemastinfumarat														
Clindamycindihydrogenphosphat														

[1] Die Kompatibilitätsdaten der Handelspräparate Eucerinum® anhydricum bzw. Eucerinum® cum aqua sind in die Angaben zu den inhaltsgleichen DAB-Grundlagen Wollwachsalkoholsalbe DAB bzw. Wollwachsalkoholcreme DAB eingeflossen.

ZRB: Die ZRB-Nummern beziehen sich auf die entsprechende Monographie der ZIEGLER REZEPTURBIBLIOTHEK® (ZRB), in der eine komplett ausformulierte Herstellungsanweisung für die jeweilige Wirkstoff-Grundlagen-Kombination zu finden ist. Nähere Informationen hierzu finden sich auf Seite 63.

3

P–Z

Topisolon® Salbe	TrichoFoam™	TrichoSol™	Unguentum Cordes®	Vario-Grundlage	Vaselin-Lanettecreme FNA	Warzensalbe (NRF 11.31.)	Wasserhaltige Wollwachsalkoholsalben SR DAC	Wasserhaltiges Carbomergel DAB	Wasserhaltiges Liniment SR DAC	Wolff® Basis Creme Halbfett	Wollwachsalkoholcreme DAB[1]	Wollwachsalkoholsalbe DAB[1]	Wollwachsalkoholsalben SR DAC	Wirkstoff
2,0							n. k.		n. k.				5,0	Birkenteer
														Borretschsamenöl
							5,0	n. k.	n. k.		5,0	5,0	5,0	Calciumchlorid
							5,0	5,0	5,0		5,0	10,0	5,0	Campher
			0,025–0,075											Capsaicin(oide)
														Captopril
														Carbamazepin
														Carbidopa-Monohydrat
														Carvedilol
														Celecoxib
	1,0–2,0	1,0–2,0												Cetirizin
							n. k.		n. k.				0,5	Cetylpyridiniumchlorid
														Chinidinsulfat
1,0							0,5						0,5	Chinolinolsulfat-Monohydrat (8-Hydroxychinolinsulfat-Monohydrat)
														Chloralhydrat
							n. k.	n. k.	n. k.		n. k.	5,0	5,0	Chloramin T (Tosylchloramid-Natrium)
							1,0	1,0	1,0		1,0	1,0	1,0	Chloramphenicol
					n. k.									Chlorhexidindiacetat
					n. k.									Chlorhexidindigluconat
							1,0		1,0					Chlorhexidinhydrochlorid
														Chloroquinphosphat
							n. k.		n. k.				1,5	Chlorphenoxaminhydrochlorid
							n. k.	n. k.	n. k.		n. k.	3,0	3,0	Chlortetracyclin(hydrochlorid)
														Ciclopiroxolamin
														Ciclosporin
														Ciprofloxacinhydrochlorid
									0,03				0,03	Clemastinfumarat
					n. k.									Clindamycindihydrogen-phosphat

Konzentrationsangaben soweit nicht anders angegeben in % (m/m)

3

P–Z

Monographierte Grundlagen und Handelspräparate P–Z

Wirkstoff	Pasta Cordes®	Sebexol® Basic	Sebexol® Creme Lotio	Selergo® 1% Creme	Sililevo® Nagellack	SyrSpend SF Alka (Pulver)	SyrSpend SF PH4 (aromafrei)	SyrSpend SF PH4 (aromatisiert)	SyrSpend SF PH4 (Pulver)	SyrSpend SF PH4 NEO (Pulver)	Tannosynt® Creme	Tannosynt® flüssig	Tannosynt® Lotio	Topisolon® Basissalbe
Clindamycinhydrochlorid														
Clioquinol		3,0	3,0	n. k.	n. k.								3,0	10,0
Clobetasolbutyrat														
Clobetasolpropionat	0,05 ZRB D07-83	0,05	0,05		0,05 ZRB U03-01									
Clomipraminhydrochlorid						n. k.	5,0 mg/ml ZRB O17-02	5,0 mg/ml ZRB O17-02	5,0 mg/ml ZRB O17-02	5,0 mg/ml				
Clonazepam						n. k.	0,2 mg/ml	0,2 mg/ml	0,2 mg/ml	0,2 mg/ml				
Clotrimazol	1,0–2,0 ZRB D01-06	2,0	2,0	n. k.										
Coffein						n. k.	10,0 mg/ml ZRB O23-01	10,0 mg/ml ZRB O23-01	10,0 mg/ml ZRB O23-01	10,0 mg/ml				
Colecalciferol (Vitamin D_3)						n. k.	50.000 I. E./ml ZRB O19-05	50.000 I. E./ml ZRB O19-05	50.000 I. E./ml ZRB O19-05	50.000 I. E./ml				
Cyanocobalamin (Vitamin B_{12})						n. k.	0,2 mg/ml ZRB O19-01	0,2 mg/ml ZRB O19-01	n. k.	0,2 mg/ml				
Cyproteronacetat														
Dapson						n. k.	2,0 mg/ml ZRB O06-06	2,0 mg/ml ZRB O06-06	2,0 mg/ml ZRB O06-06	2,0 mg/ml				
Dexamethason		0,1	0,1	0,05		n. k.	1,0 mg/ml ZRB O10-03	1,0 mg/ml ZRB O10-03	1,0 mg/ml ZRB O10-03	1,0 mg/ml				
Dexpanthenol		5,0	5,0											
Diclofenac-Natrium						n. k.	5,0 mg/ml ZRB O13-03	5,0 mg/ml ZRB O13-03	5,0 mg/ml ZRB O13-03	5,0 mg/ml				
Diltiazemhydrochlorid						n. k.	12,0 mg/ml ZRB O14-06	12,0 mg/ml ZRB O14-06	12,0 mg/ml ZRB O14-06	12,0 mg/ml				
Dimethylsulfoxid					6,0									
Dimeticon		10,0	10,0											
Dimetindenmaleat														
Diphenhydraminhydrochlorid														
Dipyridamol						n. k.	10,0 mg/ml ZRB O32-01	10,0 mg/ml ZRB O32-01	10,0 mg/ml ZRB O32-01	10,0 mg/ml				
Dithranol		n. k.	n. k.											
Domperidon						n. k.	5,0 mg/ml ZRB O02-02	5,0 mg/ml ZRB O02-02	5,0 mg/ml ZRB O02-02	5,0 mg/ml				
Econazol														
Enalaprilmaleat						n. k.	1,0 mg/ml ZRB O14-07	1,0 mg/ml ZRB O14-07	1,0 mg/ml ZRB O14-07	1,0 mg/ml				
Erythromycin[2]		2,0	2,0	n. k.	n. k.								n. k.	2,0
Esomeprazol-Magnesium-Trihydrat						3,0 mg/ml ZRB O01-05	n. k.	n. k.	n. k.	n. k.				

[1] Die Kompatibilitätsdaten der Handelspräparate Eucerinum® anhydricum bzw. Eucerinum® cum aqua sind in die Angaben zu den inhaltsgleichen DAB-Grundlagen Wollwachsalkoholsalbe DAB bzw. Wollwachsalkoholcreme DAB eingeflossen.

ZRB: Die ZRB-Nummern beziehen sich auf die entsprechende Monographie der ZIEGLER REZEPTURBIBLIOTHEK® (ZRB), in der eine komplett ausformulierte Herstellungsanweisung für die jeweilige Wirkstoff-Grundlagen-Kombination zu finden ist. Nähere Informationen hierzu finden sich auf Seite 63.

[2] Erythromycinhaltige Zubereitungen müssen auf einen pH-Wert von 7–10 eingestellt werden. Cave: Rezeptierbaren pH-Bereich der ggf. enthaltenen Konservierungsmittel beachten!

Topisolon® Salbe	TrichoFoam™	TrichoSol™	Unguentum Cordes®	Vario-Grundlage	Vaselin-Lanettecreme FNA	Warzensalbe (NRF 11.31.)	Wasserhaltige Wollwachsalkoholsalben SR DAC	Wasserhaltiges Carbomergel DAB	Wasserhaltiges Liniment SR DAC	Wolff® Basis Creme Halbfett	Wollwachsalkoholcreme DAB[1]	Wollwachsalkoholsalbe DAB[1]	Wollwachsalkoholsalben SR DAC	Wirkstoff
					n. k.									Clindamycinhydrochlorid
10,0							5,0	5,0	5,0		5,0	5,0	5,0	Clioquinol
														Clobetasolbutyrat
	0,05	0,05	0,05 ZRB D07-85											Clobetasolpropionat
														Clomipraminhydrochlorid
														Clonazepam
			1,0–2,0 ZRB D01-05				2,0	1,0	2,0	1,0 ZRB D01-14	2,0 ZRB D01-15	1,0	2,0	Clotrimazol
	1,0–2,0	1,0–2,0												Coffein
														Colecalciferol (Vitamin D_3)
														Cyanocobalamin (Vitamin B_{12})
	0,5–1,0	0,5–1,0												Cyproteronacetat
														Dapson
							0,1	0,1	0,1		0,1	0,1	0,1	Dexamethason
			2,0–5,0 ZRB D03-03				5,0	5,0	5,0		5,0	5,0	5,0	Dexpanthenol
														Diclofenac-Natrium
			4,0 ZRB R02-01											Diltiazemhydrochlorid
														Dimethylsulfoxid
							10,0	10,0	10,0		10,0	10,0	10,0	Dimeticon
							n. k.		n. k.				n. k.	Dimetindenmaleat
							n. k.	n. k.	n. k.		n. k.	2,0	2,0	Diphenhydraminhydrochlorid
														Dipyridamol
			1,0–2,0				n. k.		n. k.		n. k.	0,5	n. k.	Dithranol
														Domperidon
														Econazol
														Enalaprilmaleat
2,0								2,0	2,0	4,0 ZRB D06-24	2,0	2,0	2,0	Erythromycin[2]
														Esomeprazol-Magnesium-Trihydrat

Konzentrationsangaben soweit nicht anders angegeben in % (m/m)

Monographierte Grundlagen und Handelspräparate P–Z

Wirkstoff	Pasta Cordes®	Sebexol® Basic	Sebexol® Creme Lotio	Selergo® 1% Creme	Sililevo® Nagellack	SyrSpend SF Alka (Pulver)	SyrSpend SF PH4 (aromafrei)	SyrSpend SF PH4 (aromatisiert)	SyrSpend SF PH4 (Pulver)	SyrSpend SF PH4 NEO (Pulver)	Tannosynt® Creme	Tannosynt® flüssig	Tannosynt® Lotio	Topisolon® Basissalbe
Essig-weinsaure Tonerde (Aluminiumacetattartrat-Lösung)														
Estradiol														
Estradiolbenzoat														
Estradiol-Hemihydrat														
17α-Estradiol (Alfatradiol)														
Estriol														
Estron														
Ethacridinlactat-Monohydrat (Rivanol®)		n. k.	n. k.											
Ethanol														
Finasterid														
Flecainidacetat						n. k.	20,0 mg/ml ZRB O14-08	20,0 mg/ml ZRB O14-08	20,0 mg/ml ZRB O14-08	20,0 mg/ml				
Fluocinolonacetonid														
Folsäure						n. k.	1,0 mg/ml ZRB O19-02	1,0 mg/ml ZRB O19-02	1,0 mg/ml ZRB O19-02	1,0 mg/ml				
Furosemid						10,0 mg/m ZRB O04-07	n. k.	n. k.	n. k.	n. k.				
Fusidinsäure														
Gabapentin						n. k.	50,0 mg/ml ZRB O16-03	50,0 mg/ml ZRB O16-03	50,0 mg/ml ZRB O16-03	50,0 mg/ml				
Gentamicin(sulfat)		n. k.	n. k.	n. k.	n. k.									
Gentianaviolett (Methylrosaniliniumchlorid)														
Glutamin						n. k.	250,0 mg/ml ZRB O33-01	250,0 mg/ml ZRB O33-01	250,0 mg/ml ZRB O33-01	250,0 mg/ml				
Glycerol														
Glyceroltrinitrat														
Glycopyrroniumbromid						n. k.	0,5 mg/ml ZRB O02-03	0,5 mg/ml ZRB O02-03	0,5 mg/ml ZRB O02-03	0,5 mg/ml				
Griseofulvin						n. k.	25,0 mg/ml ZRB O21-03	25,0 mg/ml ZRB O21-03	25,0 mg/ml ZRB O21-03	25,0 mg/ml				
Haloperidol						n. k.	0,5 mg/ml ZRB O34-01	0,5 mg/ml ZRB O34-01	0,5 mg/ml ZRB O34-01	0,5 mg/ml				
Harnstoff		10,0	10,0	40,0 ZRB D01-K16 ZRB U01-K03							10,0			5,0
Hydrochinon														
Hydrochlorothiazid						n. k.	5,0 mg/ml ZRB O04-05	5,0 mg/ml ZRB O04-05	5,0 mg/ml ZRB O04-05	5,0 mg/ml				
Hydrocortison		1,0	1,0			n. k.	1,0 mg/ml ZRB O10-04	1,0 mg/ml ZRB O10-04	1,0 mg/ml ZRB O10-04	1,0 mg/ml	1,0			

[1] Die Kompatibilitätsdaten der Handelspräparate Eucerinum® anhydricum bzw. Eucerinum® cum aqua sind in die Angaben zu den inhaltsgleichen DAB-Grundlagen Wollwachsalkoholsalbe DAB bzw. Wollwachsalkoholcreme DAB eingeflossen.

ZRB: Die ZRB-Nummern beziehen sich auf die entsprechende Monographie der ZIEGLER REZEPTURBIBLIOTHEK® (ZRB), in der eine komplett ausformulierte Herstellungsanweisung für die jeweilige Wirkstoff-Grundlagen-Kombination zu finden ist. Nähere Informationen hierzu finden sich auf Seite 63.

Topisolon® Salbe	TrichoFoam™	TrichoSol™	Unguentum Cordes®	Vario-Grundlage	Vaselin-Lanettecreme FNA	Warzensalbe (NRF 11.31.)	Wasserhaltige Wollwachsalkoholsalben SR DAC	Wasserhaltiges Carbomergel DAB	Wasserhaltiges Liniment SR DAC	Wolff® Basis Creme Halbfett	Wollwachsalkoholcreme DAB[1]	Wollwachsalkoholsalbe DAB[1]	Wollwachsalkoholsalben SR DAC	Wirkstoff
							n. k.		10,0				10,0	Essig-weinsaure Tonerde (Aluminiumacetattartrat-Lösung)
														Estradiol
														Estradiolbenzoat
														Estradiol-Hemihydrat
	0,025–0,05	0,025–0,05												17α-Estradiol (Alfatradiol)
														Estriol
	0,01–0,05	0,01–0,05												Estron
							1,0	n. k.	n. k.		1,0	1,0	1,0	Ethacridinlactat-Monohydrat (Rivanol®)
														Ethanol
	0,1–0,25	0,1–0,25												Finasterid
														Flecainidacetat
														Fluocinolonacetonid
														Folsäure
														Furosemid
														Fusidinsäure
														Gabapentin
							0,2	n. k.	n. k.		0,2	0,2	0,2	Gentamicin(sulfat)
														Gentianaviolett (Methylrosaniliniumchlorid)
														Glutamin
			10,0–15,0 (D02-19)											Glycerol
														Glyceroltrinitrat
														Glycopyrroniumbromid
														Griseofulvin
														Haloperidol
5,0			3,0–10,0 ZRB D19-19				n. k.	10,0	10,0	10,0 ZRB D19-09	10,0	10,0	10,0	Harnstoff
				n. k.						4,0				Hydrochinon
														Hydrochlorothiazid
			0,25–1,0 ZRB D07-89				1,0	1,0	1,0	1,0 ZRB D07-30	1,0	2,0	1,0	Hydrocortison

Konzentrationsangaben soweit nicht anders angegeben in % (m/m)

Monographierte Grundlagen und Handelspräparate P–Z

Wirkstoff	Pasta Cordes®	Sebexol® Basic	Sebexol® Creme Lotio	Selergo® 1% Creme	Sililevo® Nagellack	SyrSpend SF Alka (Pulver)	SyrSpend SF PH4 (aromafrei)	SyrSpend SF PH4 (aromatisiert)	SyrSpend SF PH4 (Pulver)	SyrSpend SF PH4 NEO (Pulver)	Tannosynt® Creme	Tannosynt® flüssig	Tannosynt® Lotio	Topisolon® Basissalbe
Hydrocortison-21-hydrogensuccinat						n. k.	2,0 mg/ml ZRB O10-05	2,0 mg/ml ZRB O10-05	2,0 mg/ml ZRB O10-05	2,0 mg/ml				
Hydrocortisonacetat		1,0	1,0											
Hydrocortisonbutyrat														
Hydrocortisonnatriumphosphat						n. k.	2,0 mg/ml ZRB O10-06	2,0 mg/ml ZRB O10-06	2,0 mg/ml ZRB O10-06	2,0 mg/ml				
8-Hydroxychinolinsulfat-Monohydrat (Chinolinolsulfat-Monohydrat)														1,0
Ichthyol® (Ammoniumbituminosulfonat)	2,0–10,0 ZRB D13-K04	5,0	5,0											
Imipraminhydrochlorid						n. k.	5,0 mg/ml ZRB O17-04	5,0 mg/ml ZRB O17-04	5,0 mg/ml ZRB O17-04	5,0 mg/ml				
Isoniazid						n. k.	10,0 mg/ml ZRB O06-02	10,0 mg/ml ZRB O06-02	10,0 mg/ml ZRB O06-02	10,0 mg/ml				
Isosorbiddinitrat														
Itraconazol						n. k.	20,0 mg/ml ZRB O21-01	20,0 mg/ml ZRB O21-01	20,0 mg/ml ZRB O21-01	20,0 mg/ml				
Kaliumiodid														
Ketoconazol		2,0	2,0	n. k.		n. k.	20,0 mg/ml ZRB O121-02	20,0 mg/ml ZRB O121-02	20,0 mg/ml ZRB O121-02	20,0 mg/ml				
Ketoprofen						n. k.	20,0 mg/ml ZRB O13-04	20,0 mg/ml ZRB O13-04	20,0 mg/ml ZRB O13-04	20,0 mg/ml				
Labetalolhydrochlorid						n. k.	40,0 mg/ml ZRB O14-09	40,0 mg/ml ZRB O14-09	40,0 mg/ml ZRB O14-09	40,0 mg/ml				
Lamotrigin						n. k.	1,0 mg/ml ZRB O16-04	1,0 mg/ml ZRB O16-04	1,0 mg/ml ZRB O16-04	1,0 mg/ml				
Lansoprazol						n. k.	n. k.	n. k.	n. k.	n. k.				
Lavendelöl		1,0	1,0											
Lebertran														
Leinöl														
Levodopa						n. k.	5,0 mg/ml (mit 1,25 mg/ml Carbidopa) ZRB O35-K01	5,0 mg/ml (mit 1,25 mg/ml Carbidopa) ZRB O35-K01	5,0 mg/ml (mit 1,25 mg/ml Carbidopa) ZRB O35-K01	5,0 mg/ml (mit 1,25 mg/ml Carbidopa)				
Levofloxacin						n. k.	50,0 mg/ml ZRB O06-11	50,0 mg/ml ZRB O06-11	50,0 mg/ml ZRB O06-11	50,0 mg/ml				
Lidocainhydrochlorid		n. k.	n. k.											
Lisinopril						n. k.	1,0 mg/ml	1,0 mg/ml	1,0 mg/ml	1,0 mg/ml				
Lisinopril-Dihydrat						n. k.	1,0 mg/ml ZRB O14-10	1,0 mg/ml ZRB O14-10	1,0 mg/ml ZRB O14-10	1,0 mg/ml				
Loperamidhydrochlorid						n. k.	1,0 mg/ml ZRB O24-01	1,0 mg/ml ZRB O24-01	1,0 mg/ml ZRB O24-01	1,0 mg/ml				
Lorazepam						n. k.	1,0 mg/ml ZRB O28-02	1,0 mg/ml ZRB O28-02	1,0 mg/ml ZRB O28-02	1,0 mg/ml				

[1] Die Kompatibilitätsdaten der Handelspräparate Eucerinum® anhydricum bzw. Eucerinum® cum aqua sind in die Angaben zu den inhaltsgleichen DAB-Grundlagen Wollwachsalkoholsalbe DAB bzw. Wollwachsalkoholcreme DAB eingeflossen.

ZRB: Die ZRB-Nummern beziehen sich auf die entsprechende Monographie der ZIEGLER REZEPTURBIBLIOTHEK® (ZRB), in der eine komplett ausformulierte Herstellungsanweisung für die jeweilige Wirkstoff-Grundlagen-Kombination zu finden ist. Nähere Informationen hierzu finden sich auf Seite 63.

Topisolon® Salbe	TrichoFoam™	TrichoSol™	Unguentum Cordes®	Vario-Grundlage	Vaselin-Lanettecreme FNA	Warzensalbe (NRF 11.31.)	Wasserhaltige Wollwachsalkoholsalben SR DAC	Wasserhaltiges Carbomergel DAB	Wasserhaltiges Liniment SR DAC	Wolff® Basis Creme Halbfett	Wollwachsalkoholcreme DAB[1]	Wollwachsalkoholsalbe DAB[1]	Wollwachsalkoholsalben SR DAC	Wirkstoff
														Hydrocortison-21-hydrogensuccinat
		0,5–1,0					1,0		1,0	1,0 ZRB D07-36	2,0	2,0	1,0	Hydrocortisonacetat
	0,1	0,1												Hydrocortisonbutyrat
														Hydrocortisonnatriumphosphat
1,0							0,5						0,5	8-Hydroxychinolinsulfat-Monohydrat (Chinolinolsulfat-Monohydrat)
			2,0–20,0 ZRB D13-06				n. k.		n. k.		2,0	5,0–50,0	n. k.	Ichthyol® (Ammoniumbituminosulfonat)
														Imipraminhydrochlorid
														Isoniazid
														Isosorbiddinitrat
														Itraconazol
							n. k.	n. k.	3,5		n. k.	3,5	3,5	Kaliumiodid
	2,0	2,0												Ketoconazol
														Ketoprofen
														Labetalolhydrochlorid
														Lamotrigin
														Lansoprazol
														Lavendelöl
							10,0		10,0				10,0	Lebertran
														Leinöl
														Levodopa
														Levofloxacin
					n. k.		n. k.		n. k.	4,0			2,0	Lidocainhydrochlorid
														Lisinopril
														Lisinopril-Dihydrat
														Loperamidhydrochlorid
														Lorazepam

Konzentrationsangaben soweit nicht anders angegeben in % (m/m)

Monographierte Grundlagen und Handelspräparate P–Z

Wirkstoff	Pasta Cordes®	Sebexol® Basic	Sebexol® Creme Lotio	Selergo® 1% Creme	Sililevo® Nagellack	SyrSpend SF Alka (Pulver)	SyrSpend SF PH4 (aromafrei)	SyrSpend SF PH4 (aromatisiert)	SyrSpend SF PH4 (Pulver)	SyrSpend SF PH4 NEO (Pulver)	Tannosynt® Creme	Tannosynt® flüssig	Tannosynt® Lotio	Topisolon® Basissalbe
Mebeverin						n. k.	10,0 mg/ml ZRB 002-04	10,0 mg/ml ZRB 002-04	10,0 mg/ml ZRB 002-04	10,0 mg/ml				
Melatonin						n. k.	3,0 mg/ml ZRB 027-01	3,0 mg/ml ZRB 027-01	3,0 mg/ml ZRB 027-01	3,0 mg/ml				
Menthol		5,0	5,0											
Mercaptopurin						n. k.	10,0 mg/ml ZRB 022-03	10,0 mg/ml ZRB 022-03	10,0 mg/ml ZRB 022-03	10,0 mg/ml				
Methotrexat						n. k.	2,5 mg/ml ZRB 022-02	2,5 mg/ml ZRB 022-02	2,5 mg/ml ZRB 022-02	2,5 mg/ml				
Methoxsalen (8-Methoxypsoralen)														
Methyl-4-hydroxybenzoat														
Methylrosaniliniumchlorid (Gentianaviolett)														
Methylsalicylat														
Metoprololtartrat						n. k.	10,0 mg/ml ZRB 014-17	10,0 mg/ml ZRB 014-17	10,0 mg/ml ZRB 014-17	10,0 mg/ml				
Metronidazol														
Metronidazolbenzoat						n. k.	80,0 mg/ml ZRB 006-03	80,0 mg/ml ZRB 006-03	80,0 mg/ml ZRB 006-03	80,0 mg/ml				
Miconazolnitrat		2,0	2,0	n. k.							2,0			
Midazolamhydrochlorid						n. k.	1,0 mg/ml ZRB 016-09	1,0 mg/ml ZRB 016-09	1,0 mg/ml ZRB 016-09	1,0 mg/ml				
Milchsäure		7,0	7,0											
Minocyclinhydrochlorid						n. k.	10,0 mg/ml ZRB 006-12	10,0 mg/ml ZRB 006-12	10,0 mg/ml ZRB 006-12	10,0 mg/ml				
Minoxidil														
Mometasonfuroat														
Myrrhentinktur		3,0	3,0											
Nachtkerzenöl														
Nadolol						n. k.	10,0 mg/ml ZRB 014-11	10,0 mg/ml ZRB 014-11	10,0 mg/ml ZRB 014-11	10,0 mg/ml				
Naltrexonhydrochlorid						n. k.	1,0 mg/ml ZRB 011-03	1,0 mg/ml ZRB 011-03	1,0 mg/ml ZRB 011-03	1,0 mg/ml				
Naproxen						n. k.	25,0 mg/ml ZRB 013-05	25,0 mg/ml ZRB 013-05	25,0 mg/ml ZRB 013-05	25,0 mg/ml				
Natriumchlorid														
Natriumfusidat														
Neomycinsulfat		n. k.	n. k.											
Nicotinamid														
Nifedipin						n. k.	4,0 mg/ml ZRB 014-12	4,0 mg/ml ZRB 014-12	4,0 mg/ml ZRB 014-12	4,0 mg/ml				

[1] Die Kompatibilitätsdaten der Handelspräparate Eucerinum® anhydricum bzw. Eucerinum® cum aqua sind in die Angaben zu den inhaltsgleichen DAB-Grundlagen Wollwachsalkoholsalbe DAB bzw. Wollwachsalkoholcreme DAB eingeflossen.

ZRB: Die ZRB-Nummern beziehen sich auf die entsprechende Monographie der ZIEGLER REZEPTURBIBLIOTHEK® (ZRB), in der eine komplett ausformulierte Herstellungsanweisung für die jeweilige Wirkstoff-Grundlagen-Kombination zu finden ist. Nähere Informationen hierzu finden sich auf Seite 63.

Topisolon® Salbe	TrichoFoam™	TrichoSol™	Unguentum Cordes®	Vario-Grundlage	Vaselin-Lanettecreme FNA	Warzensalbe (NRF 11.31.)	Wasserhaltige Wollwachsalkoholsalben SR DAC	Wasserhaltiges Carbomergel DAB	Wasserhaltiges Liniment SR DAC	Wolff® Basis Creme Halbfett	Wollwachsalkoholcreme DAB[1]	Wollwachsalkoholsalbe DAB[1]	Wollwachsalkoholsalben SR DAC	Wirkstoff
														Mebeverin
	0,0033–0,1	0,0033–0,1												Melatonin
			5,0				n. k.	5,0	5,0	5,0	n. k.	5,0	5,0	Menthol
														Mercaptopurin
														Methotrexat
			0,0006 ZRB D05-13											Methoxsalen (8-Methoxypsoralen)
							0,2		0,2				0,2	Methyl-4-hydroxybenzoat
														Methylrosaniliniumchlorid (Gentianaviolett)
							5,0		5,0			10,0	5,0	Methylsalicylat
														Metoprololtartrat
							2,0			1,0 ZRB D06-35	2,0			Metronidazol
														Metronidazolbenzoat
					n. k.		n. k.		2,0				2,0	Miconazolnitrat
														Midazolamhydrochlorid
						5,0 ZRB D14-K01	5,0 ZRB D02-06	n. k.	5,0		5,0	5,0	5,0	Milchsäure
														Minocyclinhydrochlorid
	2,0–5,0	2,0–5,0												Minoxidil
														Mometasonfuroat
							n. k.		3,0				3,0	Myrrhentinktur
														Nachtkerzenöl
														Nadolol
														Naltrexonhydrochlorid
														Naproxen
			5,0–10,0				n. k.		10,0				10,0	Natriumchlorid
														Natriumfusidat
							0,5	n. k.	n. k.		0,5	0,5	0,5	Neomycinsulfat
														Nicotinamid
														Nifedipin

Konzentrationsangaben soweit nicht anders angegeben in % (m/m)

Monographierte Grundlagen und Handelspräparate P–Z

Wirkstoff	Pasta Cordes®	Sebexol® Basic	Sebexol® Creme Lotio	Selergo® 1% Creme	Sililevo® Nagellack	SyrSpend SF Alka (Pulver)	SyrSpend SF PH4 (aromafrei)	SyrSpend SF PH4 (aromatisiert)	SyrSpend SF PH4 (Pulver)	SyrSpend SF PH4 NEO (Pulver)	Tannosynt® Creme	Tannosynt® flüssig	Tannosynt® Lotio	Topisolon® Basissalbe
Nitrofural														
Nitrofurantoin						n. k.	2,0 mg/ml ZRB O06-13	2,0 mg/ml ZRB O06-13	2,0 mg/ml ZRB O06-13	2,0 mg/ml				
Nystatin	100.000 I. E./g ZRB D01-K26	100.000 I. E./g	100.000 I. E./g	n. k.										
Octenidindihydrochlorid														
Omeprazol						5,0 mg/ml ZRB O01-06	n. k.	n. k.	n. k.	n. k.				
Ondansetronhydrochlorid-Dihydrat						n. k.	0,8 mg/ml ZRB O36-01	0,8 mg/ml ZRB O36-01	0,8 mg/ml ZRB O36-01	0,8 mg/ml				
Oseltamivirphosphat						n. k.	15,0 mg/ml ZRB O25-01	15,0 mg/ml ZRB O25-01	15,0 mg/ml ZRB O25-01	15,0 mg/ml				
Oxandrolon						n. k.	3,0 mg/ml ZRB O37-01	3,0 mg/ml ZRB O37-01	3,0 mg/ml ZRB O37-01	3,0 mg/ml				
Oxytetracyclinhydrochlorid		n. k.	n. k.											
Pantoprazol-Natrium-Sesquihydrat						3,0 mg/ml ZRB O01-07	n. k.	n. k.	n. k.	n. k.				
Paracetamol						n. k.	50,0 mg/ml ZRB O13-06	50,0 mg/ml ZRB O13-06	50,0 mg/ml ZRB O13-06	50,0 mg/ml				
Penicillamin						n. k.	50,0 mg/ml ZRB O13-07	50,0 mg/ml ZRB O13-07	50,0 mg/ml ZRB O13-07	50,0 mg/ml				
Pentoxifyllin						n. k.	20,0 mg/ml ZRB O15-01	20,0 mg/ml ZRB O15-01	20,0 mg/ml ZRB O15-01	20,0 mg/ml				
Permethrin														
Pheniraminmaleat														
Phenobarbital						n. k.	15,0 mg/ml ZRB O16-05	15,0 mg/ml ZRB O16-05	15,0 mg/ml ZRB O16-05	15,0 mg/ml				
Phenytoin						n. k.	15,0 mg/ml ZRB O16-06	15,0 mg/ml ZRB O16-06	15,0 mg/ml ZRB O16-06	15,0 mg/ml				
Pinienöl														
Polidocanol 600 (Lauromacrogol 400)		5,0	5,0	n. k.							3,0	5,0	3,0	
Polihexanid-Lösung 20 %														
Polymyxin-B-sulfat														
Povidon-Iod		10,0	10,0											
Prednicarbat														
Prednisolon		0,5	0,5											
Prednisolonacetat		1,0	1,0											
Prednisolondihydrogen-phosphatdinatrium						n. k.	1,5 mg/ml ZRB O10-07	1,5 mg/ml ZRB O10-07	1,5 mg/ml ZRB O10-07	1,5 mg/ml				
Pregabalin						n. k.	20,0 mg/ml ZRB O16-10	20,0 mg/ml ZRB O16-10	20,0 mg/ml ZRB O16-10	20,0 mg/ml				

[1] Die Kompatibilitätsdaten der Handelspräparate Eucerinum® anhydricum bzw. Eucerinum® cum aqua sind in die Angaben zu den inhaltsgleichen DAB-Grundlagen Wollwachsalkoholsalbe DAB bzw. Wollwachsalkoholcreme DAB eingeflossen.

ZRB: Die ZRB-Nummern beziehen sich auf die entsprechende Monographie der ZIEGLER REZEPTURBIBLIOTHEK® (ZRB), in der eine komplett ausformulierte Herstellungsanweisung für die jeweilige Wirkstoff-Grundlagen-Kombination zu finden ist. Nähere Informationen hierzu finden sich auf Seite 63.

Topisolon® Salbe	TrichoFoam™	TrichoSol™	Unguentum Cordes®	Vario-Grundlage	Vaselin-Lanettecreme FNA	Warzensalbe (NRF 11.31.)	Wasserhaltige Wollwachsalkoholsalben SR DAC	Wasserhaltiges Carbomergel DAB	Wasserhaltiges Liniment SR DAC	Wolff® Basis Creme Halbfett	Wollwachsalkoholcreme DAB[1]	Wollwachsalkoholsalbe DAB[1]	Wollwachsalkoholsalben SR DAC	Wirkstoff
							0,2		0,2				0,2	Nitrofural
														Nitrofurantoin
			100.000 I. E./g ZRB D01-26				n. k.	100.000 I. E./g			100.000 I. E./g	100.000 I. E./g		Nystatin
														Octenidindihydrochlorid
														Omeprazol
														Ondansetronhydrochlorid-Dihydrat
														Oseltamivirphosphat
														Oxandrolon
							n. k.		n. k.				n. k.	Oxytetracyclinhydrochlorid
														Pantoprazol-Natrium-Sesquihydrat
														Paracetamol
														Penicillamin
														Pentoxifyllin
														Permethrin
							1,5		n. k.				1,5	Pheniraminmaleat
														Phenobarbital
														Phenytoin
							1,5		1,5				1,5	Pinienöl
			3,0–5,0 ZRB D04-23			5,0 ZRB D14-K02	n. k.	3,0	5,0		n. k.	5,0	5,0	Polidocanol 600 (Lauromacrogol 400)
			0,2 ZRB D08-11											Polihexanid-Lösung 20 %
														Polymyxin-B-sulfat
						n. k.	10,0	n. k.	10,0		10,0	10,0	10,0	Povidon-Iod
														Prednicarbat
							n. k.		0,5		1,0		0,5	Prednisolon
			0,2–0,4 ZRB D07-97				1,0		1,0					Prednisolonacetat
														Prednisolondihydrogen-phosphatdinatrium
														Pregabalin

Konzentrationsangaben soweit nicht anders angegeben in % (m/m)

Monographierte Grundlagen und Handelspräparate P–Z

Wirkstoff	Pasta Cordes®	Sebexol® Basic	Sebexol® Creme Lotio	Selergo® 1% Creme	Sililevo® Nagellack	SyrSpend SF Alka (Pulver)	SyrSpend SF PH4 (aromafrei)	SyrSpend SF PH4 (aromatisiert)	SyrSpend SF PH4 (Pulver)	SyrSpend SF PH4 NEO (Pulver)	Tannosynt® Creme	Tannosynt® flüssig	Tannosynt® Lotio	Topisolon® Basissalbe
Procainhydrochlorid														
Progesteron														
Propranololhydrochlorid						n. k.	5,0 mg/ml ZRB O14-13	5,0 mg/ml ZRB O14-13	5,0 mg/ml ZRB O14-13	5,0 mg/ml				
Propyl-4-hydroxybenzoat														
Propylthiouracil						n. k.	5,0 mg/ml ZRB O38-01	5,0 mg/ml ZRB O38-01	5,0 mg/ml ZRB O38-01	5,0 mg/ml				
Pyridoxinhydrochlorid (Vitamin B_6)						n. k.	50,0 mg/ml ZRB O19-03	50,0 mg/ml ZRB O19-03	50,0 mg/ml ZRB O19-03	50,0 mg/ml				
Ranitidinhydrochlorid						n. k.	14,0 mg/ml ZRB O01-04	14,0 mg/ml ZRB O01-04	14,0 mg/ml ZRB O01-04	14,0 mg/ml				
Retinol (Vitamin A)														
Riboflavin (Vitamin B_2)						n. k.	10,0 mg/ml ZRB O19-06	10,0 mg/ml ZRB O19-06	10,0 mg/ml ZRB O19-06	10,0 mg/ml				
Rifampicin						n. k.	25,0 mg/ml ZRB O06-04	25,0 mg/ml ZRB O06-04	25,0 mg/ml ZRB O06-04	25,0 mg/ml				
Rivanol® (Ethacridinlactat-Monohydrat)		n. k.	n. k.											
Salicylsäure	2,0–5,0 ZRB D14-K04	3,0	3,0	n. k.										
Schwefel														10,0
Sertralinhydrochlorid						n. k.	10,0 mg/ml ZRB O17-03	10,0 mg/ml ZRB O17-03	10,0 mg/ml ZRB O17-03	10,0 mg/ml				
Silbernitrat		n. k.	n. k.											
Sildenafilcitrat						n. k.	2,5 mg/ml ZRB O14-14	2,5 mg/ml ZRB O14-14	2,5 mg/ml ZRB O14-14	2,5 mg/ml				
Simvastatin						n. k.	1,0 mg/ml ZRB O09-02	1,0 mg/ml ZRB O09-02	1,0 mg/ml ZRB O09-02	1,0 mg/ml				
Sotalolhydrochlorid						n. k.	5,0 mg/ml ZRB O31-02	5,0 mg/ml ZRB O31-02	5,0 mg/ml ZRB O31-02	5,0 mg/ml				
Spironolacton						n. k.	25,0 mg/ml ZRB O04-06	25,0 mg/ml ZRB O04-06	25,0 mg/ml ZRB O04-06	25,0 mg/ml				
Steinkohlenteer		n. k.	n. k.	n. k.	n. k.									
Steinkohlenteerlösung				n. k.	n. k.									
Sulfacetamid														
Sulfadiazin						n. k.	100,0 mg/ml ZRB O06-05	100,0 mg/ml ZRB O06-05	100,0 mg/ml ZRB O06-05	100,0 mg/ml				
Sulfanilamid														
Sulfasalazin						n. k.	100,0 mg/ml ZRB O13-08	100,0 mg/ml ZRB O13-08	100,0 mg/ml ZRB O13-08	100,0 mg/ml				
Tacrolimus-Monohydrat						n. k.	1,0 mg/ml ZRB O22-04	1,0 mg/ml ZRB O22-04	1,0 mg/ml ZRB O22-04	1,0 mg/ml				
Tannin	5,0 ZRB D17-K02	1,0	1,0											

[1] Die Kompatibilitätsdaten der Handelspräparate Eucerinum® anhydricum bzw. Eucerinum® cum aqua sind in die Angaben zu den inhaltsgleichen DAB-Grundlagen Wollwachsalkoholsalbe DAB bzw. Wollwachsalkoholcreme DAB eingeflossen.

ZRB: Die ZRB-Nummern beziehen sich auf die entsprechende Monographie der ZIEGLER REZEPTURBIBLIOTHEK® (ZRB), in der eine komplett ausformulierte Herstellungsanweisung für die jeweilige Wirkstoff-Grundlagen-Kombination zu finden ist. Nähere Informationen hierzu finden sich auf Seite 63.

3

P – Z

Topisolon® Salbe	TrichoFoam™	TrichoSol™	Unguentum Cordes®	Vario-Grundlage	Vaselin-Lanettecreme FNA	Warzensalbe (NRF 11.31.)	Wasserhaltige Wollwachsalkoholsalben SR DAC	Wasserhaltiges Carbomergel DAB	Wasserhaltiges Liniment SR DAC	Wolff® Basis Creme Halbfett	Wollwachsalkoholcreme DAB[1]	Wollwachsalkoholsalbe DAB[1]	Wollwachsalkoholsalben SR DAC	Wirkstoff
								n. k.			2,0	2,0		Procainhydrochlorid
		0,5–1,0												Progesteron
														Propranololhydrochlorid
							0,2		0,2				0,2	Propyl-4-hydroxybenzoat
														Propylthiouracil
														Pyridoxinhydrochlorid (Vitamin B_6)
														Ranitidinhydrochlorid
														Retinol (Vitamin A)
														Riboflavin (Vitamin B_2)
														Rifampicin
							1,0	n. k.	n. k.		1,0	1,0	1,0	Rivanol® (Ethacridinlactat Monohydrat)
			2,0–10,0 ZRB D14-14				5,0	n. k.		5,0 ZRB D14-03	10,0	10,0 ZRB D14-08	5,0	Salicylsäure
10,0								5,0	10,0	10,0	5,0	5,0	10,0	Schwefel
														Sertralinhydrochlorid
							n. k.		n. k.				n. k.	Silbernitrat
														Sildenafilcitrat
														Simvastatin
														Sotalolhydrochlorid
		1,0												Spironolacton
						n. k.			n. k.		n. k.		10,0 ZRB D05-01	Steinkohlenteer
					20,0 ZRB D05-09		n. k.	10,0			n. k.	10,0	n. k.	Steinkohlenteerlösung
														Sulfacetamid
							5,0		5,0				5,0	Sulfadiazin
														Sulfanilamid
														Sulfasalazin
		0,1												Tacrolimus-Monohydrat
							1,0	1,0	1,0		1,0	1,0	1,0	Tannin

Konzentrationsangaben soweit nicht anders angegeben in % (m/m)

3

P – Z

Monographierte Grundlagen und Handelspräparate P–Z

Wirkstoff	Pasta Cordes®	Sebexol® Basic	Sebexol® Creme Lotio	Selergo® 1% Creme	Sililevo® Nagellack	SyrSpend SF Alka (Pulver)	SyrSpend SF PH4 (aromafrei)	SyrSpend SF PH4 (aromatisiert)	SyrSpend SF PH4 (Pulver)	SyrSpend SF PH4 NEO (Pulver)	Tannosynt® Creme	Tannosynt® flüssig	Tannosynt® Lotio	Topisolon® Basissalbe
Terbinafinhydrochlorid						n. k.	25,0 mg/ml ZRB O21-04	25,0 mg/ml ZRB O21-04	25,0 mg/ml ZRB O21-04	25,0 mg/ml				
Testosteronpropionat														
Tetracainhydrochlorid		0,5	0,5											
Tetracyclinhydrochlorid						n. k.	25,0 mg/ml ZRB O06-07	25,0 mg/ml ZRB O06-07	25,0 mg/ml ZRB O06-07	25,0 mg/ml				
Lauromacrogol 400 (Polidocanol 600)		5,0	5,0	n. k.							3,0	5,0	3,0	
Thiaminchloridhydrochlorid (Vitamin B_1)						n. k.	100,0 mg/ml ZRB O19-04	100,0 mg/ml ZRB O19-04	100,0 mg/ml ZRB O19-04	100,0 mg/ml				
Thymianöl		1,5	1,5											
Thymol														
Tiagabinhydrochlorid						n. k.	1,0 mg/ml ZRB O16-07	1,0 mg/ml ZRB O16-07	1,0 mg/ml ZRB O16-07	1,0 mg/ml				
Topiramat						n. k.	5,0 mg/ml ZRB O16-11	5,0 mg/ml ZRB O16-11	5,0 mg/ml ZRB O16-11	5,0 mg/ml				
Tosylchloramid-Natrium (Chloramin T)														
Tramdolhydrochlorid						n. k.	10,0 mg/ml ZRB O13-09	10,0 mg/ml ZRB O13-09	10,0 mg/ml ZRB O13-09	10,0 mg/ml				
Tretinoin (Vitamin-A-Säure)		0,1	0,1											
Triamcinolonacetonid		0,1	0,1	0,1 ZRB D07-K16							0,1			
Triclosan		2,0	2,0 ZRB D08-41											
Trimethoprim						n. k.	10,0 mg/ml ZRB O06-08	10,0 mg/ml ZRB O06-08	10,0 mg/ml ZRB O06-08	10,0 mg/ml				
Tyrothricin		0,1	0,1											
Ursodesoxycholsäure						n. k.	30,0 mg/ml ZRB O26-01	30,0 mg/ml ZRB O26-01	30,0 mg/ml ZRB O26-01	30,0 mg/ml				
Valsartan						n. k.	4,0 mg/ml ZRB O14-15	4,0 mg/ml ZRB O14-15	4,0 mg/ml ZRB O14-15	4,0 mg/ml				
Vancomycinhydrochlorid						n. k.	50,0 mg/ml ZRB O06-09	50,0 mg/ml ZRB O06-09	50,0 mg/ml ZRB O06-09	50,0 mg/ml				
Verapamilhydrochlorid						n. k.	50,0 mg/ml ZRB O14-16	50,0 mg/ml ZRB O14-16	50,0 mg/ml ZRB O14-16	50,0 mg/ml				
Vitamin-A-palmitat														
Vitamin-A-Säure (Tretinoin)		0,1	0,1											
Zinkoxid		10,0	10,0											
Zinksulfat-Heptahydrat														
Zinkundecylenat		5,0	5,0											
Zonisamid						n. k.	10,0 mg/ml ZRB O16-08	10,0 mg/ml ZRB O16-08	10,0 mg/ml ZRB O16-08	10,0 mg/ml				

[1] Die Kompatibilitätsdaten der Handelspräparate Eucerinum® anhydricum bzw. Eucerinum® cum aqua sind in die Angaben zu den inhaltsgleichen DAB-Grundlagen Wollwachsalkoholsalbe DAB bzw. Wollwachsalkoholcreme DAB eingeflossen.

ZRB: Die ZRB-Nummern beziehen sich auf die entsprechende Monographie der ZIEGLER REZEPTURBIBLIOTHEK® (ZRB), in der eine komplett ausformulierte Herstellungsanweisung für die jeweilige Wirkstoff-Grundlagen-Kombination zu finden ist. Nähere Informationen hierzu finden sich auf Seite 63.

3

P – Z

Topisolon® Salbe	TrichoFoam™	TrichoSol™	Unguentum Cordes®	Vario-Grundlage	Vaselin-Lanettecreme FNA	Warzensalbe (NRF 11.31.)	Wasserhaltige Wollwachsalkoholsalben SR DAC	Wasserhaltiges Carbomergel DAB	Wasserhaltiges Liniment SR DAC	Wolff® Basis Creme Halbfett	Wollwachsalkoholcreme DAB[1]	Wollwachsalkoholsalbe DAB[1]	Wollwachsalkoholsalben SR DAC	Wirkstoff
														Terbinafinhydrochlorid
				2,0										Testosteronpropionat
							n. k.	n. k.	0,5		0,5	0,5	n. k.	Tetracainhydrochlorid
					n. k.		n. k.	n. k.			n. k.	1,0		Tetracyclinhydrochlorid
			3,0–5,0			5,0	n. k.	3,0	5,0		n. k.	5,0	5,0	Lauromacrogol 400 (Polidocanol 600)
														Thiaminchloridhydrochlorid (Vitamin B_1)
							1,5		1,5				1,5	Thymianöl
														Thymol
														Tiagabinhydrochlorid
														Topiramat
							n. k.	n. k.	n. k.		n. k.	5,0	5,0	Tosylchloramid-Natrium (Chloramin T)
														Tramdolhydrochlorid
	0,01–0,1	0,01–0,1	0,025 ZRB D10-04				0,1	0,1	0,1	0,05	0,1	0,1	0,1	Tretinoin (Vitamin-A-Säure)
		0,05–0,1	0,025–0,1 ZRB D07-103				0,1	0,1	0,1	0,1 ZRB D07-58	0,1 ZRB D07-53	0,1 ZRB D07-54	0,1	Triamcinolonacetonid
			2,0–3,0											Triclosan
														Trimethoprim
							n. k.		0,1				0,1	Tyrothricin
														Ursodesoxycholsäure
														Valsartan
														Vancomycinhydrochlorid
														Verapamilhydrochlorid
														Vitamin-A-palmitat
	0,01–0,1	0,01–0,1					0,1	0,1	0,1	0,05	0,1	0,1	0,1	Vitamin-A-Säure (Tretinoin)
			10,0 ZRB D16-11			n. k.	10,0	10,0	10,0	30,0 ZRB D16-05	20,0	50,0	10,0	Zinkoxid
														Zinksulfat-Heptahydrat
							5,0		5,0					Zinkundecylenat
														Zonisamid

Konzentrationsangaben soweit nicht anders angegeben in % (m/m)

Tabelle 4: Grundlagen

Die folgende Tabelle enthält eine Übersicht über gängige Dermatika-Grundlagen aus DAB und DAC sowie in der Rezeptur häufig eingesetzte Handelsprodukte. Die Daten zur **Zusammensetzung** sind den jeweils aktuellen Monographien entnommen bzw. beruhen auf Herstellerangaben, wobei die bei Handelspräparaten gebräuchliche INCI-Deklaration (International Nomenclature of Cosmetic Ingredients), soweit möglich, in gängige pharmazeutische Substanzbezeichnungen übertragen wurde. Ferner werden zu den einzelnen Grundlagen charakteristische Eigenschaften angegeben, soweit sie für die Plausibilitäts- und insbesondere für die Inkompatibilitätsprüfung relevant sind.

Der **Grundlagen-Typ** ist insbesondere dann von Bedeutung, wenn eine Grundlage mit anderen Grundlagen verdünnt werden soll. Grundsätzlich muss hierfür eine möglichst passende Verdünnungsgrundlage gewählt werden (gleiche Phasenlage, ähnliche Zusammensetzung). So sollten Grundlagen vom O/W-Emulsionstyp prinzipiell nicht mit W/O-Grundlagen verdünnt werden, da die Emulsion dann brechen kann. Selbst wenn bei der Kombination verschiedener Formulierungstypen makroskopisch keine Inkompatibilitäten sichtbar werden, offenbart die mikroskopische Überprüfung meist eine Tropfengrößenzunahme, welche Auswirkungen auf die dermale Verfügbarkeit haben kann.

Die Kenntnis des vorliegenden **pH-Bereichs** von Zubereitungen mit einer wässrigen Phase ist essenziell zur Beurteilung einer Rezeptur. Einige Wirkstoffe sind nur in bestimmten pH-Fenstern ausreichend chemisch stabil und therapeutisch wirksam. Gleiches gilt für die Stabilität und antimikrobielle Wirksamkeit einer Vielzahl von Konservierungsmitteln. Je geringer der Wasseranteil einer Zubereitung, desto schwieriger ist es, den pH-Wert zuverlässig zu messen. Teilweise ist der tatsächliche pH-Wert (insbesondere wenn es sich um die innere Phase einer Emulsion handelt) einer direkten Messung gar nicht zugänglich und muss anhand von Verdünnungsreihen durch Extrapolation bestimmt werden, was seine Relevanz für die Stabilität und Kompatibilität jedoch nicht schmälert. Für den Fall, dass eine Anpassung des pH-Wertes erforderlich und möglich ist, finden Sie auf Seite 198 eine Auswahl evtl. einsetzbarer Pufferlösungen des Europäischen Arzneibuchs.

Ionische **Emulgatoren** bzw. **Gelbilder** sind einerseits für eine Vielzahl von Inkompatibilitäten verantwortlich, andererseits jedoch für das ungeübte Auge – selbst anhand der Inhaltsstoffdeklaration – häufig nicht auf den ersten Blick zu erkennen. Daher gibt die Tab. 4 bei allen Zubereitungen auch die eingesetzten emulgierenden bzw. gelbildenden Hilfsstoffe an, sowie ggf. deren Ladung, aus der ebenfalls Inkompatibilitäten resultieren könnten.

Um in einem weiteren Schritt die Notwendigkeit eines Zusatzes von **Konservierungsmitteln** zu beurteilen, ist es wichtig zu wissen, ob und ggf. mit welchem Konservierungsmittel die verwendete Grundlage bereits konserviert ist. Bei einigen der in DAB und DAC monographierten Grundlagen ist der Zusatz eines Konservierungsmittels zwar nicht verpflichtend vorgeschrieben, sondern lediglich empfohlen bzw. optional gestattet, allerdings wird von dieser Option in aller Regel Gebrauch gemacht. Die Angabe der verwendeten Konservierungsmittel dient nicht nur zur Beurteilung der mikrobiellen Stabilität, sondern auch dem Erkennen etwaiger Inkompatibilitäten mit dem Wirkstoff oder Hilfsstoffen.

Prüfung

Überprüfen Sie anhand der nachfolgenden Tabelle, ob der Wirkstoff in der Grundlage ausreichend stabil ist. Vergleichen Sie hierzu den rezeptierbaren pH-Bereich des jeweiligen Wirkstoffs aus Tab. 2 mit dem pH-Wert der Grundlage!

Ferner gibt die nachfolgende Tabelle Aufschluss darüber, welche Inhaltsstoffe die Grundlagen enthalten. Diese Informationen bilden die Basis einer ggf. erforderlichen weitergehenden Kompatibilitätsbeurteilung. Die Angaben zur Konservierung sind bei der Festlegung der Aufbrauchfrist nach Tab. 10 mit einzubeziehen. Bei Verwendung einer konservierten Grundlage ist der Zusatz weiterer Konservierungsmittel ggf. überflüssig.

Beachten Sie:

- Aufgrund möglicherweise larvierter Inkompatibilitäten dürfen nur Grundlagen des gleichen Emulsionstyps miteinander gemischt werden.
- Nach Zugabe von sauer oder basisch reagierenden Wirk-/Hilfsstoffen kann sich der pH-Wert der Zubereitung signifikant von den tabellierten Werten der reinen Grundlage unterscheiden, gleiches gilt für puffernde Zusätze oder Rezepturbestandteile, die die Verteilung bestimmter Substanzen zwischen hydro- und lipophiler Phase verändern!
- Eine Verschiebung des pH-Wertes kann auch dazu führen, dass das Konservierungsmittel nicht mehr wirksam ist. Dies kann einen Wechsel der Grundlage erforderlich machen.
- Bei Zusatz größerer Wassermengen reicht die Konzentration des Konservierungsmittels möglicherweise nicht mehr aus, um die mikrobielle Stabilität zu gewährleisten. Überprüfen Sie die Rezeptur in diesem Fall auf ausreichende Konservierung!
- Bei einigen der in Tab. 4 gelisteten Grundlagen handelt es sich nicht um Fertigarzneimittel, sondern um Handelsprodukte, für die in Deutschland keine Arzneimittelzulassung existiert (z. B. Kosmetika). Die Statthaftigkeit derlei Grundlagen als Ausgangsstoff für Rezepturarzneimittel zu verwenden, wurde in jüngster Vergangenheit immer wieder kontrovers diskutiert und auch die Überwachungspraxis divergiert. Ausführliche Informationen zu dieser Problematik finden Sie auf Seite 19f.

Monographierte Grundlage/ Handelsprodukt	Grundlagen-Typ	pH-Wert	Enthaltene Emulgatoren/Gelbildner
Abitima Clinic Gesichtscreme	O/W-Emulsion	4,7–4,9	**nichtionisch:** Cetylstearylalkohol; Cetylalkohol; Sorbitanmonostearat; Glycerolmonostearat; Polysorbat 60; Cetylstearylglucosid
Abitima Clinic Körpercreme	O/W-Emulsion	3,8–5,2	**nichtionisch:** Sorbitanmonostearat; Polysorbat 60; Cetylalkohol;
Abwaschbare Salbengrundlage (NRF S.31.)	Hydrophile Salbe	Nicht messbar	**anionisch:** Natriumdodecylsulfat **nichtionisch:** Sorbitanmonostearat
Adrenalin 1:1000 Infectopharm	Wässrige Lösung	k. A.	–
Advantan® 0,1 % Creme	O/W-Emulsion	4,0–5,5	**nichtionisch:** Macrogolstearylether; Cetystearylalkohol; Glycerolmonostearat
Advantan® 0,1 % Fettsalbe	Hydrophobe Salbe	k. A.	–
Advantan® 0,1 % Lösung	Alkoholische Lösung	k. A.	–
Advantan® 0,1 % Salbe	W/O-Emulsion	Nicht messbar	**nichtionisch:** Dehymuls E (Emulgator-Grundlagen-Gemisch)
Advantan® Milch 0,1 % Emulsion	O/W-Emulsion	4,0–5,5	**nichtionisch:** Macrogolstearylether
Aknemycin® Salbe	Fettsalbe	k. A.	**anionisch:** Tris[alkyl(C16-C18)poly(oxyethylen)-4]phosphat; Tris[Dodecylpoly(oxyethylen)-4]phosphat **nichtionisch:** Cetylstearylalkohol
Akneroxid® Gel 50 mg/g	Hydrophiles Gel	5,8–6,8	**anionisch:** Carbomer 940 (Polyacrylsäure) **nichtionisch:** Macrogollaurylether 4
Aknichthol® Creme	O/W-Creme	4,0–6,5	**nichtionisch:** Glycerolmonostearat; Cetylalkohol; Macrogol-1000-Glycerolmonostearat
Aknichthol® Lotio	Schüttelmixtur	3,0–5,0	**nichtionisch:** Macrogol-4-laurylether
Alfason® Basis Cresa	O/W-Emulsion	3,5–4,2	**nichtionisch:** Cetylstearylalkohol; Cetomacrogol 1000
Alfason® Crelo	O/W-Emulsion	3,8–4,2	**nichtionisch:** Cetylstearylalkohol; Macrogol-25-cetylstearylether
Alfason® Creme	O/W-Emulsion	3,5–4,2	**nichtionisch:** Cetylstearylalkohol; Macrogol-25-cetylstearylether
Alfason® Cresa	O/W-Emulsion	3,7–4,3	**nichtionisch:** Cetylstearylalkohol; Macrogol-25-cetylstearylether
Alfason® Repair	W/O-Emulsion	5,0–6,0	**anionisch:** Carbomer (Polyacrylsäure) **nichtionisch:** Sorbitanmonooleat
Alfason® Salbe	Lipophiles Gel	Nicht messbar	–
ALLERGIKA Augenlidcreme	W/O-Emulsion	Nicht messbar	**nichtionisch:** Polyglyceryl-3-polyricinoleat; Wollwachs; Hydriertes Rizinusöl; Glycerolmonooleat
ALLERGIKA Basiscreme	O/W-Emulsion	5,0–5,5	**nichtionisch:** Cetylstearylalkohol; Cetomacrogol 1000
ALLERGIKA Basissalbe	Wasserfreie Salbe	Nicht messbar	–
ALLERGIKA Creme urea 5 %	W/O-Emulsion	5,5–6,5	**nichtionisch:** Triglyceroldiisostearat; Glycerolmonooleat
ALLERGIKA Hydrolotio sensitive	O/W-Emulsion	4,8–5,2	Macrogol-9-laurylether; Stearylalkohol; Cetomacrogol 1000; Glycerolmonostearat; Polyethylenglycol-10-stearylether; Polyethylenglycol-7-stearylether
ALLERGIKA Lipolotio sensitive	W/O-Emulsion	6,1–7,1	**nichtionisch:** Polyglyceryl-4-isostearat; Cetyl-dimeticon-copolyol
ALLERGIKA Lipolotio urea 5 %	W/O-Emulsion	6,5–8,0	**nichtionisch:** Cetyl-dimeticon-copolyol; Polyglyceryl-4-isostearat

Enthaltenes Konservierungsmittel	Zusammensetzung laut Herstellerangaben	Monographierte Grundlage/ Handelsprodukt
Phenoxyethanol; Natriumbenzoat	Gereinigtes Wasser; Glycerin; Mittelkettige Triglyceride; Lanolin; Cetylstearylalkohol; Cetylalkohol; Sorbitanmonostearat; Glycerolmonostearat; Polysorbat 60; Cetylstearylglucosid; Citronensäure; Carbomer; Tocopherol; Ethylhexylglycerol; Natrium-gluconat; Natriumhydroxid; Phenoxyethanol; Natriumbenzoat	**Abitima Clinic Gesichtscreme**
Sorbinsäure	Gereinigtes Wasser; Glycerol; Isopropylmyristat; Lanolin; Sorbitanmonostearat; Polysorbat 60; Cetylalkohol; Dimeticon; Sorbinsäure	**Abitima Clinic Körpercreme**
Kein Zusatz	5 Teile Natriumdodecylsulfat; 20 Teile Sorbitanmonostearat; 25 Teile weißes Vaselin; 50 Teile dickflüssiges Paraffin	**Abwaschbare Salbengrundlage (NRF S.31.)**
Natriummetabisulfit als Antioxidanz	0,182 % Epinephrinhydrogentartrat; Natriummetabisulfit; Natriumchlorid; Wasser für Injektionszwecke	**Adrenalin 1:1000 Infectopharm**
Benzylalkohol; Butylhydroxytoluol als Antioxidanz	0,1 % Methylprednisolonaceponat; Cetylstearylalkohol; Butylhydroxytoluol; Benzylalkohol; Decyloleat; Gereinigtes Wasser; Glycerol 85 %; Glycerolmonostearat 40 – 55; Glyceroltrialkanoat (C8-C18); Hartfett; Macrogolstearat 2000; Natriumedetat	**Advantan® 0,1 % Creme**
Kein Zusatz	0,1 % Methylprednisolonaceponat; Dickflüssiges Paraffin; hydriertes Rizinusöl; Mikrokristalline Kohlenwasserstoffe (C40-C60); weißes Vaselin	**Advantan® 0,1 % Fettsalbe**
2-Propanol mit antimikrobieller Wirkung	0,1 % Methylprednisolonaceponat; Isopropylmyristat; 2-Propanol	**Advantan® 0,1 % Lösung**
Kein Zusatz	0,1 % Methylprednisolonaceponat; Dioctadecylcitrat-Pentaerythritoldicocoat-[3-hydroxy-3,4-bis(octadecyloxycarbonyl)butanoat]-Bienenwachs Aluminiumstearat-Gemisch; Dickflüssiges Paraffin; gebleichtes Wachs; Gereinigtes Wasser; weißes Vaselin	**Advantan® 0,1 % Salbe**
Benzylalkohol	0,1 % Methylprednisolonaceponat; mittelkettige Triglyceride; Glyceroltrialkanoat (C8-C18); Macrogol-2-stearylether; Macrogol-21-stearylether; Benzylalkohol; Natriumedetat; Glycerol 85 %; Gereinigtes Wasser	**Advantan® Milch 0,1 % Emulsion**
Kein Zusatz	2 % Erythromycin; dickflüssiges Paraffin; weißes Vaselin; Talkum; Hartparaffin; Titandioxid; Tris[alkyl(C16-C18)poly(oxyethylen)-4]phosphat; [(9Z)-Octadec-9-en-1-yl]oleat; Tris[Dodecylpoly(oxyethylen)-4]phosphat; Sorbitol-Lösung 70 % (nicht kristallisierend); Cetylstearylalkohol; Gereinigtes Wasser; Duftstoff	**Aknemycin® Salbe**
Kein Zusatz	5 % Benzoylperoxid; Gereinigtes Wasser; Macrogollaurylether 4; Carbomer 940; Natriumhydroxid; Editinsäure	**Akneroxid® Gel 50 mg/g**
Propylenglycol mit antimikrobieller Wirkung	1 % Helles Natriumbituminosulfonat (ICHTHYOL®-Natrium); Propylenglycol; Glycerolmonostearat, Cetylalkohol; mittelkettige Triglyceride; Macrogol-1000-Glycerolmonostearat; weißes Vaselin; Titandioxid (E 171); Eisenoxide; Eisen(III)-hydroxid-oxid (E 172); Gereinigtes Wasser	**Aknichthol® Creme**
Kein Zusatz	1 % Helles Natriumbituminosulfonat (ICHTHYOL®-Natrium); Salicylsäure; mittelkettige Triglyceride; Macrogol-4-laurylether; Isopropanol; Maisstärke; hochdisperses Siliciumdioxid; Titandioxid (E 171); Eisenoxide; Eisen(III)-hydroxid-oxid (E 172); Lavendelöl; Gereinigtes Wasser	**Aknichthol® Lotio**
Methyl-4-hydroxybenzoat	Weißes Vaselin; Gereinigtes Wasser; dünnflüssiges Paraffin; Cetylstearylalkohol; Cetomacrogol 1000; Methyl-4-hydroxybenzoat; wasserfreie Citronensäure; wasserfreies Natriumcitrat	**Alfason® Basis Cresa**
Butyl-4-hydroxybenzoat; Propyl-4-hydroxybenzoat (Butylhydroxytoluol als Antioxidanz)	0,1 % Hydrocortison-17-butyrat; Borretschsamenöl; Butylhydroxytoluol; Cetylstearylalkohol; Macrogol-25-cetylstearylether; wasserfreie Citronensäure; wasserfreies Natriumcitrat; Hartparaffin; Propylenglycol; weißes Vaselin; Butyl-4-hydroxybenzoat; Propyl-4-hydroxybenzoat; Gereinigtes Wasser	**Alfason® Crelo**
Butyl-4-hydroxybenzoat; Propyl-4-hydroxybenzoat	0,1 % Hydrocortison-17-butyrat; Cetylstearylalkohol; Macrogol-25-cetylstearylether; dünnflüssiges Paraffin; wasserfreie Citronensäure; wasserfreies Natriumcitrat; weißes Vaselin; Butyl-4-hydroxybenzoat; Propyl-4-hydroxybenzoat; Gereinigtes Wasser	**Alfason® Creme**
Propyl-4-hydroxybenzoat; Benzylalkohol	0,1 % Hydrocortison-17-butyrat; Cetylstearylalkohol; Macrogol-25-cetylstearylether; dünnflüssiges Paraffin; wasserfreie Citronensäure; wasserfreies Natriumcitrat; weißes Vaselin; Propyl-4-hydroxybenzoat; Benzylalkohol; Gereinigtes Wasser	**Alfason® Cresa**
Kein Zusatz	Gelbes Vaselin; dünnflüssiges Paraffin; dickflüssiges Paraffin; Glycerol; Sorbitanmonooleat; Carnaubawachs; Cholesterol; Ceramide 3; Ölsäure; Palmitinsäure; Trometamol; Carbomer (Polyacrylsäure); Gereinigtes Wasser	**Alfason® Repair**
Kein Zusatz	0,1 % Hydrocortison-17-butyrat; Polyethylen-Oleogel (Dickflüssiges Paraffin; 5 % Polyethylen)	**Alfason® Salbe**
Kein Zusatz	Gereinigtes Wasser; Glycerol; Dickflüssiges Paraffin; Mittelkettige Triglyceride; Pentan 1,2 diol; Polyglyceryl-3-polyricinoleat, Isopropylmyristat; Wollwachs; Gebleichtes Wachs; Hydriertes Rizinusöl; Glycerolmonooleat; α-Tocopherolacetat; Magnesiumsulfat; Allantoin; Bisabolol	**ALLERGIKA Augenlidcreme**
Chlorocresol	15 Teile Weißes Vaselin; 6 Teile dickflüssiges Paraffin; 7,2 Teile Cetylstearylalkohol; 2,25 Teile Cetomacrogol 1000; 0,3 Teile Natriumdihydrogenphosphat-Dihydrat; 0,002 Teile Phosphorsäure 85 %; 0,1 Teile Chlorocresol; 69,148 Teile Gereinigtes Wasser	**ALLERGIKA Basiscreme**
Kein Zusatz	95 Teile Weißes Vaselin; 5 Teile dickflüssiges Paraffin	**ALLERGIKA Basissalbe**
Glycerolmonooleat und DL-α-Tocopherol als Antioxidanzien	Gereinigtes Wasser, Isopropylmyristat; Glycerol; Decyloleat; Gebleichtes Wachs; Harnstoff; Triglyceroldiisostearat; Glycerolmonooleat; Magnesiumsulfat; DL-α-Tocopherol; Panthenol	**ALLERGIKA Creme urea 5 %**
Kein Zusatz	Gereinigtes Wasser; Glycerol; Mittelkettige Triglyceride; Decyloleat; Macrogol-9-laurylether; Stearylalkohol; DL-α-Tocopherolacetat; Cetomacrogol 1000; Glycerolmonostearat; Octan-1,2-diol; Polyethylenglycol-10-stearylether; Polyethylenglycol-7-stearylether; Dimeticon; Acrylat/C10-30 alkylacrylat-Kreuzpolymer; p-Methoxybenzoesäure; Natriumhydroxid; Wasserfreie Citronensäure; DL-α-Tocopherol; Hydriertes Palmglyceridcitrat	**ALLERGIKA Hydrolotio sensitive**
DL-α-Tocopherol als Antioxidanz	Gereinigtes Wasser; Glycerol; Butylenglycol; Isopropylmyristat; Mittelkettige Triglyceride; Dickflüssiges Paraffin; Cetyl-dimeticon-copolyol; Natriumchlorid; α-Tocopherolacetat; Polyglyceryl-4-isostearat; Bisabolol	**ALLERGIKA Lipolotio sensitive**
p-Methoxybenzoesäure mit antimikrobieller Wirkung	Gereinigtes Wasser; Propylenglycol; Isopropylmyristat; Cetearyloctanoat; Harnstoff; Cetyl-dimeticon-copolyol; Natriumchlorid; Polyglyceryl-4-isostearat	**ALLERGIKA Lipolotio urea 5 %**

4

4

Monographierte Grundlage/ Handelsprodukt	Grundlagen-Typ	pH-Wert	Enthaltene Emulgatoren/Gelbildner
ALLERGIKA Lipolotio urea 10 %	W/O-Emulsion	5,8–7,0	**nichtionisch:** Glycerolmonooleat
ALLERGIKA Lipolotio urea 5 % F	W/O-Emulsion	5,5–6,8	**nichtionisch:** Glycerolmonooleat
ALLERGIKA Nachtkerzenölcreme	W/O-Emulsion	4,8–6,2	**nichtionisch:** Hydriertes Rizinusöl; Glycerolisostearat; Polyglyceryl-3-oleat
Amciderm® Basiscreme	O/W-Emulsion	4,0–5,5	**nichtionisch:** Glycerolmonostearat 40–55; Macrogolstearat; Cetylstearylalkohol
Amciderm® Basisfettsalbe	Wasserfreie Grundlage	k. A.	**nichtionisch:** Macrogolstearat 1000-Cetylstearylalkohol
Amciderm® Creme	O/W-Emulsion	4,0–5,5	**nichtionisch:** Glycerolmonostearat 40–55; Macrogolstearat; Cetylstearylalkohol
Amciderm® Salbe	W/O-Emulsion	k. A.	**nichtionisch:** Sorbitansesquioleat
Ampho-Moronal® Suspension	Suspension	5,1–5,8	–
Anefug® Simplex	O/W-Emulsion	4,4–5,4	**nichtionisch:** Glycerolmonostearat 40–55; Macrogol-2-Stearylether; Macrogol-21-Stearylether
Anionische hydrophile Creme DAB (unkonserviert)	O/W-Emulsion	4,5–5,5 (rezeptierbarer pH-Bereich 2,0–12,0)	**anionisch:** Natrium-Cetylstearylsulfat im Emulgierenden Cetylstearylalkohol Typ A **nichtionisch:** Cetylstearylalkohol im Emulgierenden Cetylstearylalkohol Typ A
Anionische hydrophile Creme DAB [konserviert mit PHB-Estern]	O/W-Emulsion	5,0–6,0 (rezeptierbarer pH-Bereich 2,0–12,0)	**anionisch:** Natrium-Cetylstearylsulfat im Emulgierenden Cetylstearylalkohol Typ A **nichtionisch:** Cetylstearylalkohol im Emulgierenden Cetylstearylalkohol Typ A
Anionische hydrophile Creme DAB [konserviert mit Sorbinsäure]	O/W-Emulsion	4,0–5,0 (rezeptierbarer pH-Bereich 3,5–5,0)	**anionisch:** Natrium-Cetylstearylsulfat im Emulgierenden Cetylstearylalkohol Typ A **nichtionisch:** Cetylstearylalkohol im Emulgierenden Cetylstearylalkohol Typ A
Anionische hydrophile Creme mit Propylenglycol	O/W-Emulsion	ca. 6,0 (rezeptierbarer pH-Bereich 2,0–12,0)	**anionisch:** Natrium-Cetylstearylsulfat im Emulgierenden Cetylstearylalkohol Typ A **nichtionisch:** Cetylstearylalkohol im Emulgierenden Cetylstearylalkohol Typ A
Anionische hydrophile Creme SR DAC	O/W-Emulsion	Unkonserviert ca. 6,0; mit Sorbinsäure/Kaliumsorbat 4,0–5,0; (rezeptierbarer pH-Bereich unkonserviert 2–12,0; bei Sorbinsäure-Konservierung 3,5–5,5)	**anionisch:** Natrium-Cetylstearylsulfat im Emulgierenden Cetylstearylalkohol Typ A **nichtionisch:** Cetylstearylalkohol im Emulgierenden Cetylstearylalkohol Typ A
Antifungol® HEXAL® Creme	O/W-Emulsion (Wassergehalt >50 %)	5,0–7,5	**nichtionisch:** Cetylstearylalkohol; Polysorbat 60; Sorbitanstearat
Antifungol® HEXAL® EXTRA 1 %	O/W-Emulsion (Wassergehalt ca. 67 %)	5,5–7,0	**nichtionisch:** Cetylstearylalkohol; Polysorbat 60; Sorbitanstearat
Antifungol® HEXAL® Heilpaste	O/W-Emulsion mit suspendierten Zinkoxidpartikeln	5,0–7,0	**nichtionisch:** Cetylstearylalkohol; Polysorbat 60; Sorbitanstearat
Aqua-non Hermal® Emulsion	O/W-Emulsion	7,0–8,0	–
Argatra Multidose® 100 mg/ml	Wässrig-alkoholische Lösung	3,2–7,5	–
Arterenol® 1 mg/ml Injektionslösung	Wässrige Lösung	4	–
Asche Basis® Creme	O/W-Emulsion	5,5–6,5	**anionisch:** Polyacrylsäure **nichtionisch:** Polyoxyl-40-stearat
Asche Basis® Fettsalbe	Wasserfreie Grundlage	Nicht messbar	–
Asche Basis® Lotio	O/W-Emulsion	5,0–6,5	**anionisch:** Polyacrylsäure **nichtionisch:** Polyoxyl-40-stearat
Asche Basis® Salbe	W/O-Emulsion	k. A.	**nichtionisch:** Dehymuls E (Emulgator-Grundlagen-Gemisch)

Enthaltenes Konservierungsmittel	Zusammensetzung laut Herstellerangaben	Monographierte Grundlage/ Handelsprodukt
Glycerolmonooleat und DL-α-Tocopherol als Antioxidanzien	Gereinigtes Wasser; (RS)-2-Octyldodecan-1-ol; Butan-1,3-diol; Harnstoff; Mittelkettige Triglyceride; Dioctylether; Glycerol; Gebleichtes Wachs; Polyglycerol-2-dipolyhydroxystearat; Glycerolmonooleat; Natriumlactat; Magnesiumsulfat; Magnesiumstearat; Milchsäure; DL-α-Tocopherol	**ALLERGIKA Lipolotio urea 10 %**
Glycerolmonooleat und DL-α-Tocopherol als Antioxidanzien	Gereinigtes Wasser; (RS)-2-Octyldodecan-1-ol; Butan-1,3-diol; Mittelkettige Triglyceride; Dioctylether; Harnstoff; Glycerol; Polyglycerol-2-dipolyhydroxystearat; Gebleichtes Wachs; Glycerolmonooleat; Natriumlactat; Magnesiumsulfat; Magnesiumstearat; Milchsäure; DL-α-Tocopherol	**ALLERGIKA Lipolotio urea 5 %F**
p-Methoxybenzoesäure mit antimikrobieller Wirkung	Gereinigtes Wasser; Nachtkerzensamenöl; Gelbes Vaselin; Glycerol; Hydriertes Rizinusöl; Glycerolisostearat; Ozokerit; Polyglyceryl-3-oleat; DL-α-Tocopherol; Hydriertes Palmglyceridcitrat; Magnesiumsulfat; p-Methoxybenzoesäure	**ALLERGIKA Nachtkerzenölcreme**
Benzylalkohol	Benzylalkohol; Macrogolstearat 1000-cetylstearylalkohol; Isopropylpalmitat; Glycerolmonostearat 40–55; Macrogolstearat; Glycerol; Sorbitol-Lösung 70 % (nicht kristallisierend); Milchsäure; Gereinigtes Wasser	**Amciderm® Basiscreme**
Kein Zusatz	Weißes Vaselin; Macrogolstearat 1000-Cetylstearylalkohol; Butylhydroxyanisol; Propylgallat; Citronensäure; Propylenglycol	**Amciderm® Basisfettsalbe**
Benzylalkohol	0,1 % Amcinonid; Benzylalkohol; Macrogolstearat 1000-cetylstearylalkohol; Isopropylpalmitat; Glycerolmonostearat 40–55; Macrogolstearat; Glycerol; Sorbitol-Lösung 70 % (nicht kristallisierend); Milchsäure; Gereinigtes Wasser	**Amciderm® Creme**
Benzylalkohol	0,1 % Amcinonid; Benzylalkohol; dickflüssiges Paraffin; gebleichtes Wachs; Hartparaffin; mikrokristallines Wachs; Sorbitansesquioleat; Magnesiumsulfat; Gereinigtes Wasser	**Amciderm® Salbe**
Methyl-4-hydroxybenzoat; Propyl-4-hydroxybenzoat; Natriumbenzoat; Natriummetabisulfit als Antioxidanz	10 % Amphotericin B (entsprechend 100.000 I. E.); Methyl-4-hydroxybenzoat; Propyl-4-hydroxybenzoat; Natriumbenzoat; Natriummetabisulfit; Natriummonohydrogenphosphat-Dodecahydrat; Natriumdihydrogenphosphat-Dihydrat; Kaliumchlorid; Saccharin-Natrium-Dihydrat; Glycerol 85 %; Wasserfreie Citronensäure; Carmellose-Natrium; Erythrosin; Ethanol 96 %; Zimtaldehyd; Aromen; Gereinigtes Wasser	**Ampho-Moronal® Suspension**
Phenoxyethanol	Gereinigtes Wasser; Decyloleat; Glycerolmonostearat 40–55; Macrogol-2-Stearylether; Macrogol-21-Stearylether; Titandioxid; Stearinpalmitinsäure; Linolsäuren; Eisenoxide (gelb; rot; schwarz); gebleichtes Wachs; Triclosan; Phenoxyethanol; Parfüm	**Anefug® Simplex**
Kein Zusatz	21 Teile Emulgierender Cetylstearylalkohol Typ A; 10 Teile 2-Ethylhexyllaurat; 5 Teile Glycerol 85 %; 64 Teile Gereinigtes Wasser	**Anionische hydrophile Creme DAB (unkonserviert)**
Methyl-4-hydroxybenzoat/ Propyl-4-hydroxybenzoat	69,9 Teile Wasser; 0,06 Teile Methyl-4-hydroxybenzoat; 0,04 Teile Propyl-4-hydroxybenzoat; 30 Teile Hydrophile Salbe (bestehend aus: 30 Teile Emulgierender Cetylstearylalkohol Typ A; 35 Teile dickflüssiges Paraffin; 35 Teile weißes Vaselin)	**Anionische hydrophile Creme DAB [konserviert mit PHB-Estern]**
Sorbinsäure	69,9 Teile Wasser; 0,1 Teile Sorbinsäure; 30 Teile Hydrophile Salbe (bestehend aus: 30 Teile Emulgierender Cetylstearylalkohol Typ A; 35 Teile dickflüssiges Paraffin; 35 Teile weißes Vaselin)	**Anionische hydrophile Creme DAB [konserviert mit Sorbinsäure]**
Propylenglycol	58 Teile Gereinigtes Wasser; 27,5 Teile Hydrophile Salbe (bestehend aus: 30 Teile Emulgierender Cetylstearylalkohol Typ A; 35 Teile dickflüssiges Paraffin; 35 Teile weißes Vaselin); 14,5 Propylenglycol	**Anionische hydrophile Creme mit Propylenglycol**
Kaliumsorbat	21 Teile Emulgierender Cetylstearylalkohol Typ A; 10 Teile 2-Ethylhexyllaurat; 5 Teile Glycerol 85 %; 0,14 Teile Kaliumsorbat; 0,07 Teile wasserfreie Citronensäure; 63,79 Teile Gereinigtes Wasser	**Anionische hydrophile Creme SR DAC**
Benzylalkohol	10 % Clotrimazol; Benzylalkohol; Cetylpalmitat; Cetylstearylalkohol; Dickflüssiges Paraffin; Polysorbat 60; Sorbitanstearat; Gereinigtes Wasser	**Antifungol® HEXAL® Creme**
Benzylalkohol	1 % Bifonazol; Benzylalkohol; Hexadecylpalmitat; Cetylstearylalkohol; Octyldodecanol; Polysorbat 60; Sorbitanstearat; Gereinigtes Wasser	**Antifungol® HEXAL® EXTRA 1 %**
Benzylalkohol	1 % Clotrimazol; 15 % Zinkoxid; Benzylalkohol; Cetylstearylalkohol; Hexadecylpalmitat; Octyldodecanol; Polysorbat 60; Sorbitanstearat; Gereinigtes Wasser	**Antifungol® HEXAL® Heilpaste**
Natrium-2-phenylphenolat; 1-(3-Chlorallyl)-3,5,7-triaza-1-azoniaadamantanchlorid	Gereinigtes Wasser; Palmitinsäure; dickflüssiges Paraffin; Phenylmethylsilikonöl; Stearinsäure; Glycerol; Dimeticon; Trometamol; Cetylpalmitat, Distelöl (Carthamus Tinctorius); Acrylat/C10-30 alkylacrylat-Kreuzpolymer ; Allantoin; Natrium-2-phenylphenolat; 1-(3-Chlorallyl)-3,5,7-triaza-1-azoniaadamantanchlorid	**Aqua-non Hermal® Emulsion**
Kein Zusatz	100 mg/ml Argatroban (Argatrobanmonohydrat); Ethanol 50 %; Sorbitol; Wasser für Injektionszwecke	**Argatra Multidose® 100 mg/ml**
Natriummetabisulfit als Antioxidanz	0,122 % Norepinephrinhydrochlorid (entsprechend 0,1 % Norepinephrin); Natriummetabisulfit; Natriumchlorid, Salzsäure 10 %; Wasser für Injektionszwecke	**Arterenol® 1 mg/ml Injektionslösung**
Benzylalkohol	ca. 70 % Wasser; dickflüssiges Paraffin; Weißes Vaselin; Stearylalkohol; Polyoxyl-40-stearat; Benzylalkohol; Dinatriumedetat; Carbomere; Parfüm; Limonen; Linalool; Hydroxycitronellal; Citronellol; Geraniol; Zimtalkohol	**Asche Basis® Creme**
Kein Zusatz	Dickflüssiges Paraffin; weißes Vaselin; mikrokristallines Wachs; hydriertes Rizinusöl	**Asche Basis® Fettsalbe**
Benzylalkohol	ca. 75 % Wasser; dickflüssiges Paraffin; weißes Vaselin; Stearylalkohol; Polyoxyl-40-stearat; Benzylalkohol; Dinatriumedetat; Carbomere; Parfüm; Limonen; Linalool; Hydroxycitronellal; Citronellol; Geraniol; Zimtalkohol	**Asche Basis® Lotio**
Kein Zusatz	ca. 30 % Wasser; dickflüssiges Paraffin; weißes Vaselin; gebleichtes Wachs; Dehymuls E (Emulgator-Grundlagen-Gemisch); Geruchsstoffe	**Asche Basis® Salbe**

4

Monographierte Grundlage/ Handelsprodukt	Grundlagen-Typ	pH-Wert	Enthaltene Emulgatoren/Gelbildner
Austrocknende Paste SR	Wasser aufnehmende Paste	k. A.	**nichtionisch:** Wollwachsalkohole; Sorbitanmonooleat; Glycerolmonooleat
Basis Cordes® RK	Ambiphile Grundlage	ca. 5,0 (mit Wasser im Verhältnis 1:1)	**nichtionisch:** Macrogol-20-glycerolmonostearat; Cetylalkohol; Glycerolmonostearat
Basiscreme Classic	Ambiphile Emulsionsgrundlage	5,9–6,8	**zwitterionisch:** Hydriertes Lecithin
Basiscreme DAC	Ambiphile Emulsionsgrundlage	5,0–6,5 (rezeptierbarer pH-Bereich 2,0–12,0)	**nichtionisch:** Glycerolmonostearat 60; Cetylalkohol; Macrogol-20-glycerolmonostearat
Basiscreme DVL-P	Ambiphile Emulsionsgrundlage	5,0–7,0 (mit Wasser im Verhältnis 1:10)	**zwitterionisch:** Hydriertes Lecithin
Basiscreme High Classic	Ambiphile Emulsionsgrundlage	5,0–7,0	**zwitterionisch:** Hydriertes Lecithin
Basiscreme High Classic Plus	Ambiphile Emulsionsgrundlage	5,7–7,7	**zwitterionisch:** Hydriertes Lecithin
Basodexan® Fettcreme	W/O-Emulsion	k. A.	**nichtionisch:** Sorbitanlaurat; Poly(oxyethylen)-25-hydriertes Rizinusöl
Basodexan® Salbe	Wasserfreie Salbe	k. A.	**nichtionisch:** Sorbitanlaurat; Poly(oxyethylen)-25-hydriertes Rizinusöl
Basodexan® Softcreme	O/W-Emulsion	5,0–7,0	**nichtionisch:** Macrogolstearat 1500 + Glycerolmonostearat (40:60); Cetylalkohol
Batrafen® Creme	O/W-Emulsion	5,0–7,0	**nichtionisch:** Stearylalkohol; Cetylalkohol; Myristylalkohol; Polysorbat 60; Sorbitanstearat
Batrafen® Gel	Hydrophiles Gel	5,5–7,5	**anionisch:** Carbomer 980 (Polyacrylsäure); Docusat-Natrium
Batrafen® Lösung	Wässrig-alkoholische Lösung	7,5–8,8	–
Batrafen® S Shampoo	Wässrige Lösung	4,5–6,5	**anionisch:** (Dodecyl,tetradecyl)poly(oxyethylen)-2-hydrogensulfat, Natriumsalz; Dodecylpoly(oxyethylen)-(2,3)-hydrogensulfosuccinat, Dinatriumsalz
Batrafen® Vaginalcreme	O/W-Emulsion	5,0–7,0	**nichtionisch:** Stearylalkohol; Cetylalkohol; Myristylalkohol; Polysorbat 60; Sorbitanstearat
Benevi Color® Pigmentcreme dunkel	O/W-Emulsion	5,0–6,0	**nichtionisch:** Cetylstearylalkohol; Glycerolmonocaprylat; Glycerolmonostearat
Benevi Color® Pigmentcreme hell	O/W-Emulsion	5,0–6,0	**nichtionisch:** Cetylstearylalkohol; Glycerolmonocaprylat; Glycerolmonostearat
Benevi Hydroderm® Gesichts-Fluid	O/W-Emulsion	5,0–6,0	**anionisch:** Polyacrylat-Kreuzpolymer 6
Benevi Neutral® Augenlid-Creme	O/W-Emulsion	6,5–7,2	**nichtionisch:** Sorbitanmonostearat **anionisch:** Carbomer (Polyacrylsäure)
Benevi Neutral® Kopf-Lotion	O/W-Emulsion	5,0–6,0	**nichtionisch:** Cetylstearylalkohol **zwitterionisch:** Hydriertes Lecithin
Bepanthen® Lösung	Wässrige Lösung	5,0–6,0	
Bepanthen® Wund- und Heilsalbe	W/O-Creme	6,0–7,0	**nichtionisch:** Wollwachsalkohole; Stearylalkohol
BetaGalen® Creme	O/W-Emulsion	3,5–4,5	**nichtionisch:** Cetylstearylalkohol; Macrogolcetylstearylether-20

4

Enthaltenes Konservierungsmittel	Zusammensetzung laut Herstellerangaben	Monographierte Grundlage/ Handelsprodukt
Geeignete Antioxidanzien erlaubt (z. B. α-Tocopherol; 3-Butyl-4-hydroxyanisol)	10 Teile Basisches Bismutgallat; 20 Teile Leinöl; 50 Teile Zinkoxid; 20 Teile Wollwachsalkoholsalbe SR (bestehend aus: 2,5 Teile Wollwachsalkohole; 2,1 Teile Sorbitanmonooleat; 0,9 Teile Glycerolmonooleat; 94,5 Teile weißes Vaselin)	**Austrocknende Paste SR**
Propylenglycol mit antimikrobieller Wirkung	Cetylalkohol; Glycerolmonostearat 40–55; Macrogol-20-glycerolmonostearat; Propylenglycol; Sorbitanmonostearat; Mittelkettige Triglyceride; Weißes Vaselin; Gereinigtes Wasser	**Basis Cordes® RK**
Pentylenglycol und Propylenglycol mit antimikrobieller Wirkung	Gereinigtes Wasser; Mitellkettige Triglyceride; Pentylenglycol; Propylenglycol; Hydriertes Lecithin; Raffinierte Sheabutter; Glycerol; Squalan; Ceramind NP; Xanthangummi; Natrium-Carbomer	**Basiscreme Classic**
Propylenglycol mit antimikrobieller Wirkung	4 Teile Glycerolmonostearat 60; 6 Teile Cetylalkohol; 7,5 Teile Mittelkettige Triglyceride; 25,5 Teile weißes Vaselin; 7 Teile Macrogol-20-glycerolmonostearat; 10 Teile Propylenglykol; 40 Teile Gereinigtes Wasser	**Basiscreme DAC**
Pentylenglycol mit antimikrobieller Wirkung	30,96 Teile Mitellkettige Triglyceride; 3,96 Teile Hydriertes Lecithin; 1,98 Teile Raffinierte Sheabutter; 0,66 Squalan; 55,36 Teile Gereinigtes Wasser; 5,1 Teile Pentylenglycol; 1,98 Teile Glycerol	**Basiscreme DVL-P**
Pentylenglycol mit antimikrobieller Wirkung	Gereinigtes Wasser; Mitellkettige Triglyceride; Pentylenglycol; Hydriertes Lecithin; Raffinierte Sheabutter; Glycerol; Ceramind NP; Squalan	**Basiscreme High Classic**
Pentylenglycol mit antimikrobieller Wirkung	Gereinigtes Wasser; Natives Olivenöl; Pentylenglycol; Glycerol; Mitellkettige Triglyceride; Hydriertes Lecithin; Raffinierte Sheabutter; Squalan; Xanthangummi; Natriumcarboxymethylbetaglucan; Ceramind NP	**Basiscreme High Classic Plus**
Kein Zusatz	10 % Harnstoff; Maisstärke; weißes Vaselin; Gereinigtes Wasser; Isopropylmyristat; Sorbitanlaurat; Sorbitol-Lösung 70 % (kristallisierend); Poly(oxyethylen)-25-hydriertes Rizinusöl	**Basodexan® Fettcreme**
Kein Zusatz	10 % Harnstoff; weißes Vaselin; Maisstärke; Octyldodecanol; Glyceroltridocosanoat; Palmitinsäure; Sorbitanlaurat; Poly(oxyethylen)-25-hydriertes Rizinusöl	**Basodexan® Salbe**
Phenoxyethanol	10 % Harnstoff; Gereinigtes Wasser; Macrogolstearat 1500 + Glycerolmonostearat (40:60); Stearinsäure; dickflüssiges Paraffin; Propylenglycol; mittelkettige Triglyceride; Glycerol; Wollwachs; Cetylalkohol; Phenoxyethanol; Citronensäure-Monohydrat	**Basodexan® Softcreme**
Benzylalkohol	1 % Ciclopirox-Olamin; Benzylalkohol; Octyldodecanol; Dünnflüssiges Paraffin; Stearylalkohol; Cetylalkohol; Myristylalkohol; Polysorbat 60; Sorbitanstearat; Milchsäure; Gereinigtes Wasser	**Batrafen® Creme**
Isopropanol mit antimikrobieller Wirkung	0,772 % Ciclopirox; Isopropanol; Carbomer 980; Docusat-Natrium; Octyldodecanol; Poly[poly(dimethylsiloxan)-co-poly(oxyethylen)/poly(oxypropylen)]; Natriumhydroxid; Gereinigtes Wasser	**Batrafen® Gel**
Isopropanol mit antimikrobieller Wirkung	1 % Ciclopirox-Olamin; Macrogol 400; Isopropanol; Gereinigtes Wasser	**Batrafen® Lösung**
Benzoesäure; Natriumbenzoat	1 % Ciclopirox; (Dodecyl,tetradecyl)poly(oxyethylen)-2-hydrogensulfat, Natriumsalz; Benzoesäure; Dodecylpoly(oxyethylen)-(2,3)-hydrogensulfosuccinat, Dinatriumsalz; Natriumbenzoat; Macrogol-2-laurylether; Natriumchlorid; Gereinigtes Wasser	**Batrafen® S Shampoo**
Benzylalkohol	1 % Ciclopirox-Olamin; Benzylalkohol; Octyldodecanol; Dünnflüssiges Paraffin; Stearylalkohol; Cetylalkohol; Myristylalkohol; Polysorbat 60; Sorbitanstearat; Milchsäure; Gereinigtes Wasser	**Batrafen® Vaginalcreme**
Octanohydroxamsäure als Antioxidanz	Gereinigtes Wasser; 1,3-Butandiol; Alkylbenzoat (C12-C15); Octanohydroxamsäure; Mittelkettige Triglyceride; Octan-1,2-diol; Cetylstearylalkohol; Rotes, Eisenoxid; Gelbes Eigenoxid; Schwarzes Eisenoxid; Titandioxid; Wasserfreies Glycerol; Glycerolmonocaprylat; Glycerolmonostearat; Raffiniertes Sonnenblumenöl; (s)-2-Amino-6-dodecanoylaminohexansäure; Aluminium-Magnesium-Silicat; Octyldodecanol; Pafüm; Polyglycerol-6-behenat; Polyglycerol-6-stearat; Natriumhydroxid; 4-Oxopentansäure, Natriumsalz; Natriumstearoylglutamat; Tetranatriumglutamatdiacetat; all-rac-alpha-Tocopherol; Xanthangummi	**Benevi Color® Pigmentcreme dunkel**
Octanohydroxamsäure als Antioxidanz	Gereinigtes Wasser; 1,3-Butandiol; Alkylbenzoat (C12-C15); Octanohydroxamsäure; Mittelkettige Triglyceride; Octan-1,2-diol; Cetylstearylalkohol; Rotes, Eisenoxid; Gelbes Eigenoxid; Schwarzes Eisenoxid; Titandioxid; Wasserfreies Glycerol; Glycerolmonocaprylat; Glycerolmonostearat; Raffiniertes Sonnenblumenöl; (s)-2-Amino-6-dodecanoylaminohexansäure; Aluminium-Magnesium-Silicat; Octyldodecanol; Pafüm; Polyglycerol-6-behenat; Polyglycerol-6-stearat; Natriumhydroxid; 4-Oxopentansäure, Natriumsalz; Natriumstearoylglutamat; Tetranatriumglutamatdiacetat; all-rac-alpha-Tocopherol; Xanthangummi	**Benevi Color® Pigmentcreme hell**
Pentylenglycol mit antimikrobieller Wirkung	Gereinigtes Wasser; 1,3-Butandiol; Alkylbenzoat (C12-C15); Citronensäure; Di-n-octylcarbonat; Glycerol; Glycerolmonocaprylat; Raffiniertes Sonnenblumenöl; Pentylenglycol; Polyacrylat-Kreuzpolymer 6; Polyglycerol-6-behenat; Polyglycerol-6-stearat; Saccharidisomerat; Natriumcitrat; Natriumhyaluronat; Natriumhydroxid; Tetranatriumglutamatdiacetat; all-rac-alpha-Tocopherol	**Benevi Hydroderm® Gesichts-Fluid**
Octanohydroxamsäure als Antioxidanz	Allantoin; Gereinigtes Wasser; n-Docosanol; Bisbolol; Raffiniertes Sheabutter; Octanohydroxamsäure; Carbomer; Wasserfreie Citronensäure; Wasserfreies Glycerol; Glycerolmonocaprylat; Hydrierte Kokosfettsäureglyceride; Dexpanthenol; Pentaerythrityltetraisostearat; Saccharidisomerat; Natriumhyaluronat; Natriumstearoylglutamat; Sorbitanmonostearat; Saccharosecocoat; all-rac-alpha-Tocopherolacetat; Triisostearin; Xanthangummi	**Benevi Neutral® Augenlid-Creme**
Pentylenglycol und Propylenglycol mit antimikrobieller Wirkung	Ethanol; Allantoin; Gereinigtes Wasser; Bisabolol; Raffinierte Sheabutter; Alkohole (C12–16); Mittelkettige Triglyceride; Cetylstearylalkohol; Wasserfreie Citronensäure; Di-n-octylcarbonat; Wasserfreies Glycerol; Glycerolmonocaprylat; Hydriertes Lecithin; Hydriertes Palmglyceridcitrat; Inulinlaurylcarbamat; Hydrolysiertes Lecithin; Magnolia-officinalis-Rindenextrakt; Palmitinsäure; Dexpanthenol; Pentylenglycol; Propylenglycol; Pullulan; Saccharidisomerat; Betaisofiran; Natirumcitrat; Fytinsäure-Hexanatriumsalz; Natriumstearoylglutamat; Sorbitol; Squalan; all-rac-alpha-Tocopherol; Xanthangummi; Zinkgluconat	**Benevi Neutral® Kopf-Lotion**
Methyl-4-hydroxybenzoat; Propyl-4-hydroxybenzoat; Natriumbenzoat	5 % Dexpanthenol; Natriumbenzoat; Methyl-4-hydroxybenzoat; Propyl-4-hydroxybenzoat; rac-(3R)-3-Hydroxy-4,4-dimethyloxolan-2-on; Gereinigtes Wasser	**Bepanthen® Lösung**
Glycerolmonooleat als Antioxidanz	5 % Dexpanthenol; Gebleichtes Wachs; Dickflüssiges Paraffin; Dünnflüssiges Paraffin-Weißes Vaselin-Ceresin-Glycerolmonooleat-Wollwachsalkohole-Gemisch (Protegin X); Gereinigtes Wasser; Cetylalkohol; Mandelöl; Stearylalkohol; Weißes Vaselin; Wollwachs	**Bepanthen® Wund- und Heilsalbe**
Phenoxyethanol	0,122 % Betamethasonvalerat (entspr. 0,1 % Betamethason); Phenoxyethanol; Decyloleat; Cetylstearylalkohol; Macrogolcetylstearylether-20; Propylenglycol; Dimeticon 20; Citronensäure; Natriummonohydrogenphosphat-Dihydrat; Gereinigtes Wasser	**BetaGalen® Creme**

Monographierte Grundlage/ Handelsprodukt	Grundlagen-Typ	pH-Wert	Enthaltene Emulgatoren/Gelbildner
BetaGalen® Lösung	Wässrig-alkoholische Lösung	ca. 4,0	–
BetaGalen® Lotion	O/W-Emulsion	3,5–4,5	**nichtionisch:** Cetylstearylalkohol; Macrogolcetylstearylether-20
BetaGalen® Salbe	Wasserfreie Salbe	Nicht messbar	–
Betaisodona® Lösung	Lösung	5,0–6,5	**nichtionisch:** Glycerol; Nonoxinol 9
Bifon® Creme	O/W-Emulsion	5,0–7,0	**nichtionisch:** Cetylstearylalkohol; Polysorbat 60; Sorbitanstearat
Bifon® Gel	O/W-Emulsion	3,2–3,7	**nichtionisch:** alpha-(Hexadecyl, octadecyl)-omega-hyroxypoly(oxyethylen)-30; Macrogol-7-glycerolcocoat
Bifon® Lösung	Alkoholische Lösung	6,8–8,5	–
Butylhydroxytoluol-Lösung 1 %	Wasserfreie Lösung	Nicht messbar	–
Candio-Hermal® Mundgel	Gel	6,0–7,0	**anionisch:** Carbomer 940 (Polyacrylsäure) **nichtionisch:** Poloxamer
Candio-Hermal Softpaste®	Paste	k. A.	**nichtionisch:** Macrogol-200-dioleat; Sorbitanstearat; Sorbitansesquioleat
Cannabisextrakt, Eingestellter (DAB)	Ölige Lösung	Nicht messbar	–
Carbomergel pH 5 (NRF S.43.)	Hydrophiles Gel	ca. 5,0 (rezeptierbarer pH-Bereich 4,0–10,0)	**anionisch:** Carbomer 35.000 (Polyacrylsäure)
Carbomergel pH 6,5 (NRF S.43.)	Hydrophiles Gel	ca. 6,5 (rezeptierbarer pH-Bereich 4,0–10,0)	**anionisch:** Carbomer 35.000 (Polyacrylsäure)
Carmellose-Natrium-Gel DAB	Hydrophiles Gel	Mit PHB-Estern 5,0–7,0; mit Sorbinsäure/ Kaliumsorbat 4,0–5,0 (rezeptierbarer pH-Bereich 3,5–8,0; bei Sorbinsäure-Konservierung 3,5–5,5)	**anionisch:** Carmellose-Natrium 600 (= Carboxymethylcellulose-Natrium 600)
Catapresan® 150 µg/ml Injektionslösung	Wässrige Lösung	4,0–6,0	–
Cetomacrogolcreme FNA	O/W-Emulsion	ca. 5	**nichtionisch:** Cetomacrogol
Cetomacrogolsalbe	Wasseraufnehmende Salbe	Nicht messbar	**nichtionisch:** Cetomacrogol
Ciclopoli® Creme	O/W-Emulsion	6,0–7,0	**nichtionisch:** Polysorbat 60
ClobeGalen® Creme	O/W-Emulsion	3,5–4,5	**nichtionisch:** Cetylstearylalkohol; Macrogolcetylstearylether-20
ClobeGalen® Lösung	Wässrig-alkoholische Lösung	ca. 4,0	–
ClobeGalen® Lotion	O/W-Emulsion	3,5–4,5	**nichtionisch:** Cetylstearylalkohol; Macrogolcetylstearylether-20
ClobeGalen® Salbe	Wasserfreie Salbe	Nicht messbar	**ionisch:** Aluminiumstearat in Dehymuls K (Emulgator-Grundlagen-Gemisch) **nichtionisch:** Sorbitansesquioleat in Dehymuls K (Emulgator-Grundlagen-Gemisch)
ClotriGalen® Creme	O/W-Emulsion	5,5–7,0	**nichtionisch:** Polysorbat 60
Cordes® Basis Lösung	Wässrig-alkoholische Lösung	6,5–8,5	**nichtionisch:** Polysorbat 20; Polysorbat 80; Hydroxypropylcellulose
Cordes® Beta Creme	O/W-Emulsion	4,5–5,5	**nichtionisch:** Cetylstearylalkohol; Cetomacrogol 1000
Cordes® Beta Salbe	Wasserfreie Salbe	Nicht messbar	**nichtionisch:** Sorbitanstearat
Cordes® VAS	O/W-Creme	4,0–5,0	**nichtionisch:** Cetylstearylalkohol, Tris[alkyl(C16-C18)-poly(oxyethylen)-4]-phosphat; Glycerolmonostearat; Macrogol-7-glycerolcocoat; Sorbitanmonostearat

4

Enthaltenes Konservierungsmittel	Zusammensetzung laut Herstellerangaben	Monographierte Grundlage/ Handelsprodukt
Isopropanol und Propylenglykol mit antimikrobieller Wirkung	0,122 % Betamethasonvalerat (entspr. 0,1 % Betamethason); Isopropanol; Glycerol; Propylenglycol; Citronensäure; Natriummonohydrogenphosphat-Dihydrat; Gereinigtes Wasser	**BetaGalen® Lösung**
Phenoxyethanol	0,122 % Betamethasonvalerat (entspr. 0,1 % Betamethason); Phenoxyethanol; Decyloleat; Cetylstearylalkohol; Macrogolcetylstearylether-20; Propylenglycol; Dimeticon 20; Citronensäure; Natriummonohydrogenphosphat-Dihydrat; Gereinigtes Wasser	**BetaGalen® Lotion**
Kein Zusatz	0,122 % Betamethasonvalerat (entspr. 0,1 % Betamethason); Weißes Vaselin; mikrokristallines Paraffin; dickflüssiges Paraffin	**BetaGalen® Salbe**
Kein Zusatz	10 % Povidon-Iod mit einem Gehalt von 11 % verfügbarem Iod; Glycerol; Nonoxinol 9; Dinatriumhydrogenphosphat; wasserfreie Citronensäure; Natriumhydroxid; Kaliumiodat; Gereinigtes Wasser	**Betaisodona® Lösung**
Chlorhexidindigluconat	1 % Bifonazol; 2-Octyl-1-dodecanol; Cetylstearylalkohol; Cetylpalmitat; Sorbitanstearat; Polysorbat 60; Chlorhexidindigluconat; Gereinigtes Wasser	**Bifon® Creme**
Benzylalkohol	1 % Bifonazol; Benzylalkohol; alpha-(Hexadecyl, octadecyl)-omega-hyroxypoly(oxyethylen)-30; Macrogol-7-glycerolcocoat; Isopropylisostearat; Milchsäure; Ethanol 96 %; Gereinigtes Wasser	**Bifon® Gel**
Ethanol mit antimikrobieller Wirkung	1 % Bifonazol; Ethanol 96 %; Isopropylmyristat	**Bifon® Lösung**
Kein Zusatz	Butylhydroxytoluol; Dimethylsulfoxid	**Butylhydroxytoluol-Lösung 1 %**
Methyl-4-hydroxybenzoat	250.000 I. E. Nystatin; Gereinigtes Wasser; dickflüssiges Paraffin; Povidon; Propylenglycol; Glycerol 85 %; Poloxamer; Methyl-4-hydroxybenzoat; Carbomer 940; Natriumhydroxid; Zimtaldehyd	**Candio-Hermal® Mundgel**
Kein Zusatz	100.000 I. E. Nystatin; Polyethylen – Dickflüssiges Paraffin (5:95); Poly(O-methyl)reisstärke; Titandioxid; Macrogol-200-dioleat; hochdisperses Siliciumdioxid; Sorbitansesquioleat; Sorbitanstearat; Natriumchlorid	**Candio-Hermal Softpaste®**
Kein Zusatz	Cannabisextrakt; Mittelkettige Triglyceride	**Cannabisextrakt, Eingestellter (DAB)**
Kein Zusatz, im Labortest aber mikrobiell nicht anfällig	1 Teil Carbomer 35.000; 0,5 Teile Trometamol; 0,1 Teile Natriumedetat (Dinatriumedetat-Dihydrat); 10 Teile Propylenglycol; 88,4 Teile Gereinigtes Wasser	**Carbomergel pH 5 (NRF S.43.)**
Kein Zusatz, im Labortest aber mikrobiell nicht anfällig	1 Teil Carbomer 35.000; 1 Teil Trometamol; 0,1 Teile Natriumedetat (Dinatriumedetat-Dihydrat); 10 Teile Propylenglycol; 87,9 Teile Gereinigtes Wasser	**Carbomergel pH 6,5 (NRF S.43.)**
Sorbinsäure/Kaliumsorbat **oder** Methyl-4-hydroxybenzoat/Propyl-4-hydroxybenzoat	5 Teile Carmellose-Natrium 600 (= Carboxymethylcellulose-Natrium 600); 10 Teile Glycerol 85 %; 85 Teile Wasser	**Carmellose-Natrium-Gel DAB**
Kein Zusatz	150 µg/ml Clonidinhydrochlorid; Wasser für Injektionszwecke; Natriumchlorid; Salzsäure 3,6 %	**Catapresan® 150 µg/ml Injektionslösung**
	15 Teile Cetomacrogol (Emulsifying Wax); 0,2 Teile Sorbinsäure; 20 Teile Decyloleat; 4 Teile Sorbitol-Lösung 70% (kristallisierend); 60,8 Teile Gereinigtes Wasser	**Cetomacrogolcreme FNA**
Kein Zusatz	25,5 Teile Cetomacrogol (Emulsifying Wax); 15 Teile Isopropylmyristat; 21,25 Teile dickflüssiges Paraffin; 38,25 Teile weißes Vaselin	**Cetomacrogolsalbe**
Kein Zusatz	1 % Ciclopirox-Olamin; Gereinigtes Wasser; Dickflüssiges Paraffin; Weißes Vaselin; Polysorbat 60; N,N-Bis(2-hydroxyethyl)cocosfettsäureamid; Octyldodecanol; Benzylalkohol; Sorbitanstearat; Tetradecan-1-ol; Cetylstearylalkohol; Milchsäure	**Ciclopoli® Creme**
Phenoxyethanol	0,05 % Clobetasolpropionat; Phenoxyethanol; Decyloleat; Cetylstearylalkohol; Macrogolcetylstearylether-20; Propylenglycol; Dimeticon 20; Citronensäure; Natriummonohydrogenphosphat-Dihydrat; Gereinigtes Wasser	**ClobeGalen® Creme**
Isopropanol und Propylenglykol mit antimikrobieller Wirkung	0,05 % Clobetasolpropionat; Isopropanol; Glycerol 85 %; Propylenglycol; Citronensäure; Natriummonohydrogenphosphat-Dihydrat; Gereinigtes Wasser	**ClobeGalen® Lösung**
Phenoxyethanol	0,05 % Clobetasolpropionat; Phenoxyethanol; Decyloleat; Cetylstearylalkohol; Macrogolcetylstearylether-20; Propylenglycol; Dimeticon 20; Citronensäure; Natriummonohydrogenphosphat-Dihydrat; Gereinigtes Wasser	**ClobeGalen® Lotion**
Kein Zusatz	0,05 % Clobetasolpropionat; Weißes Vaselin; Dehymuls K (Emulgator-Grundlagen-Gemisch); mittelkettige Triglyceride; Hartparaffin; gebleichtes Wachs; dünnflüssiges Paraffin	**ClobeGalen® Salbe**
Benzylalkohol	1 % Clotrimazol; Sorbitanstearat; Polysorbat 60; Cetylpalmitat; Cetylstearylalkohol; Benzylalkohol; Octyldodecanol; Gereinigtes Wasser	**ClotriGalen® Creme**
Isopropanol mit antimikrobieller Wirkung	Isopropanol; Gereinigtes Wasser; Propylenglycol; Povidon; Polysorbat 20; Polysorbat 80; Hydroxypropylcellulose	**Cordes® Basis Lösung**
Chlorocresol	0,122 % Betamethasonvalerat; (entsprechend 0,1 % Betamethason); Cetylstearylalkohol; Chlorocresol; Cetomacrogol 1000; Weißes Vaselin; Natriumhydroxid; Dickflüssiges Paraffin; Natriumdihydrogenphosphat-Monohydrat; Gereinigtes Wasser	**Cordes® Beta Creme**
Kein Zusatz	0,122 % Betamethasonvalerat; (entsprechend 0,1 % Betamethason); Sorbitanstearat; Dickflüssiges Paraffin; Weißes Vaselin	**Cordes® Beta Salbe**
Sorbinsäure	0,05 % Tretinoin 0,05 %; Butylhydroxytoluol; Parfumöl Heliodor; Cetylstearylalkohol; Tris[alkyl(C16-C18)-poly(oxyethylen)-4]-phosphat; Citronensäure-Monohydrat; Glycerolmonostearat; Isopropylmyristat; Palmitoylascorbinsäure; Macrogol-7-glycerolcocoat; Propylenglycol; Sorbitanmonostearat; Sorbinsäure; Gereinigtes Wasser	**Cordes® VAS**

4

Monographierte Grundlage/ Handelsprodukt	Grundlagen-Typ	pH-Wert	Enthaltene Emulgatoren/Gelbildner
Curatoderm® Emulsion	O/W-Emulsion	6,0–7,0	**nichtionisch:** Macrogolstearylether-21
Daivobet® Gel	Wasserfreies Gel	Nicht messbar	**nichtionisch:** alpha-Hydro-omega-octadecyloxypoly(oxypropylen)
Daivobet® Salbe	Wasserfreie Salbe	Nicht messbar	**nichtionisch:** alpha-Hydro-omega-octadecyloxypoly(oxypropylen)
Daivonex® Creme	O/W-Emulsion	7,5–9,0	**nichtionisch:** Cetylstearylalkohol; Cetomacrogol 1000
Daivonex® Salbe	W/O-Emulsion	Nicht messbar	**nichtionisch:** Macrogol-2-Stearylether
Decoderm® Basiscreme	Ambiphile Emulsionsgrundlage	3,6–4,8	**nichtionisch:** Glycerolmonostearat 40–55; Cetylstearylalkohol; Polysorbat 40
Decoderm® Creme	Ambiphile Emulsionsgrundlage	4,0–5,5	**nichtionisch:** Glycerolmonostearat 40–55; Cetylstearylalkohol; Polysorbat 40
Decoderm® tri Creme	O/W-Emulsion	3,0–4,2	**nichtionisch:** Glycerolmonostearat 40–55; Stearylalkohol; Macrogolstearat 5000
Dermapharm® Basiscreme	O/W-Creme (Wasseranteil 59–65 %)	4,0–4,5	**nichtionisch:** Cetylalkohol; Glycerolmonostearat; Polysorbat 60
Dermapharm® Basissalbe	W/O-Creme (Wasseranteil 60,6 %)	4,2–4,7	**nichtionisch:** Glycerolmono(mono,di)oleat
Dermatest® Basis Salbe	W/O-Emulsion	k. A.	**nichtionisch:** Cetylalkohol; hydrierte Palmölglyceride; Macrogol-30-Glycerolmonmostearat
Dermatop® Basiscreme	O/W-Emulsion	5,0–7,0	**nichtionisch:** Polysorbat 60; Sorbitanmonostearat; Stearylalkohol; Cetylalkohol
Dermatop® Basis-Fettsalbe	Wasserfreie Salbengrundlage	k. A.	**nichtionisch:** Glycerolmonooleat
Dermatop® Basissalbe	W/O-Emulsion	k. A.	**nichtionisch:** Glycerolmonooleat
Dermatop® Creme	O/W-Emulsion	5,5–6,5	**nichtionisch:** Polysorbat 60; Sorbitanmonostearat; Stearylalkohol; Cetylalkohol
Dermatop® Fettsalbe	Wasserfreie Salbengrundlage	Nicht messbar	**nichtionisch:** Glycerolmonooleat
Dermatop® Lösung	Ethanolische Lösung (20 % Ethanol)	ca. 3,8	**nichtionisch:** Macrogolglycerolcocoate
Dermatop® Salbe	W/O-Emulsion	5,5–6,5	**nichtionisch:** Glycerolmonooleat
Dermifant Kindercreme Cremy	W/O-Emulsion	Nicht messbar	**nichtionisch:** Hydriertes Rizinusöl; Glycerolisostearat; Polyglyceryl-3-oleat
Dermifant Kinderlotion	W/O-Emulsion	Nicht messbar	**nichtionisch:** Polyglyceryl-4-isostearat; Cetyl-dimeticon-copolyol
Dermoxin Creme	O/W-Emulsion	4,7–5,7	**nichtionisch:** Glycerolmonostearat 40–55; Macrogolstearat 5000; Cetylstearylalkohol
Dermoxin Salbe	Wasser aufnehmende Salbe	Nicht messbar	**nichtionisch:** Sorbitansesquioleat
de-squaman Hermal® Anti-Schuppen Cremeshampoo	Shampoo	6,0–8,5	**anionisch:** Natriumlaurylsulfat; Dinatriumkokosamid-Polyethylenglycol(4)-sulfosuccinat **nichtionisch:** Ethylenglycoldistearat
Dexeryl®	O/W-Emulsion	7,5–8,5	**anionisch:** Stearinsäure **nichtionisch:** Glycerolmonostearat
Dimeticon-Salbe 10 % SR	O/W-Emulsion	4,0–5,0	**anionisch:** Natrium-Cetylstearylsulfat im Emulgierenden Cetylstearylalkohol Typ A
Diprogenta® Creme	O/W-Emulsion	4,5–5,5	**nichtionisch:** Cetylstearylalkohol; Cetomacrogol 1000

Enthaltenes Konservierungsmittel	Zusammensetzung laut Herstellerangaben	Monographierte Grundlage/ Handelsprodukt
Phenoxyethanol	4 µg Tacalcitol; Gereinigtes Wasser; dünnflüssiges Paraffin; mittelkettige Triglyceride; Propylenglycol; Octyldodecanol; Macrogolstearylether-21; Diisopropyladipat; Phenoxyethanol; Natriummonohydrogenphosphat-Dodecahydrat; Xanthangummi; Kaliumdihydrogenphosphat; Natriumedetat; Dodecyl(3,4,5-trihydroxybenzoat)	**Curatoderm® Emulsion**
Butylhydroxytoluol und all-rac-α-Tocopherol als Antioxidanzien	50 Mikrogramm/g Calcipotriol; 0,5 mg/g Betamethasondipropionat; Dickflüssiges Paraffin; alpha-Hydro-omega-octadecyloxypoly(oxypropylen); Hydriertes Rizinusöl; Butylhydroxytoluol; all-rac-α-Tocopherol	**Daivobet® Gel**
Butylhydroxytoluol und all-rac-α-Tocopherol als Antioxidanzien	50 Mikrogramm/g Calcipotriol; 0,5 mg/g Betamethasondipropionat; Dickflüssiges Paraffin; alpha-Hydro-omega-octadecyloxypoly(oxypropylen); all-rac-α-Tocopherol; weißes Vaselin; Butylhydroxytoluol	**Daivobet® Salbe**
Diazolidinylharnstoff; 2,4-Dichlorbenzyl-alkohol (all-rac-α-Tocopherol als Antioxidanz)	50 Mikrogramm/g Calcipotriol; Natriumedetat; Natriummonohydrogenphosphat-Dihydrat; Dickflüssiges Paraffin; Weißes Vaselin; Natriumhydroxid; Glycerol 85 %; Cetomacrogol 1000; Cetylstearylalkohol; Diazolidinylharnstoff; 2,4-Dichlorbenzylalkohol; all-rac-α-Tocopherol; Gereinigtes Wasser	**Daivonex® Creme**
all-rac-α-Tocopherol als Antioxidanz	50 Mikrogramm/g Calcipotriol; Gereinigtes Wasser; Natriumedetat; Natriummonohydrogenphosphat-Dihydrat; all-rac-α-Tocopherol; Dickflüssiges Paraffin; Macrogol-2-stearylether; Propylenglycol; Weißes Vaselin	**Daivonex® Salbe**
Sorbinsäure	Sorbinsäure; hochdisperses Siliciumdioxid; Mittelkettige Triglyceride; Glycerolmonostearat 40–55; dickflüssiges Paraffin; Propylenglycol; Polysorbat 40; Cetylstearylakohol; weißes Vaselin; Gereinigtes Wasser; Natriumhydroxid	**Decoderm® Basiscreme**
Sorbinsäure	0,1 % Flupredniden-21-acetat; Sorbinsäure; hochdisperses Siliciumdioxid; mittelkettige Triglyceride; Glycerolmonostearat 40–55; dickflüssiges Paraffin; Propylenglycol; Polysorbat 40; Cetylstearylakohol; weißes Vaselin; Gereinigtes Wasser; Natriumhydroxid	**Decoderm® Creme**
Kein Zusatz	15 Teile Weißes Vaselin; 6 Teile dickflüssiges Paraffin; 7,2 Teile Cetylstearylalkohol; 2,25 Teile Cetomacrogol 1000; 0,3 Teile Natriumdihydrogenphosphat-Dihydrat; 0,002 Teile Phosphorsäure 85%; 0,1 Teile Chlorocresol; 69,148 Teile Gereinigtes Wasser	**Decoderm® tri Creme**
Benzoesäure	2,5 Teile Citronensäure; 5 Teile Diammoniumhydrogencitrat; 50 Teile Cetylalkohol; 140 Teile Isopropylpalmitat; 70 Teile Cetylpalmitat; 50 Teile Glycerolmonostearat; 60 Teile Polysorbat 60; 2 Teile Benzoesäure; 620,5 Teile Gereinigtes Wasser	**Dermapharm® Basiscreme**
Natriumbenzoat (α-Tocopherol und Palmitoylascorbinsäure als Antioxidanzien)	1,5 Teile Citronensäure; 5 Teile Diammoniumhydrogencitrat; 50 Teile Cithrol GMO 50 (bestehend aus Glycerol-(mono,di)oleat; Propylenglycol; α-Tocopherol; Palmitoylascorbinsäure; Citronensäure); 102,5 Teile dickflüssiges Paraffin; 61,5 Teile weißes Vaselin; 31,5 Teile Hartparaffin; 31,5 Teile mikrokristalline Kohlenwasserstoffe; 50 Teile Isopropylmyristat; 50 Teile mittelkettige Triglyceride; 7 Teile Magnesiumsulfat-Heptahydrat; 0,3 Teile Natriumbenzoat; 606,5 Teile Gereinigtes Wasser	**Dermapharm® Basissalbe**
Kein Zusatz	Gereinigtes Wasser; Dimeticon; Capryl/Caprinsäure-Glyceride; Vaselin; Propylenglycol; Cetylalkohol; hydrierte Palmölglyceride; Macrogol-30-Glycerolmonmostearat	**Dermatest® Basis Salbe**
Benzylalkohol	Wasser; Octyldodecanol; dünnflüssiges Paraffin; Polysorbat 60; Sorbitanmonostearat; Stearylalkohol; Cetylalkohol; Myristylalkohol; Benzylalkohol	**Dermatop® Basiscreme**
Kein Zusatz	Glycerolmonooleat; Octyldodecanol; weißes Vaselin	**Dermatop® Basis-Fettsalbe**
Kein Zusatz	Wasser; Glycerolmonooleat; Magnesiumsulfat; Octyldodecanol; weißes Vaselin; Edetinsäure	**Dermatop® Basissalbe**
Benzylalkohol	0,25 % Prednicarbat; Gereinigtes Wasser; Octyldodecanol; dünnflüssiges Paraffin; Polysorbat 60; Sorbitanmonostearat; Stearylalkohol; Cetylalkohol; Myristylalkohol; Natriumedetat	**Dermatop® Creme**
Kein Zusatz	0,25 % Prednicarbat; Glycerolmonooleat; Octyldodecanol; weißes Vaselin	**Dermatop® Fettsalbe**
Ethanol und Propylenglycol mit antimikrobieller Wirkung	0,25 % Prednicarbat; Ethanol 96 %; Edetinsäure; Macrogolglycerolcocoate; Propylenglykol; Wasser; Citronensäure-Monohydrat	**Dermatop® Lösung**
Kein Zusatz	0,25 % Prednicarbat; Edetinsäure; Gereinigtes Wasser; Glycerolmonooleat; Magnesiumsulfat-Heptahydrat; Octyldodecanol; weißes Vaselin	**Dermatop® Salbe**
p-Methoxybenzoesäure mit antimikrobieller Wirkung	Gereinigtes Wasser; Nachtkerzensamenöl; Gelbes Vaselin; Glycerol; Hydriertes Rizinusöl; Glycerolisostearat; Ozokerit; Polyglyceryl-3-oleat; DL-α-Tocopherol; Hydriertes Palmglyceridcitrat; Magnesiumsulfat; p-Methoxybenzoesäure	**Dermifant Kindercreme Cremy**
DL-α-Tocopherol als Antioxidanz	Gereinigtes Wasser; Glycerol; Butylenglycol; Isopropylmyristat; Mittelkettige Triglyceride; Dickflüssiges Paraffin; Cetyl-dimeticon-copolyol; Natriumchlorid; α-Tocopherolacetat; Polyglyceryl-4-isostearat; Bisabolol	**Dermifant Kinderlotion**
Chlorocresol; Propylenglycol mit antimikrobieller Wirkung	0,05 % Clobetasolpropionat; synthetisches Bienenwachs; Glycerolmonostearat-Macrogolstearat 5000 (1:1); Cetylstearylalkohol; Chlorocresol; Glycerolmonostearat; Gereinigtes Wasser; Natriumcitrat; Citronensäure-monohydrat; Propylenglycol	**Dermoxin Creme**
Kein Zusatz; Propylenglycol mit antimikrobieller Wirkung	0,05 % Clobetasolpropionat; Propylenglycol; Sorbitansesquioleat; weißes Vaselin	**Dermoxin Salbe**
Pyrithion Zink	Gereinigtes Wasser; Natriumlaurylsulfat; Dinatriumkokosamid-Polyethylenglycol(4) sulfosuccinat; Ethylenglycoldistearat; Natriumchlorid; Magnesiumsilikat; Pyrithion-Zink; Citronensäure; Natriumhydroxid	**de-squaman Hermal® Anti-Schuppen Cremeshampoo**
Propyl-4-hydroxybenzoat	Glycerol; weißes Vaselin; dickflüssiges Paraffin; Glycerolmonostearat; Stearinsäure; Cyclometicon; Dimeticon; Macrogol 600; Trolamin; Propyl-4-hydroxybenzoat; Gereinigtes Wasser	**Dexeryl®**
Kaliumsorbat	Emulgierenden Cetylstearylalkohol Typ A; 2-Ethylhexyllaurat (Rofetan 148); Glycerol 85 %; Kaliumsorbat; Wasserfreie Cotrinensäure; Dimeticon 200; Gereinigtes Wasser	**Dimeticon-Salbe 10 % SR**
Chlorocresol	0,064 % Betamethasondipropionat (entsprechend 0,5 % Betamethason); 0,167 % Gentamicinsulfat (entsprechend 0,1 % Gentamicin); Weißes Vaselin; Dickflüssiges Paraffin; Cetylstearylalkohol; Cetomacrogol 1000; Chlorocresol; Natriumdihydrogenphosphat-Dihydrat; Phosphorsäure 85 %/Natriumhydroxidlösung 5 %; Gereinigtes Wasser	**Diprogenta® Creme**

Monographierte Grundlage/ Handelsprodukt	Grundlagen-Typ	pH-Wert	Enthaltene Emulgatoren/Gelbildner
Diprogenta® Salbe	Wasserfreie Salbe	Nicht messbar	–
Diprosalic® Lösung	Wässrige Lösung	4,6–5,3	**nichtionisch:** Hypromellose
Diprosalic® Salbe	Wasserfreie Salbe	Nicht messbar	–
Diprosis® Gel	Hydrophiles Gel	4,7–5,0	**anionisch:** Carbomer 940 (Polyacrylsäure)
Disprosis® Salbe	Wasserfreie Salbe	Nicht messbar	–
Diprosone® Creme	O/W-Emulsion	4,5–5,5	**nichtionisch:** Cetylstearylalkohol; Cetomacrogol 1000
Diprosone® Lösung	Isopropanolische Lösung	4,5–5,1	**anionisch:** Carbomer 974P (Polyacrylsäure)
Diprosone® Salbe	Wasserfreie Salbe	Nicht messbar	–
DuoGalen® Creme	O/W-Emulsion	5,0–7,0	**anionisch:** Natriumdodecylsulfat **nichtionisch:** Cetylalkohol; Stearylalkohol
Ecural® Fettcreme	W/O-Creme	Nicht messbar	**zwitterionisch:** hydrierte Phospholipide aus Sojabohnen
Ecural® Lösung	Wässrige Lösung	4,0–5,0	**nichtionisch:** Hydroxypropylcellulose
Ecural® Salbe	W/O-Emulsion	Nicht messbar	**nichtionisch:** Propylenglycolstearat
Einfache Augensalbe DAC (NRF 15.19.)	Hydrophobe Salbengrundlage	Nicht messbar	–
Elastisches Kollodium	Ölige Lösung	Nicht messbar	–
Elidel® 10 mg/g Creme	O/W-Creme	4,0–6,5	**anionisch:** Natriumcetylstearylsulfat **nichtionisch:** Oleylalkohol; Stearylalkohol; Cetylalkohol; Glycerol(mono/di)speisefettsäureester
Elosalic® Salbe	W/O-Emulsion	Nicht messbar	**nichtionisch:** Propylenglycolstearat
Emulgierende Augensalbe DAC (NRF 15.20)	Wasser aufnehmende Salbe	Nicht messbar	**nichtionisch:** Cholesterol
Emulgierendes hydrophobes Basisgel DAC	Wasser aufnehmende Salbe	Nicht messbar	**nichtionisch:** Isopropylpalmitat; Triglyceroldiisostearat
EOSIN 2 % wässrige Pflegelösung (Gilbert)	Wässrige Lösung	ca. 5,7	–
Espumil™ (Lipophiler Basis-Schaum)	W/O-Emulsion	1,5 bis 3,5	**nichtionisch:** Polysorbat 20; **zwitterionisch:** Cocamidopropylbetain
Ethanolhaltige Zinkoxid-schüttelmixtur (NRF 11.3.)	Hydrophile Schüttelmixtur	8,0–9,5 (rezeptierbarer pH-Bereich 5,0–13,0)	–
Eucerinum® anhydricum	Wasserfreie Salbengrundlage (W/O-Absorptionsgrundlage)	Nicht messbar	**nichtionisch:** Cetylstearylalkohol; Wollwachsalkohole
Eucerinum® O/W Grundlage	O/W-Emulsion	6,5	**nichtionisch:** Glycerolmonostearat; Polyoxyethylen(21)-stearylether; Polyoxyethylen(2)-stearylether; Polyoxyethylen(8)-distearat; Wollwachsalkohol
Eucerinum® W/O Grundlage	W/O-Emulsion	Nicht messbar	**nichtionisch:** Sorbitanisostearat; PEG-2 hydriertes Rizinusöl; Methoxy-Polyoxyethylen(22)/Dodecylglycol-Copolymer; Polyoxyethylen(45)/Dodecylglykol-Copolymer; Wollwachsalkohol
Excipial® Fuß-Salbe	Wasserfreie Salbe	Nicht messbar	**nichtionisch:** PEG-40-sorbitanperoleat; Polyoxyethylen-40-monostearat; Polysorbat 80
Excipial® Hydrocreme	O/W-Emulsion	3,5–6,5	**nichtionisch:** Glycerolmonostearat; Cetylstearylakohol; Polysorbat 20
Excipial® Lipocreme	W/O-Emulsion	ca. 6	**nichtionisch:** Polysorbat 20; Sorbitanlaurat; hydriertes PEG-25 Rizinusöl

Enthaltenes Konservierungsmittel	Zusammensetzung laut Herstellerangaben	Monographierte Grundlage/ Handelsprodukt
Kein Zusatz	0,064 % Betamethasondipropionat (entsprechend 0,5 % Betamethason); 0,167 % Gentamicinsulfat (entsprechend 0,1 % Gentamicin); Weißes Vaselin; Dickflüssiges Paraffin	**Diprogenta® Salbe**
Isopropanol mit antimikrobieller Wirkung	0,064 % Betamethasondipropionat (entsprechend 0,5 % Betamethason); 2 % Salicylsäure; Natriumedetat; Hypromellose; Natriumhydroxid; Isopropanol; Gereinigtes Wasser	**Diprosalic® Lösung**
Kein Zusatz	0,064 % Betamethasondipropionat (entsprechend 0,5 % Betamethason); 3 % Salicylsäure; Weißes Vaselin; Dickflüssiges Paraffin	**Diprosalic® Salbe**
Propylenglycol mit antimikrobieller Wirkung	0,064 % Betamethasondipropionat (entsprechend 0,5 % Betamethason); Propylenglycol; Carbomer 940; Natriumhydroxid; Titandioxid; Gereinigtes Wasser	**Diprosis® Gel**
Kein Zusatz	0,064 % Betamethasondipropionat (entsprechend 0,5 % Betamethason); Propylenglycolstearat; Propylenglycol; gebleichtes Wachs; Weißes Vaselin	**Disprosis® Salbe**
Chlorocresol	0,064 % Betamethasondipropionat (entsprechend 0,5 % Betamethason); Weißes Vaselin; Dickflüssiges Paraffin; Cetylstearylalkohol; Cetomacrogol 1000; Chlorocresol; Natriumdihydrogenphosphat-Dihydrat; Phosphorsäure; Natriumhydroxid; Gereinigtes Wasser	**Diprosone® Creme**
Isopropanol mit antimikrobieller Wirkung	0,064 % Betamethasondipropionat (entsprechend 0,5 % Betamethason); Isopropanol; Carbomer 974P; Natriumhydroxid; Gereinigtes Wasser	**Diprosone® Lösung**
Kein Zusatz	0,064 % Betamethasondipropionat (entsprechend 0,5 % Betamethason); Weißes Vaselin; Dickflüssiges Paraffin	**Diprosone® Salbe**
Phenoxyethanol	0,02 % Flumetasonpivalat; 3 % Triclosan; Phenoxyethanol; Cetylalkohol; Stearylalkohol; Alkyl(C14-C18)(dodecanoat, tetradecanoat, palmitat, stearat); weißes Vaselin; Natriumdodecylsulfat; Glycerol; Gereinigtes Wasser	**DuoGalen® Creme**
Kein Zusatz	0,1 % Mometasonfuroat; weißes Vaselin; gebleichtes Wachs; Poly{O-[hydrogen-(oct-1-en-1-yl)succinyl]-stärke}, Aluminiumsalz; Titandioxid; hydrierte Phospholipide aus Sojabohnen; Phosphorsäure 10 %; Gereinigtes Wasser; 2-Methylpentan-2,4-diol	**Ecural® Fettcreme**
Isopropanol und Propylenglykol mit antimikrobieller Wirkung	0,1 % Mometasonfuroat; Isopropanol; Propylenglycol; Natriumdihydrogenphosphat-Monohydrat; Hydroxypropylcellulose; Phosphorsäure 10 %; Gereinigtes Wasser	**Ecural® Lösung**
Kein Zusatz	0,1 % Mometasonfuroat; Weißes Vaselin; 2-Methylpentan-2,4-diol; gebleichtes Wachs; Propylenglycolstearat; Phosphorsäure 10 %; Gereinigtes Wasser	**Ecural® Salbe**
Kein Zusatz	40 Teile dickflüssiges Paraffin; 60 Teile weißes Vaselin	**Einfache Augensalbe DAC (NRF 15.19.)**
Kein Zusatz	3 Teile Natives oder Raffiniertes Rizinusöl; 97 Teile Collodium	**Elastisches Kollodium**
Benzylalkohol	1 % Pimecrolimus; Mittelkettige Triglyceride; Oleylalkohol; Propylenglycol; Stearylalkohol; Cetylalkohol; Glycerol(mono/di)speisefettsäureester; Natriumcetylstearylsulfat; Benzylalkohol; Citronensäure; Natriumhydroxid; gerenigtes Wasser	**Elidel® 10 mg/g Creme**
Kein Zusatz	0,1 % Mometasonfuroat; 5 % Salicylsäure; 2-Methylpentan-2,4-diol; Propylenglycolstearat; Gebleichtes Wachs; Weißes Vaselin; Gereinigtes Wasser	**Elosalic® Salbe**
Kein Zusatz	1 Teil Cholesterol; 42,5 Teile dickflüssiges Paraffin; 56,5 Teile weißes Vaselin	**Emulgierende Augensalbe DAC (NRF 15.20)**
Geeignete Sabilisatoren im Bestandteil „Hydrophobes Basisgel DAC" erlaubt	8 Teile Isopropylpalmitat; 10 Teile Triglycerindiisostearat; 82 Teile Hydrophobes Basisgel DAC (bestehend aus: 5 Teile Hochdruck-Polyethylen MG ca. 21.000 Da; 95 Teile dickflüssiges Paraffin)	**Emulgierendes hydrophobes Basisgel DAC**
Kein Zusatz	2 % Eosin; Gereinigtes Wasser	**EOSIN 2 % wässrige Pflegelösung (Gilbert)**
Butylhydroxytoluol als Antioxidanz	Gereinigtes Wasser; Ethanol; Propylenglycol; Milchsäure; Polysorbat 20; Butylhydroxytoluol; Cocamidopropylbetain	**Espumil™ (Lipophiler Basis-Schaum)**
Kein Zusatz	20 Teile Zinkoxid; 20 Teile Talkum; 20 Teile Ethanol 90 % (V/V); 20 Teile Glycerol 85 %; 20 Teile Gereinigtes Wasser, ggf. Eisenoxide (rot, gelb, schwarz) zum Einfärben	**Ethanolhaltige Zinkoxidschüttelmixtur (NRF 11.3.)**
Kein Zusatz	Weißes Vaselin; Wollwachsalkohole; Cetylstearylalkohol	**Eucerinum® anhydricum**
Benzylalkohol, Phenoxyethanol	Wasser; Isopropylpalmitat; Glycerolmonostearat; dickflüssiges Paraffin; Glycerol; Polyoxyethylen(21)-stearylether; Polyoxyethylen(2)-stearylether; mikrokristallines Wachs; Polyoxyethylen(8)-distearat; Dimeticon; Wollwachsalkohol	**Eucerinum® O/W Grundlage**
Phenoxyethanol, Kaliumsorbat	Wasser; dickflüssiges Paraffin; Propylenglycoldicaprylocaprat; Ceresin (Hartparaffin); Glycerol; hydriertes Rizinusöl; Sorbitanisostearat; PEG-2 hydriertes Rizinusöl; Methoxy-Polyoxyethylen(22)/Dodecylglycol-Copolymer; Polyoxyethylen(45)/Dodecylglykol-Copolymer; Magnesiumsulfat; Wollwachsalkohol; Citronensäure; Natriumcitrat	**Eucerinum® W/O Grundlage**
Kein Zusatz	Harnstoff; Glycerol; Gelbes Vaselin; Macrogol 400; PEG-40-sorbitanperoleat; Polyoxyethylen-40-monostearat; Polysorbat 80	**Excipial® Fuß-Salbe**
Pentylenglykol mit antimikrobieller Wirkung	Wasser; dünnflüssiges Paraffin; Isopropylmyristat; Cetylstearylakohol; Glycerolmonostearat; Pentylenglycol; Polysorbat 20	**Excipial® Hydrocreme**
Benzylalkohol; Phenoxyethanol; Kaliumsorbat	Wasser; dünnflüssiges Paraffin; Hartparaffin; Sorbitanisostearat; weißes Vaselin; Sorbitanlaurat; hydriertes PEG-25-Rizinusöl; hydriertes Rizinusöl; Cera Alba; Polysorbat 20; Magnesiumsulfat; Stearinsäure; Citronensäure; Kaliumsorbat; Phenoxyethanol; Benzylalkohol; α-Amylzimtaldehyd; Benzylbenzoat; Benzylsalicylat; Limonen; α-Isomethylionon; Parfüm	**Excipial® Lipocreme**

4

Monographierte Grundlage/ Handelsprodukt	Grundlagen-Typ	pH-Wert	Enthaltene Emulgatoren/Gelbildner
Excipial® Mandelölsalbe	Wasserfreie Salbe	Nicht messbar	**nichtionisch:** Glycerolmonostearat
Excipial® U 10 Lipolotio	W/O-Emulsion	ca. 7,5	**nichtionisch:** hydriertes PEG-7-Rizinusöl; Sorbitanisostearat; hydriertes PEG-2-Rizinusöl
Excipial® U Hydrolotio	O/W-Emulsion	4,8–5,5	**nichtionisch:** Polyoxyethylen(6)-stearat; Polyoxyethylen-(40)-monostearat
Excipial® U Lipolotio	W/O-Emulsion	6,5–7,1	**nichtionisch:** hydriertes PEG-7-Rizinusöl; Sorbitanisostearat; hydriertes PEG-2-Rizinusöl
Fabitop® Creme	O/W-Emulsion	ca. 5,5	**nichtionisch:** Cetylstearylalkohol; hydriertes PEG-40-Rizinusöl; Polysorbat 60
Fucicort® Creme	O/W-Emulsion	4,0–6,0	**nichtionisch:** Cetylstearylalkohol; Cetomacrogol 1000
Fucicort® Lipid Creme	O/W-Emulsion	4,8–5,5	**nichtionisch:** Macrogol-21-Stearylether; Cetylstearylalkohol
Fucidine® Creme	O/W-Emulsion	4,5–6,0	**nichtionisch:** Cetylalkohol; Polysorbat 60
Fucidine® H Creme	O/W-Emulsion	4,5–6,0	**nichtionisch:** Cetylalkohol; Polysorbat 60
Fucidine® Salbe	Wasserfreie Salbe	Nicht messbar	**nichtionisch:** Cetylalkohol
Gel Cordes®	Hydrogel	5,5–7,0	**nichtionisch:** Poloxamer 407
Gelgrundlage Audor	Hydrophile Gelgrundlage	5,8–6,2	**anionisch:** Carbopol 980 (Polyacrylsäure)
Gereinigtes Wasser	Wasser	ca. 6 (rezeptierbarer pH-Bereich 1–14)	–
Glandomed Spüllösung	Lösung	k. A.	–
Glucose 70 % B.Braun Infusionslösung	Wässrige Lösung	k. A.	–
Glycerinsalbe	Paste	5,0–6,0	**anionisch:** Tragant
Grundlage für Suspensionen zum Einnehmen (NRF S.52.)	Hydrophiles Gel	3,5–5,5	–
Hamasana Hamamelis Salbe	W/O-Emulsion	ca. 5,5	**nichtionisch:** Wollwachs
Hamasana Pflege Creme	W/O-Emulsion	ca. 5,0	**nichtionisch:** Wollwachs
Hans Karrer Hydrocreme MikroSilber	O/W-Emulsion	5,4–5,9	**anionisch:** Carbomer (Polyacrylsäure) **zwitterionisch:** Hydriertes Lecithin
Hans Karrer Lipocreme Eco	W/O-Emulsion	5,5–5,7	**anionisch:** Carbomer (Polyacrylsäure) **zwitterionisch:** Hydriertes Lecithin
Hans Karrer Lipocreme MikroSilber	W/O-Emulsion	5,4–5,9	**anionisch:** Carbomer (Polyacrylsäure) **zwitterionisch:** Hydriertes Lecithin
Hans Karrer Lipolotion Eco	W/O-Emulsion	5,4–5,9	**anionisch:** Carbomer (Polyacrylsäure) **zwitterionisch:** Hydriertes Lecithin
Hans Karrer Lipolotion MikroSilber	W/O-Emulsion	5,5–5,7	**anionisch:** Carbomer (Polyacrylsäure) **zwitterionisch:** Hydriertes Lecithin

Enthaltenes Konservierungsmittel	Zusammensetzung laut Herstellerangaben	Monographierte Grundlage/ Handelsprodukt
Tocopherol als Antioxidans	75 % natives Mandelöl; weißes Vaselin; hydriertes Rizinusöl; Glycerolmonostearat; Zinkoxid; α-Tocopherol; Sojaöl; Parfüm	Excipial® Mandelölsalbe
Methyl-4-hydroxybenzoat/Propyl-4-hydroxybenzoat	10 % Harnstoff; Wasser; dünnflüssiges Paraffin; Capryl/Caprinsäure-Glyceride; Myristyllactat; Dimeticon; Methoxy-PEG-22/Dodecyl Copolymer; Natriumlactat; hydriertes PEG-7-Rizinusöl; Sorbitanisostearat; hydriertes PEG-2-Rizinusöl; Ozokerite; hydriertes Rizinusöl; Milchsäure; Methyl-4-hydroxybenzoat/Propyl-4-hydroxybenzoat	Excipial® U 10 Lipolotio
Polyhexanid	2 % Harnstoff; Wasser; Polyoxyethylen(6)-stearat; dünnflüssiges Paraffin; Dimeticon; Polyoxyethylen-(40)-monostearat; Natriumcitrat; Citronensäure; Dinatriumedetat; Amylzimtaldehyd; Benzylsalicylat; Polyhexanid; Eugenol; D-Limonen; Linalylalkohol; α-Isomethylionon; Parfüm	Excipial® U Hydrolotio
Pentylenglykol mit antimikrobieller Wirkung	4 % Harnstoff; Wasser; dünnflüssiges Paraffin; Capryl/Caprinsäure-Glyceride; Pentylenglykol; Myristyllactat; Dimeticon; Methoxy PEG-22/Dodecyl Copolymer; Natriumlactat; hydriertes PEG-7-Rizinusöl; Sorbitanisostearat; hydriertes PEG-2-Rizinusöl; Ozokerite; hydriertes Rizinusöl; Milchsäure; α-Isomethylionon; Benzylbenzoat; 2-(4-tert-Butylbenzyl)propanal; Citronellol; Geranylalkohol; Hexylcinnamaldehyd; 7-Hydroxydihydrocitronellal; Linalylalkohol; Parfüm	Excipial® U Lipolotio
Kein Zusatz	Gereinigtes Wasser; gelbes Vaselin; Cetylstearylalkohol; dünnflüssiges Paraffin; hydriertes PEG-40-Rizinusöl; Pentan-1,2-diol; Polysorbat 60; Propylenglycol	Fabitop® Creme
Chlorocresol (all-rac-α-Tocopherol als Antioxidanz)	2 % Fusidinsäure; 0,1 % Betamethasonvalerat; Chlorocresol; Dickflüssiges Paraffin; Natriumdihydrogenphosphat-Dihydrat; Weißes Vaselin; Natriumhydroxid; Cetylstearylalkohol; all-rac-α-Tocopherol; Gereinigtes Wasser; Cetomacrogol 1000	Fucicort® Creme
Methyl-4-hydroxybenzoat; Propyl-4-hydroxybenzoat; Kaliumsorbat	2 % Fusidinsäure; 0,1 % Betamethasonvalerat; Macrogol-21-Stearylether; Cetylstearylalkohol; Weißes Vaselin; Dickflüssiges Paraffin; Hypromellose; Citronensäure-Monohydrat; Methyl-4-hydroxybenzoat; Propyl-4-hydroxybenzoat; Kaliumsorbat; all-rac-α-Tocopherol; Gereinigtes Wasser	Fucicort® Lipid Creme
Kaliumsorbat (Butylhydroxyanisol und all-rac-α-Tocopherol als Antioxidanzien)	2 % Fusidinsäure; Cetylalkohol; Butylhydroxyanisol; Glycerol 85 %; Kaliumsorbat; Dünnflüssiges Paraffin; Polysorbat 60; all-rac-α-Tocopherol; Salzsäure 10 %; Weißes Vaselin; Gereinigtes Wasser	Fucidine® Creme
Kaliumsorbat (Butylhydroxyanisol und all-rac-α-Tocopherol als Antioxidanzien)	2 % Fusidinsäure; 1 % Hydrocortisonacetat; Kaliumsorbat; Butylhydroxyanisol; Cetylalkohol; Glycerol 85 %; Dickflüssiges Paraffin; Polysorbat 60; Weißes Vaselin; all-rac-α-Tocopherol; Gereinigtes Wasser; Salzsäure 3N	Fucidine® H Creme
Butylhydroxytoluol und all-rac-α-Tocopherol als Antioxidanzien	2 % Natriumfusidat; Cetylalkohol; All-rac-α-Tocopherol; Butylhydroxytoluol; Dünnflüssiges Paraffin; Weißes Vaselin; Wollwachs	Fucidine® Salbe
Propylenglycol mit antimikrobieller Wirkung	Gereinigtes Wasser; Poloxamer 407; Propylenglycol; Citronensäure; Di-Natriumhydrogenphosphat	Gel Cordes®
Euxyl PE 9010 (2-Phenoxyethanol und 2-Ethylhexylglycerol); Propylenglykol mit antimikrobieller Wirkung	D-Panthenol; Natriumhyaluronat; Propylenglykol; Carbopol 980; Gereinigtes Wasser; Euxyl PE 9010	Gelgrundlage Audor
–	–	Gereinigtes Wasser
Chlorhexidindigluconat mit antimikrobieller Wirkung	Macrogol 300; Macrogol 1500; Natriumhydrogencarbonat; Saccharin-Natrium; Natriumedetat; Chlorhexidindigluconat; Orangenaroma; Wasser	Glandomed Spüllösung
Kein Zusatz	770 mg/l Glucose-Monohydrat (entsprechend 700 mg/l Glucose); Wasser für Injektionszwecke	Glucose 70 % B.Braun Infusionslösung
Methyl-4-hydroxybenzoat/Propyl-4-hydroxybenzoat	7,6 Teile Weizenstärke; 75,7 Teile Glycerin; 2,5 Teile Ethanol; 1,5 Teile Tragant; 12,7 Teile Konserviertes Wasser (bestehend aus: 0,075 Teile Methyl-4-hydroxybenzoat; 0,025 Teile Propyl-4-hydroxybenzoat; 99,9 Teile Gereinigtes Wasser)	Glycerinsalbe
Kein Zusatz	0,5 Teile Hydroxyethylcellulose 10.000; 11,0 Teile Glucose-Monohydrat; 0,14 Teile Kaliumsorbat; 0,07 Teile Citronensäure; 88,29 Teile Gereinigtes Wasser	Grundlage für Suspensionen zum Einnehmen (NRF S.52.)
Ethanol wirkt konservierend	20 % destillierten ethanolischen Extrakt aus Hamamelisblättern und -rinde (4:1); Vaselin; Wollwachs; Wollwachsalkoholsalbe; dickflüssiges Paraffin; Wasser	Hamasana Hamamelis Salbe
Sorbinsäure	Wollwachsalkoholsalbe, Gereinigtes Wasser, Destillat aus Hamamelisextrakt, Dickflüssiges Paraffin, Weißes Vaselin, Sorbinsäure, Lanette N, Parfüm Niveau	Hamasana Pflege Creme
Kaliumsorbat (Tocopherol als Antioxidanz)	Wasser; Glycerin; Mittelkettige Triglyceride; Hydriertes Lecithin; Pentan-1,2-diol; Sheabutter; Alkohole (C12-16); Palmitinsäure; Squalan; Di-C12-13 Alkylmalat; Distärkephosphat; Hydroxyethylcellulose; Carbomer; Silber; Carbomer-Natrium; Kaliumsorbat; Tocopherol; Erythro-N-(1,3,4 Trihydroxy)octadecan-2-yloctadecanamid	Hans Karrer Hydrocreme MikroSilber
Kaliumsorbat (Tocopherol als Antioxidanz)	Wasser; Mittelkettige Triglyceride; Glycerin; Sheabutter; Mandelöl; Hydriertes Lecithin; Pentan-1,2-diol; Alkohole (C12-16), Palmitinsäure; Squalan; Hydroxyethylcellulose; Kaliumsorbat; Carbomer; Carbomer-Natrium; Tocopherol; Erythro-N-(1,3,4 Trihydroxy)octadecan-2-yloctadecanamid	Hans Karrer Lipocreme Eco
Kaliumsorbat (Tocopherol als Antioxidanz)	Wasser; Mittelkettige Triglyceride; Glycerin; Sheabutter; Mandelöl; Hydiertes Lecithin; Pentan-1,2-diol; Alkohole (C12-16); Palmitinsäure; Squalan; Hydroxyethylcellulose; Carbomer; Kaliumsorbat; Carbomer-Natrium; Silber; Tocopherol; Erythro-N-(1,3,4 Trihydroxy)octadecan-2-yloctadecanamid	Hans Karrer Lipocreme MikroSilber
Tocopherol als Antioxidanz	Wasser; Mittelkettige Triglyceride; Pentan-1,2-diol; Mandelöl; Sheabutter; Glycerin; Hydriertes Lecithin; 2-Methylpropan-1,3-diol; Caprylglycol; Hydroxyethylcellulose; Squalan; Carbomer; Carbomer-Natrium; Phenylpropanol; Tocopherol; Erythro-N-(1,3,4 Trihydroxy)octadecan-2-yloctadecanamid	Hans Karrer Lipolotion Eco
Kaliumsorbat (Tocopherol als Antioxidanz)	Wasser; Mittelkettige Triglyceride; Glycerin; Mandelöl; Sheabutter; Hydriertes Lecithin; Pentan-1,2-diol; Hydroxyethylcellulose; Squalan; Carbomer; Kaliumsorbat; Carbomer-Natrium; Silber; Tocopherol; Erythro-N-(1,3,4 Trihydroxy)octadecan-2-yloctadecanamid	Hans Karrer Lipolotion MikroSilber

4

Monographierte Grundlage/ Handelsprodukt	Grundlagen-Typ	pH-Wert	Enthaltene Emulgatoren/Gelbildner
Hautpflegesalbe W/L SR [konserviert mit PHB-Estern]	W/O-Emulsion	ca. 5	**nichtionisch:** Sorbitanmonooleat; Glycerolmonooleat
Hautpflegesalbe W/L SR unkonserviert	W/O-Emulsion	ca. 5	**nichtionisch:** Sorbitanmonooleat; Glycerolmonooleat
Hydro Cordes® Creme	O/W Creme	ca. 4,7	**nichtionisch:** Cetylstearylalkohol; Wollwachs; Tris[alkyl (C16-C18)-poly(oxyethylen)-4]-phosphat; Glycerolmonostearat 40–55
Hydrocutan Creme 0,25 %	O/W-Emulsion	4,1–5,1	**anionisch:** Natriumstearat **nichtionisch:** Glycerolmono/di(palmitat, stearat)
Hydrocutan Creme 0,5 %	O/W-Emulsion	4,0–5,0	**anionisch:** Natrium-Cetylstearylsulfat im Emulgierenden Cetylstearylalkohol Typ A **nichtionisch:** Cetylstearylalkohol im Emulgierenden Cetylstearylalkohol Typ A; Glycerolmonostearat
Hydrocutan Creme 1 %	O/W-Emulsion	4,0–5,0	**anionisch:** Natrium-Cetylstearylsulfat im Emulgierenden Cetylstearylalkohol Typ A **nichtionisch:** Cetylstearylalkohol im Emulgierenden Cetylstearylalkohol Typ A; Glycerolmonostearat
Hydrocutan Salbe 1 %	O/W-Emulsion (Wasseranteil < 10 %)	Nicht messbar	**nichtionisch:** Sorbitansesquioleat; Polysorbat 80
HydroGalen® Creme	O/W-Emulsion	3,5–4,5	**nichtionisch:** Cetylstearylalkohol; Macrogolcetylstearylether-20
HydroGalen® Lösung	Wässrig-alkoholische Lösung	ca. 4,0	–
HydroGalen® Lotion	O/W-Emulsion	3,5–4,5	**nichtionisch:** Cetylstearylalkohol; Macrogolcetylstearylether-20
HydroGalen® Salbe	Wasserfreie Salbe	Nicht messbar	**anionisch:** Aluminiumstearat **nichtionisch:** Sorbitansesquioleat
Hydrophile Basisemulsion DAC	Hydrophile Emulsion	ca. 4,8 (rezeptierbarer pH-Bereich bei Sorbinsäure-Konservierung 3,5–5,5)	**nichtionisch:** Sorbitanmonostearat; Macrogol-8-stearat
Hydrophile Salbe DAB	Wasser aufnehmende Salbe	Nicht messbar	**anionisch:** Natrium-Cetylstearylsulfat im Emulgierenden Cetylstearylalkohol Typ A **nichtionisch:** Cetylstearylalkohol im Emulgierenden Cetylstearylalkohol Typ A
Hydrophobe Basiscreme DAC (NRF S.41.)	W/O-Emulsion	3,5–5,0 (rezeptierbarer pH-Bereich 2,0–12,0; bei Sorbinsäure-Konservierung 2,0–5,5)	**nichtionisch:** Triglyceroldiisostearat
Hydrophobe Triclosan Creme 1 % (NRF 11.122.)	W/O-Emulsion	4,0–4,5	**nichtionisch:** Isopropylpalmitat; Triglyceroldiisostearat
Hydrophobe Triclosan Creme 2 % (NRF 11.122.)	W/O-Emulsion	4,0–4,5	**nichtionisch:** Isopropylpalmitat; Triglyceroldiisostearat
Hydrophobes Basisgel DAC	Oleogel	Nicht messbar	–
Hydroxyethylcellulosegel 8 %	Hydrophiles Gel	5,0–6,0 (rezeptierbarer pH-Bereich 2,0–12,0)	**nichtionisch:** Hydroxyethylcellulose 250
Hydroxyethylcellulosegel DAB [konserviert mit PHB-Estern]	Hydrophiles Gel	5,0–6,0 (rezeptierbarer pH-Bereich 2,0–12,0)	**nichtionisch:** Hydroxyethylcellulose 10.000
Hydroxyethylcellulosegel DAB [konserviert mit Sorbinsäure]	Hydrophiles Gel	4,0–5,0 (rezeptierbarer pH-Bereich 3,5–5,5)	**nichtionisch:** Hydroxyethylcellulose 10.000
Hydroxyethylcelluloseschleim 4 % Mucilago	Hydrophiles Gel	5,0–6,0 (rezeptierbarer pH-Bereich 2,0–12,0)	**nichtionisch:** Hydroxyethylcellulose 300
Hydroxyethylcelluloseschleim 6 %	Hydrophiles Gel	5,0–6,0	**nichtionisch:** Hydroxyethylcellulose 250
Hypromellose-Haftpaste 40 % (NRF S.42.)	Lipophile Paste	Nicht messbar	**nichtionisch:** Hypromellose
ICHTHOLAN® 10 % Salbe	W/O-Grundlage (mit sehr geringem Wassergehalt)	Nicht messbar	–
ICHTHOLAN® 20 % Salbe	W/O-Grundlage (mit sehr geringem Wassergehalt)	Nicht messbar	–

Enthaltenes Konservierungsmittel	Zusammensetzung laut Herstellerangaben	Monographierte Grundlage/ Handelsprodukt
Methyl-4-hydroxybenzoat/Propyl-4-hydroxybenzoat	3 Teile Cetylpalmitat; 14 Teile gelbes Vaselin; 2,1 Teile Sorbitanmonooleat; 0,9 Teile Glycerolmonooleat; 5 Teile 2-Ethylhexyllaurat; 5 Teile Erdnußöl; 0,14 Teile Methyl-4-hydroxybenzoat; 0,06 Teile Propyl-4-hydroxybenzoat; 1,8 Teile Ethanol 90 %(V/V); 0,5 Teile Citronensäure-Monohydrat; 0,8 Teile Ammoniak-Lösung 10 %; 66,7 Teile Gereinigtes Wasser	**Hautpflegesalbe W/L SR [konserviert mit PHB-Estern]**
Kein Zusatz	3 Teile Cetylpalmitat; 14 Teile gelbes Vaselin; 2,1 Teile Sorbitanmonooleat; 0,9 Teile Glycerolmonooleat; 5 Teile 2-Ethylhexyllaurat; 5 Teile Erdnußöl; 0,5 Citronensäure-Monohydrat; 0,8 Ammoniak-Lösung 10 %; 68,7 Teile Gereinigtes Wasser	**Hautpflegesalbe W/L SR unkonserviert**
Sorbinsäure; Propylenglycol mit zusätzlicher antimikrobieller Wirkung (Butylhydroxytoluol und Tocopherol-Gemisch als Antioxidanzien)	0,2 % Allantoin; 2 % Dexpanthenol 2,0g; 0,5 % Ethyl[(Z/Z)-octadeca-9,12-dienoat] (Ethyllinolat); Sorbinsäure; Isopropylmyristat; weißes Vaselin; Cetylstearylalkohol; Wollwachs; Propylenglycol; Gereinigtes Wasser; Ethylalkanoate (C12-C18); Tocopherolgemisch; Tris[alkyl (C16-C18)-poly(oxyethylen)-4]-phosphat; Oxynex 2004 (bestehend aus: Citronensäure-Monohydrat; Glycerolmonostearat 40–55; Propylenglycol; Butylhydroxytoluol; Palmitoylascorbinsäure); Parfümöl	**Hydro Cordes® Creme**
Kaliumsorbat	0,25 % Hydrocortison; Kaliumsorbat; Glycerol(mono,di,tri)alkanoat; Cetylalkohol; Weißes Vaselin; Glycerol 85 %; Glycerolmonostearat; Propylenglycol; Glycerolmono/di(palmitat, stearat); Natriumstearat; Citronensäure-Monohydrat; Natriumcitrat; Butylhydroxytoluol; Palmitoylascorbinsäure; Gereinigtes Wasser	**Hydrocutan Creme 0,25 %**
Kaliumsorbat	0,5 % Hydrocortison; Glycerol 85 %; [(Z)-Octodec-9-en-1-yl]oleat; emulgierender Cetylstearylalkohol (Typ A); Mittelkettige Triglyceride; Octyldodecanol; Glycerolmonostearat; Dimeticon; Kaliumsorbat; Carbomer 40.000–60.000; Natriumedetat; Trometamol; Gereinigtes Wasser	**Hydrocutan Creme 0,5 %**
Kaliumsorbat	1 % Hydrocortison; Glycerol 85 %; [(Z)-Octodec-9-en-1-yl]oleat; emulgierender Cetylstearylalkohol (Typ A); Mittelkettige Triglyceride; Octyldodecanol; Glycerolmonostearat; Dimeticon; Kaliumsorbat; Carbomer 40.000–60.000; Natriumedetat; Trometamol; Gereinigtes Wasser	**Hydrocutan Creme 1 %**
Kein Zusatz	1 % Hydrocortison; Weißes Vaselin; Dickflüssiges Paraffin; Stearylalkohol; Sorbitansesquioleat; Polysorbat 80; Natriumedetat; Gereinigtes Wasser	**Hydrocutan Salbe 1 %**
Phenoxyethanol	1 % Hydrocortison; Phenoxyethanol; Decyloleat; Cetylstearylalkohol; Macrogolcetylstearylether-20; Propylenglycol; Dimeticon 20; Citronensäure; Natriummonohydrogen-phosphat-Dihydrat; Gereinigtes Wasser	**HydroGalen® Creme**
Isopropanol und Propylenglykol mit antimikrobieller Wirkung	1 % Hydrocortison; Isopropanol; Glycerol; Propylenglycol; Gereinigtes Wasser	**HydroGalen® Lösung**
Phenoxyethanol	1 % Hydrocortison; Phenoxyethanol; Decyloleat; Cetylstearylalkohol; Macrogolcetylstearylether-20; Propylenglycol; Dimeticon 20; Citronensäure; Natriummonohydrogenphosphat-Dihydrat; Gereinigtes Wasser	**HydroGalen® Lotion**
Kein Zusatz	1 % Hydrocortison; Weißes Vaselin; Decyloleat; Pentaerythritoldicocoat[3-hydroxy-3,4-bis(octadecyloxycarbonyl)butanoat]; Sorbitansesquioleat; gebleichtes Wachs; Aluminiumstearat; mikrokristallines Paraffin; dickflüssiges Paraffin; Hartparaffin; mittelkettige Triglyceride; dünnflüssiges Paraffin	**HydroGalen® Salbe**
Kaliumsorbat	2 Teile Sorbitanmonostearat Typ I; 2 Teile Macrogol-8-stearat Typ I; 5 Teile Glycerol 85 %; 5 Teile Mittelkettige Triglyceride; 0,07 Teile wasserfreie Citronensäure; 0,14 Teile Kaliumsorbat; 85,79 Teile Gereinigtes Wasser	**Hydrophile Basisemulsion DAC**
Kein Zusatz	30 Teile Emulgierender Cetylstearylalkohol Typ A; 35 Teile dickflüssiges Paraffin; 35 Teile weißes Vaselin	**Hydrophile Salbe DAB**
Kaliumsorbat	3 Teile Triglyceroldiisostearat; 2,4 Teile Isopropylpalmitat; 24,6 Teile Hydrophobes Basisgel (bestehend aus: 5 Teile Hochdruck-Polyethylen MG ca. 21.000 Da; 95 Teile dickflüssiges Paraffin); 0,14 Teile Kaliumsorbat; 0,07 Teile wasserfreie Citronensäure; 0,5 Teile Magnesiumsulfat; 5,0 Teile Glycerol 85 %; 64,29 Teile Gereinigtes Wasser	**Hydrophobe Basiscreme DAC (NRF S.41.)**
Kaliumsorbat	1 % Triclosan; Glycerol 85 %; Hydrophobes Basisgel DAC (bestehend aus: 5 Teile Hochdruck-Polyethylen (MG ca. 21.000 Da); 95 Teile dickflüssiges Paraffin); Triglyceroldiisostearat; Isopropylpalmitat; Magnesiumsulfat-Heptahydrat; Gereinigtes Wasser; Kaliumsorbat; Wasserfreie Citronensäure	**Hydrophobe Triclosan Creme 1 % (NRF 11.122.)**
Kaliumsorbat	2 % Triclosan; Glycerol 85 %; Hydrophobes Basisgel DAC (bestehend aus: 5 Teile Hochdruck-Polyethylen (MG ca. 21.000 Da); 95 Teile dickflüssiges Paraffin); Triglyceroldiisostearat; Isopropylpalmitat; Magnesiumsulfat-Heptahydrat; Gereinigtes Wasser; Kaliumsorbat; Wasserfreie Citronensäure	**Hydrophobe Triclosan Creme 2 % (NRF 11.122.)**
Geeignete Sabilisatoren erlaubt	5 Teile Hochdruck-Polyethylen (MG ca. 21.000 Da); 95 Teile dickflüssiges Paraffin	**Hydrophobes Basisgel DAC**
Methyl-4-hydroxybenzoat/ Propyl-4-hydroxybenzoat	8 Teile Hydroxyethylcellulose 250; 0,07 Teile Methyl-4-hydroxybenzoat; 0,03 Teile Propyl-4-hydroxybenzoat; 91,9 Teile Gereinigtes Wasser	**Hydroxyethylcellulosegel 8 %**
Methyl-4-hydroxybenzoat/ Propyl-4-hydroxybenzoat	2,5 Teile Hydroxyethylcellulose 10.000; 10 Teile Glycerol 85 %; 0,1 Teile Methyl-4-hydroxybenzoat; 0,04 Teile Propyl-4-hydroxybenzoat; 87,36 Teile Gereinigtes Wasser	**Hydroxyethylcellulosegel DAB [konserviert mit PHB-Estern]**
Sorbinsäure/Kaliumsorbat	2,5 Teile Hydroxyethylcellulose 10.000; 10 Teile Glycerol 85 %; 0,1 Teile Sorbinsäure; 0,1 Teile Kaliumsorbat; 87,3 Teile Gereinigtes Wasser	**Hydroxyethylcellulosegel DAB [konserviert mit Sorbinsäure]**
Methyl-4-hydroxybenzoat/ Propyl-4-hydroxybenzoat	4 Teile Hydroxyethylcellulose 300; 0,07 Teile Methyl-4-hydroxybenzoat; 0,03 Teile Propyl-4-hydroxybenzoat; 95,9 Teile Gereinigtes Wasser	**Hydroxyethylcelluloseschleim 4 % Mucilago**
Methyl-4-hydroxybenzoat/ Propyl-4-hydroxybenzoat	6 Teile Hydroxyethylcellulose 250; 0,0675 Teile Methyl-4-hydroxybenzoat; 0,0235 Teile Propyl-4-hydroxybenzoat; 93,91 Teile Gereinigtes Wasser	**Hydroxyethylcelluloseschleim 6 %**
Kein Zusatz	40 Teile Hypromellose 4000; 60 Teile Hydrophobes Basisgel DAC (bestehend aus: 5 Teile Hochdruck-Polyethylen (MG ca. 21.000 Da); 95 Teile dickflüssiges Paraffin)	**Hypromellose-Haftpaste 40 % (NRF S.42.)**
Butylhydroxytoluol als Antioxidanz	10 % Ammoniumbituminosulfonat; Gelbes Vaselin; Wollwachs (enthält Butylhydroxytoluol); Gereinigtes Wasser	**ICHTHOLAN® 10 % Salbe**
Butylhydroxytoluol als Antioxidanz	20 % Ammoniumbituminosulfonat; Gelbes Vaselin; Wollwachs (enthält Butylhydroxytoluol); Gereinigtes Wasser	**ICHTHOLAN® 20 % Salbe**

Monographierte Grundlage/ Handelsprodukt	Grundlagen-Typ	pH-Wert	Enthaltene Emulgatoren/Gelbildner
ICHTHOLAN® 50 % Salbe	W/O-Grundlage (mit sehr geringem Wassergehalt)	Nicht messbar	–
Ichthosin® Creme	O/W-Creme	4,0–6,5	**nichtionisch:** Glycerolmonostearat; Cetylalkohol; Poly(oxyethylen)-20-glycerolmonostearat
Ichthotop® Gel	Hydrogel	5,5–7,0	**anionisch:** Carbomer (Polyacrylsäure)
InfectoPyoderm® Salbe	Hydrophile Salbe	Nicht messbar	–
Isopropanol-haltiges Carbomergel (Polyacrylatgel) DAB	Hydrophiles Gel	ca. 5,5 (säure- und baseempfindlich außerhalb pH 4,0–10,0)	**anionisch:** Carbomer 50.000 (Polyacrylsäure)
Kaliumchlorid-Calciumchlorid-Lösung	Wässrige Lösung	5,0–7,0	–
Kamillosan® Creme	O/W-Emulsion (73 % Wasser)	4,5–7	**anionisch:** Natriumcetylstearylsulfat **nichtionisch:** Wollwachsalkohole; Cetylstearylalkohol
Kamillosan® Konzentrat	Wässrig-alkoholische Lösung	6,0–7,6	**nichtionisch:** Macrogolglycerolricinoleat
Kamillosan® Salbe	W/O-Emulsion (7,6 % Wasser)	Nicht messbar	**nichtionisch:** Wollwachs
Karison® Creme	O/W-Emulsion	5,0–7,0	**nichtionisch:** Cetylstearylalkohol; Sorbitansesquioleat; Polysorbat 80
Karison® Crinale	Wässrig-alkoholische Lösung	6,5–7,5	–
Karison® Fettsalbe	Wasserfreie Salbe	Nicht messbar	**nichtionisch:** Sorbitansesquioleat
Karison® Salbe	W/O-Emulsion	6,0–7,5	**nichtionisch:** Stearylalkohol; Sorbitansesquioleat; Polysorbat 80
Kochsalz 0.9 % Miniplas con	Wässrige Lösung	ca. 7	–
Konserviertes Wasser DAC (NRF S.6.)	Wässrige Lösung	ca. 6,0	–
Konserviertes Wasser SR	Wässrige Lösung	ca. 6,0	–
Kühlcreme (stabilisiert mit Oxynex)	W/O-(Quasi-)Emulsion	3–3,5 (rezeptierbarer pH-Bereich 2,0–12,0)	–
Kühlcreme DAB	W/O-(Quasi-)Emulsion	5,0–6,0 (rezeptierbarer pH-Bereich 2,0–12,0)	–
Kühlsalbe DAB 6	W/O-(Quasi-)Emulsion	k. A.	–
Lanettecreme I FNA	O/W-Emulsion	4,0–4,5	**anionisch:** Natriumlaurylsulfat im Emulgierenden Cetylstearylalkohol Typ B **nichtionisch:** Cetylstearylalkohol
Lanettecreme II FNA	O/W-Emulsion	ca. 5	**anionisch:** Natriumlaurylsulfat im Emulgierenden Cetylstearylalkohol Typ B **nichtionisch:** Cetylstearylalkohol
Lanette-Emulsion FNA	O/W-Emulsion	4,0–4,5	**anionisch:** Natriumlaurylsulfat im Emulgierenden Cetylstearylalkohol Typ B **nichtionisch:** Cetylstearylalkohol
Lanette®-Salbe	O/W-Emulsion	k. A.	**anionisch:** Natrium-Cetylstearylsulfat im Emulgierenden Cetylstearylalkohol Typ A **nichtionisch:** Cetylstearylalkohol im Emulgierenden Cetylstearylalkohol Typ A
Lanettesalbe FNA	Wasseraufnehmende Salbe	Nicht messbar	**anionisch:** Natriumlaurylsulfat im Emulgierenden Cetylstearylalkohol Typ B **nichtionisch:** Cetylstearylalkohol
Lanolin DAB	W/O-Emulsion	7,5–8,5 (rezeptierbarer pH-Bereich 2,0–10,0)	**nichtionisch:** Wollwachs
Laticort® Creme	O/W-Emulsion	3,8–5,8	**nichtionisch:** Cetylstearylalkohol; Macrogol-25-cetylstearylether
Laticort® Salbe	Wasserfreie Salbe	k. A.	–
Leukichtan® Gel	Hydrophiles Gel	7,0–8,0	**nichtionisch:** Poloxamer 407
Levomethadonhydrochlorid-Lösung 5 mg/ml	Wässrige Lösung	pH-Optimum 3–6	–
Licca Basiscreme	Ambiphile Emulsionsgrundlage	5,0–6,5	**nichtionisch:** Glycerolmonostearat 60; Cetylalkohol; Macrogol-20-glycerolmonostearat

Enthaltenes Konservierungsmittel	Zusammensetzung laut Herstellerangaben	Monographierte Grundlage/ Handelsprodukt
Butylhydroxytoluol als Antioxidanz	50 % Ammoniumbituminosulfonat; Gelbes Vaselin; Kohlenwasserstoffe, mikrokristallin (C40-C60); Wollwachs (enthält Butylhydroxytoluol); Gereinigtes Wasser	**ICHTHOLAN® 50 % Salbe**
Propylenglycol mit antimikrobieller Wirkung	4 % Helles Natriumbituminosulfonat (ICHTHYOL®-Natrium); Propylenglycol; Glycerolmonostearat; Cetylalkohol; mittelkettige Triglyceride; Poly(oxyethylen)-20-glycerolmonostearat; weißes Vaselin; Gereinigtes Wasser	**Ichthosin® Creme**
Propylenglycol mit antimikrobieller Wirkung	20 % Helles Natriumbituminosulfonat (ICHTHYOL®-Natrium); Carbomer; Natriumhydroxid; Propylenglycol; Parfumöl; Gereinigtes Wasser	**Ichthotop® Gel**
Kein Zusatz	2 % Mupirocin; Macrogol 400; Macrogol 3350	**InfectoPyoderm® Salbe**
Isopropanol mit antimikrobieller Wirkung	0,5 Teile Carbomer 50.000 (Polyacrylsäure); 1 Teil Natriumhydroxid-Lsg. 5 %; 25 Teile Isopropanol; 73,5 Teile Gereinigtes Wasser	**Isopropanol-haltiges Carbomergel (Polyacrylatgel) DAB**
Kein Zusatz	0,3 Teile Kalliumchlorid; 0,33 Teile Calciumchlorid-Dihydrat; 99,37 Teile Wasser für Injektionszwecke	**Kaliumchlorid-Calciumchlorid-Lösung**
Methyl-4-hydroxybenzoat; Propyl-4-hydroxybenzoat	20 % Ethanolischer Kamillenblüten-Extrakt, (2,7–5,5:1); Methyl-4-hydroxybenzoat; Propyl-4-hydroxybenzoat; Cetylstearylalkohol; Hydriertes Erdnussöl; Wollwachsalkohole; Glycerol(mono/di/tri)fettsäureester(C,C)-Natriumcetylstearylsulfat-Gemisch (90:10); Isopropylmyristat; Glycerol; Natriumacetat; Natriumhydroxid; Gereinigtes Wasser	**Kamillosan® Creme**
Ethanol mit antimikrobieller Wirkung	98,91 % Kamillenblüten-Extrakt 4,7:1(bestehend aus: Natriumacetat; Natriumascorbat; Natriumhydroxid; Gereinigtem Wasser; Ethanol 96 %); 0,19 % Kamillenöl; Macrogolglycerolricinoleat	**Kamillosan® Konzentrat**
Butylhydroxytoluol als Antioxidanz	Ethanolischer Kamillenblüten Trockenextrakt (15–25:1); Hochdisperses Siliciumdioxid; Wollwachs; Butylhydroxytoluol; Gelbes Vaselin; Glycerol; Natriumacetat; Natriumhydroxid; Gereinigtes Wasser; Parfüm	**Kamillosan® Salbe**
Methyl-4-hydroxybenzoat	0,05 % Clobetasolpropionat; Methyl-4-hydroxybenzoat; Natriumedetat; weißes Vaselin; Cetylstearylalkohol; dickflüssiges Paraffin; Sorbitansesquioleat; Polysorbat 80; Glycerol; Gereinigtes Wasser	**Karison® Creme**
Isopropanol mit antimikrobieller Wirkung	0,05 % Clobetasolpropionat; Natriumedetat; Polysorbat 80; Isopropanol; Gereinigtes Wasser	**Karison® Crinale**
Kein Zusatz	0,05 % Clobetasolpropionat; Weißes Vaselin; Glycerolmonostearat; Sorbitansesquioleat; Propylenglycol	**Karison® Fettsalbe**
Kein Zusatz	0,05 % Clobetasolpropionat; Natriumedetat; weißes Vaselin; Stearylalkohol; dickflüssiges Paraffin; Polysorbat 80; Sorbitansesquioleat; Gereinigtes Wasser	**Karison® Salbe**
Kein Zusatz	0,9 % Natriumchlorid; Wasser für Injektionszwecke	**Kochsalz 0.9 % Miniplas con**
Methyl-4-hydroxybenzoat; Propyl-4-hydroxybenzoat	0,025 Teile Propyl-4-hydroxybenzoat; 0,075 Teile Methyl-4-hydroxybenzoat; 99,9 Teile Gereinigtes Wasser	**Konserviertes Wasser DAC (NRF S.6.)**
Methyl-4-hydroxybenzoat; Propyl-4-hydroxybenzoat	0,03 Teile Propyl-4-hydroxybenzoat; 0,07 Teile Methyl-4-hydroxybenzoat; 99,9 Teile Gereinigtes Wasser	**Konserviertes Wasser SR**
Oxynex 2004	7 Teile gelbes Wachs; 8 Teile Cetylpalmitat; 60 Teile Erdnussöl; 25 Teile Gereinigtes Wasser; < 0,1 Teile Oxynex 2004	**Kühlcreme (stabilisiert mit Oxynex)**
Geeignete Antioxidanzien erlaubt (z. B. α-Tocopherol; 3-Butyl-4-hydroxyanisol; Propylgallat)	7 Teile gelbes Wachs; 8 Teile Cetylpalmitat; 60 Teile Erdnussöl; 25 Teile Gereinigtes Wasser	**Kühlcreme DAB**
Oxynex (Mischung aus α-Tocopherolacetat, Lecithin und Citronensäure) als Antioxidanz	71 Teile weißes Wachs; 8 Teile Cetylpalmitat 15; 59,75 Teile Mandelöl; 25,1 Teile Gereinigtes Wasser, weniger als 0,1 Teil Oxynex (Mischung aus α-Tocopherolacetat, Lecithin und Citronensäure); 0,1 Teil künstl. Rosenöl	**Kühlsalbe DAB 6**
Sorbinsäure	15 Teile Emulgierender Cetylstearylalkohol Typ B; 0,15 Teile Sorbinsäure; 20 Teile Decyloleat; 4 Teile Sorbitol-Lösung 70 % (kristallisierend); 60,85 Teile Gereinigtes Wasser	**Lanettecreme I FNA**
Sorbinsäure	24 Teile Emulgierender Cetylstearylalkohol Typ B; 0,15 Teile Sorbinsäure; 16 Teile Decyloleat; 4 Teile Sorbitol-Lösung 70% (kristallisierend); 55,85 Teile Gereinigtes Wasser	**Lanettecreme II FNA**
Sorbinsäure/Kaliumsorbat	3 Teile Emulgierender Cetylstearylalkohol Typ B; 0,12 Teile Sorbinsäure; 0,9 Teile Kaliumsorbat, 4 Teile Decyloleat; 0,8 Teile Sorbitol-Lösung 70 % (kristallisierend); 92 Teile Gereinigtes Wasser	**Lanette-Emulsion FNA**
Erlaubt: Sorbinsäure	24 Teile Emulgierender Cetylstearylalkohol Typ A (Lanette N); 60 Teile Gereinigtes Wasser; 16 Teile Oleyloleat	**Lanette®-Salbe**
Kein Zusatz	25,5 Teile Emulgierender Cetylstearylalkohol Typ B; 15 Teile Isopropylmyristat; 21,25 Teile dickflüssiges Paraffin; 38,25 Teile weißes Vaselin	**Lanettesalbe FNA**
Kein Zusatz	15 Teile dickflüssiges Paraffin; 20 Teile Gereinigtes Wasser; 65 Teile Wollwachs	**Lanolin DAB**
Methyl-4-hydroxybenzoat	0,1 % Hydrocortison-17-butyrat; Cetylstearylakohol; Citronensäure; Macrogol-25-cetylstearylether; Methyl-4-hydroxybenzoat; Natriumcitrat-Dihydrat; dickflüssiges Paraffin; weißes Vaselin; Gereinigtes Wasser	**Laticort® Creme**
Kein Zusatz	0,1 % Hydrocortison-17-butyrat; weißes Vaselin	**Laticort® Salbe**
Propylenglycol mit antimikrobieller Wirkung	10 % Helles Natriumbituminosulfonat (ICHTHYOL®-Natrium); Poloxamer 407; Propylenglycol; Gereinigtes Wasser	**Leukichtan® Gel**
Methyl-4-hydroxybenzoat	5 mg/ml Levomethadonhydrochlorid-Lösung; Methyl-4-hydroxybenzoat; Betainhydrochlorid; Glycerol 85 %; Gereinigtes Wasser	**Levomethadonhydrochlorid-Lösung 5 mg/ml**
Propylenglycol mit antimikrobieller Wirkung	Glycerolmonostearat; Cetylalkohol; Macrogol-20-glycerolmonostearat; Mittelkettige Triglyceride; Propylenglycol; weißes Vaselin; Gereinigtes Wasser; Dimeticon	**Licca Basiscreme**

Monographierte Grundlage/ Handelsprodukt	Grundlagen-Typ	pH-Wert	Enthaltene Emulgatoren/Gelbildner
Licca Basissalbe	Wasser aufnehmende Salbe	Nicht messbar	**nichtionisch:** Isopropylpalmitat; Triglyceroldiisostearat
Linola® Creme	O/W-Emulsion	7,0–8,0	**anionisch:** Stearinsäure, Carbomer 980 **nichtionisch:** Macrogol-3-cetylstearylether
Linola® Fett Creme	W/O-Emulsion	k. A.	**nichtionisch:** Sorbitanstearat; Wollwachs; Wollwachsalkohole
Linola® H fett N Creme	W/O-Emulsion	Nicht messbar	**nichtionisch:** Cetylstearylalkohol; Sorbitanstearat; Wollwachsalkohole
Linolacort® Hydro 1,0 Creme	Ambiphile Grundlage	3,5–4,5	**nichtionisch:** Cetylstearylalkohol; Glycerolmonostearat; Macrogol-20-glycerolmonostearat
Linoladiol® H N Creme	O/W-Emulsion	5,0–7,0	**nichtionisch:** Cetylstearylalkohol; Sorbitanstearat; Polysorbat 60
Linoladiol® N Creme	O/W-Emulsion	5,0–7,0	**nichtionisch:** Cetylstearylalkohol; Sorbitanstearat; Polysorbat 60
Lipo Cordes® Creme	W/O-Emulsion	Nicht messbar	**nichtionisch:** Sorbitanoleat; Glycerolmonostearat 40–55 **anionisch:** Carbomer (Polyacrylsäure)
Lipo Lotio Cordes®	W/O-Emulsion	ca. 5,5	**nichtionisch:** Macrogolglycerolhydroxystearat, Sorbitanmonooleat, Sorbitanmonostearat
Lipoderm® Lotion	W/O-Emulsion	ca. 5,0	**nichtionisch:** hydriertes PEG-7-Rizinusöl; Sorbitanisostearat; hydriertes PEG-2-Rizinusöl
Lipoderm® Omega Lotion	W/O-Emulsion	ca. 5,0	**nichtionisch:** hydriertes PEG-7-Rizinusöl; Sorbitanisostearat; hydriertes PEG-2-Rizinusöl
Lotio Cordes®	Schüttelmixtur	4,5–6,5	**anionisch:** Natrium-Cetylstearylsulfat im Emulgierenden Cetylstearylalkohol Typ A **nichtionisch:** Cetylstearylalkohol im Emulgierenden Cetylstearylalkohol Typ A; Macrogolglycerolricinoleat; Macrogol-5-oleylether
Lotricomb® Creme	O/W-Emulsion	4,7–6,0	**nichtionisch:** Cetylstearylalkohol; Cetomacrogol 1000
Lorticom® Salbe	Wasserfreie Salbe	Nicht messbar	–
Lygal® Kopfsalbe N 3 %	Ambiphile Salbengrundlage	2,0–3,0 (wässrige Ausschüttelung)	**anionisch:** Natrium-Cetylstearylsulfat im Emulgierenden Cetylstearylalkohol Typ A **nichtionisch:** Cetylstearylalkohol im Emulgierenden Cetylstearylalkohol Typ A; Macrogolglycerolricinoleat
Lygal® Salbengrundlage	Ambiphile Salbengrundlage	5,0–6,0 (wässrige Ausschüttelung)	**anionisch:** Natrium-Cetylstearylsulfat im Emulgierenden Cetylstearylalkohol Typ A **nichtionisch:** Cetylstearylalkohol im Emulgierenden Cetylstearylalkohol Typ A; Macrogolglycerolricinoleat
Macrogolsalbe DAC	Hydrophile Salbengrundlage	k. A.	–
Mannitol-Siliciumdioxid-Füllmittel (NRF S.38.)	Pulverförmige Verreibung	Nicht messbar	–
Methylthioniniumchlorid-Lösung 5 mg/ml	Wässrige Lösung	k. A.	–
Micotar® Creme	O/W-Creme	3,0–4,5	**nichtionisch:** Polyoxyethylen-(1500)-monostearat; PEG-Glycerololeat
Micotar® Lösung	Alkoholische Lösung	k. A.	**nichtionisch:** Macrogol 400
Micotar® Mundgel	Hydrophiles Gel	5–6,5	**nichtionisch:** Kartoffelstärke; Polysorbat 20
Micotar® ZP Paste	Emulgatorhaltige Fettpaste	Nicht messbar	**nichtionisch:** Glycerolmonostearat 40–55; Polyoxyethylen-40-monostearat
Milch Cordes®	O/W-Emulsion	3,5–4,7	**nichtionisch:** Glycerol- und Propylenglycolfettsäureester; Macrogolether; Glycerolmonostearat
Milchsäure-Lösung 4,5 %	Wässrige Lösung	<3,0	–

Enthaltenes Konservierungsmittel	Zusammensetzung laut Herstellerangaben	Monographierte Grundlage/ Handelsprodukt
Kein Zusatz	Dickflüssiges Paraffin; Isopropylpalmitat; Triglycerindiisostearat; Hochdruck-Polyethylen	**Licca Basissalbe**
Phenoxyethanol	Wasser; ungesättigte Fettsäuren; Decyloleat; Macrogol-3-cetylstearylether; Stearinsäure; Trometamol; Glycerolmonostearat; gebleichtes Wachs; Carbomer 980 (Wassergehalt 83 %)	**Linola® Creme**
Kein Zusatz	Wasser; ungesättigte Fettsäuren; Aluminiumstearat; Betacaroten; Cetylstearylalkohol; Decyloleat; raffiniertes und hydriertes Erdnussöl; Sonnenblumenöl; Hartfett; Hartparaffin; aliphatische Kohlenwasserstoffe; Magnesiumstearat; dickflüssiges Paraffin; Sorbitanstearat; Butylhydroxytoluol; weißes Vaselin; gebleichtes Wachs; Wollwachs; Wollwachsalkohole; Geruchsstoff (2-(4-tert-Butylbenzyl)propanal) (Fettgehalt 65 %)	**Linola® Fett Creme**
Kein Zusatz	0,4 % Prednisolon; Aluminiumstearat; Betacaroten; Butylhydroxytoluol; Cetylstearylalkohol; Decyloleat; raffiniertes und hydriertes Erdnussöl; ungesättigte Fettsäuren (C18); Hartfett; Hartparaffin; aliphatische Kohlenwasserstoffe (C40-C60); Magnesiumstearat; Dickflüssiges Paraffin; Sonnenblumenöl; Sorbitanmonostearat; Weißes Vaselin; Gebleichtes Wachs; Gereinigtes Wasser; Wollwachs; Wollwachsalkohole; 2-(4-tert-Butylbenzyl)propanal	**Linola® H fett N Creme**
Benzylalkohol	1 % Hydrocortison; Benzylalkohol; Cetylstearylalkohol; Citronensäure; Dimeticon; Dinatriumedetat; Glycerolmonostearat; Macrogol-20-glycerolmonostearat; Natriumcitrat; Propylenglycol; mittelkettige Triglyceride; weißes Vaselin; Gereinigtes Wasser	**Linolacort® Hydro 1,0 Creme**
Benzylalkohol	0,005 % Estradiol; 0,4 % Prednisolon; Octyldodecanol; Benzylalkohol; Cetylpalmitat; Cetylstearylalkohol; Natriumcitrat-Dihydrat; Polysorbat 60; Sorbitanmonostearat; Gereinigtes Wasser	**Linoladiol® H N Creme**
Benzylalkohol	0,01 % Estradiol (als Estradiol-Hemihydrat); Benzylalkohol; Cetylpalmitat; Cetylstearylalkohol; Natriumcitrat; Octyldodecanol; Polysorbat 60; Sorbitanstearat; Gereinigtes Wasser	**Linoladiol® N Creme**
Sorbinsäure (Butylhydroxytoluol und Tocopherol-Gemisch als Antioxidanzien)	2 % Dexpanthenol; 0,5 % Ethyl [(Z/Z)-octadeca-9; 12-dienoat] (Ethyllinolat); 0,2 % Allantoin; Sorbinsäure; Dickflüssiges Paraffin; Mikrokristalline Kohlenwasserstoffe (C40-C60); Sorbitanoleat; Carbomer; Natriumhydroxid; Gereinigtes Wasser; Ethylalkanoate (C12-C18); Tocopherolgemisch; Oxynex 2004 (bestehend aus: Citronensäure-Monohydrat; Glycerolmonostearat 40–55; Propylenglycol; Butylhydroxytoluol; Palmitoylascorbinsäure); Parfümöl Heliodor; Polyethylen-Dickflüssiges Paraffin (5:95).	**Lipo Cordes® Creme**
Propylenglycol mit antimikrobieller Wirkung	Sorbitanmonostearat; Hartfett; Sorbitanmonooleat; Gebleichtes Wachs; Macrogolglycerolhydroxystearat; Propylenglycol; Mittelkettige Triglyceride; Gereinigtes Wasser	**Lipo Lotio Cordes®**
Phenoxyethanol	Wasser; dünnflüssiges Paraffin; Capryl/Caprinsäure-Glyceride; Myristyllactat; Dimeticon; Methoxy PEG-22/Dodecyl Copolymer; Natriumlactat; hydriertes PEG-7-Rizinusöl; Phenoxyethanol; Sorbitanisostearat; hydriertes PEG-2-Rizinusöl; Ozokerite; hydriertes Rizinusöl; Milchsäure	**Lipoderm® Lotion**
Triclosan; Chorhexidindihydrochlorid	Wasser; dünnflüssiges Paraffin; Capryl/Caprinsäure-Glyceride; Nachtkerzenöl; Myristyllactat; Dimeticon; Methoxy PEG-22/Dodecyl Copolymer; Natriumlactat; hydriertes PEG-7-Rizinusöl; Sorbitanisostearat; hydriertes PEG-2-Rizinusöl; Ozokerite; hydriertes Rizinusöl; α-Tocopherol; Sojaöl; Chlorhexidindihydrochlorid; Triclosan; Milchsäure; Parfüm	**Lipoderm® Omega Lotion**
Propylenglycol mit antimikrobieller Wirkung	Gereinigtes Wasser; Propylenglycol; Titandioxid; Maisstärke; Eisenoxide und -hydroxide; Macrogolglycerolricinoleat; Macrogol-5-oleylether; emulgierender Cetylstearylalkohol Typ A; Natriumhydroxid; Milchsäure	**Lotio Cordes®**
Benzylalkohol; Propylenglycol mit antimikrobieller Wirkung	0,064 % Betamethasondipropionat (entsprechend 0,5 % Betamethason); 1 % Clotrimazol; Weißes Vaselin; Dünnflüssiges Paraffin; Cetylstearylalkohol; Benzylalkohol; Cetomacrogol 1000; Propylenglycol; Natriumdihydrogenphosphat-Dihydrat; Phosphorsäure; Gereinigtes Wasser	**Lotricomb® Creme**
Kein Zusatz	0,064 % Betamethasondipropionat (entsprechend 0,5 % Betamethason); 1 % Clotrimazol; Weißes Vaselin; Dünnflüssiges Paraffin	**Lorticom® Salbe**
Kein Zusatz	3 Teile Salicylsäure; 27,89 Teile Macrogol 1500; 19,88 Teile weißes Vaselin; 7,76 Teile Macrogolglycerolricinoleat; 3,88 Teile Emulgierender Cetylstearylalkohol Typ A; 4,85 Teile Schweineschmalz; 32,75 Teile Macrogol 300	**Lygal® Kopfsalbe N 3 %**
Kein Zusatz	28,75 Teile Macrogol 1500; 20,5 Teile weißes Vaselin; 8 Teile Macrogolglycerolricinoleat; 4 Teile Emulgierender Cetylstearylalkohol Typ A; 5 Teile Schweineschmalz; 33,75 Teile Macrogol 300	**Lygal® Salbengrundlage**
Kein Zusatz	50 Teile Macrogol 300; 50 Teile Macrogol 1.500	**Macrogolsalbe DAC**
Kein Zusatz	99,5 Teile Mannitol; 0,5 Teile hochdisperses Siliciumdioxid	**Mannitol-Siliciumdioxid-Füllmittel (NRF S.38.)**
Methylthioniniumchlorid mit antimikrobieller Wirkung	Methylthioniniumchlorid; Gereinigtes Wasser	**Methylthioniniumchlorid-Lösung 5 mg/ml**
Benzoesäure	2 % Miconazolnitrat; dickflüssiges Paraffin; Polyoxyethylen-(1500)-monostearat; Benzoesäure; PEG-Glycerololeat; Gereinigtes Wasser (Wassergehalt: 65–75 %)	**Micotar® Creme**
Isopropanol; Propylenglycol mit antimikrobieller Wirkung	2 % Miconazolnitrat; Isopropanol; Propylenglycol; Macrogol 400	**Micotar® Lösung**
Ethanol mit antimikrobieller Wirkung	2 % Miconazolnitrat; Apfelsinen-Aroma; Kakao-Aroma; Saccharinnatrium; Gereinigtes Wasser; Kartoffelstärke; Polysorbat 20; Ethanol 96 % (V/V); Glycerol (Wassergehalt < 15 %)	**Micotar® Mundgel**
Isopropanol und Propylenglykol mit antimikrobieller Wirkung	2 % Miconazolnitrat; 20 % Zinkoxid; Glycerolmonostearat 40–50 %; dickflüssiges Paraffin; weißes Vaselin; Propylenglycol; Polyoxyethylen-40-monostearat; Glycerol 85 %	**Micotar® ZP Paste**
Sorbinsäure (Butylhydroxytoluol als Antioxidanz)	Gereinigtes Wasser; Glycerol-/Propylenglycolfettsäureester; Macrogolether; dickflüssiges Paraffin; Sorbinsäure; Propylenglycol; Butylhydroxytoluol; Palmitoylascorbinsäure; Glycerolmonostearat; Citronensäure	**Milch Cordes®**
Kein Zusatz	5 Teile Milchsäure (90 %); 95 Teile Gereinigtes Wasser	**Milchsäure-Lösung 4,5 %**

4

Monographierte Grundlage/ Handelsprodukt	Grundlagen-Typ	pH-Wert	Enthaltene Emulgatoren/Gelbildner
Momecutan® Fettcreme	W/O-Emulsion	k. A.	**nichtionisch:** Stearylalkohol; Macrogolcetylstearylether
Momecutan® Lösung	Wässrig-alkoholische Lösung	4,0–5,0	–
Momecutan® Salbe	Wasserfreie Salbe	Nicht messbar	–
MomeGalen® Creme	O/W-Emulsion	k. A.	**nichtionisch:** Propylenglycolmonopalmitostearat; Stearylalkohol; Macrogolcetylstearylether
MomeGalen® Lösung	Wässrig-alkoholische Lösung	4,0–5,0	–
MomeGalen® Salbe	O/W-Emulsion	Nicht messbar	**nichtionisch:** Propylenglycolmonopalmitostearat
Myko Cordes® Creme	O/W-Creme	7,0–8,0	**nichtionisch:** Glycerolmonostearat; Polysorbat 80; Tris[cetylstearylpoly(oxyethylen)-4]-phosphat; Sorbitanmonostearat
Mykontral® Creme	W/O-Creme	3,5–6,0	**nichtionisch:** Cetylstearylalkohol; Cetomacrogol 1000
Mykontral® Lösung	W/O-Emulsion	6,0–8,0	**anionisch:** Natrium-Cetylstearylsulfat im Emulgierenden Cetylstearylalkohol Typ A **nichtionisch:** Cetylstearylalkohol im Emulgierenden Cetylstearylalkohol Typ A; Macrogolcetylstearylether 6; Macrogolcetylstearylether 25; Cetylstearylalkohol; Glycerolmonostearate
Natriumbenzoat-Lösung 1 mg/ml	Wässrige Lösung	4,5–5,5	–
Natriumchlorid-Lösung 0,9 % (steril)	Wässrige Lösung	6,0–7,0	–
Neribas® Creme	O/W-Creme	6,0–7,0	**anionisch:** Polyacrylsäure **nichtionisch:** Polyoxyethylen-(40)-monostearat
Neribas® Fettsalbe	Wasserfreie Salbe	Nicht messbar	
Neribas® Salbe	W/O-Emulsion	Nicht messbar	**nichtionisch:** Dioctadecylcitrat-Pentaerythritoldicocoat-[3-hydroxy-3,4-bis(octadecyloxycarbonyl)-butanoat]-Bienenwachs-Aluminiumstearat-Gemisch
Nerisona® Creme	O/W-Creme	6,0–7,0	**anionisch:** Polyacrylsäure **nichtionisch:** Polyoxyethylen-(40)-monostearat
Nerisona® Fettsalbe	Wasserfreie Salbe	Nicht messbar	–
Nerisona® Salbe	W/O-Emulsion	Nicht messbar	**nichtionisch:** Dioctadecylcitrat-Pentaerythritoldicocoat-[3-hydroxy-3,4-bis(octadecyloxycarbonyl)-butanoat]-Bienenwachs-Aluminiumstearat-Gemisch
Neuroderm® Akut Creme 0,1 %	O/W-Emulsion	4,8–5,8	**nichtionisch:** Stearylalkohol; Polysorbat 60; Sorbitanstearat; Glycerolmonostearat
Neuroderm® Pflegecreme	W/O-Emulsion	3,5–4,5	**nichtionisch:** Triglyceroldiisostearat
Neuroderm® Pflegecreme Lipo	W/O-Emulsion	3,5–4,5	**nichtionisch:** Polyglycerolpoly(12-hydroxystearat); Triglyceroldiisostearat
Neuroderm® Pflegelotio	W/O-Emulsion	3,5–4,5	**nichtionisch:** Polyglycerolpoly(12-hydroxystearat); Triglyceroldiisostearat
Nichtionische hydrophile Creme DAB [konserviert mit PHB-Estern]	O/W-Emulsion	5,0–6,0 (rezeptierbarer pH-Bereich 2,0–12,0)	**nichtionisch:** Polysorbat 60; Cetylstearylalkohol
Nichtionische hydrophile Creme DAB [konserviert mit Sorbinsäure]	O/W-Emulsion	4,0–5,5 (rezeptierbarer pH-Bereich 3,5–5,5)	**nichtionisch:** Polysorbat 60; Cetylstearylalkohol
Nichtionische hydrophile Creme ohne Konservierung SR	O/W-Emulsion	4,0–5,5 (rezeptierbarer pH-Bereich 2,0–12,0)	**nichtionisch:** Nichtionische emulgierende Alkohole
Nichtionische hydrophile Creme SR, Typ „alt“ (NRF S.26.) [konserviert mit Sorbinsäure]	O/W-Emulsion	4,0–5,5 (rezeptierbarer pH-Bereich 3,5–5,5)	**nichtionisch:** Nichtionische emulgierende Alkohole

Enthaltenes Konservierungsmittel	Zusammensetzung laut Herstellerangaben	Monographierte Grundlage/ Handelsprodukt
Kein Zusatz	0,1 % Mometasonfuroat; Weißes Vaselin; Gebleichtes Wachs; Propylenglycolmonopalmitostearat; Stearylalkohol; Macrogolcetylstearylether; Titandioxid; Gereinigtes Wasser; 2-Methylpentan-2,4-diol; Stärke[hydrogen-2-(oct-1-en-1-yl)butan-dioat]-Aluminiumsalz; Phosphorsäure 10 %	**Momecutan® Fettcreme**
Isopropanol und Propylenglykol mit antimikrobieller Wirkung	0,1 % Mometasonfuroat; Natriumdihydrogenphosphat-Dihydrat; Hyprolose; Propylenglycol; Isopropanol; Gereinigtes Wasser; Phosphorsäure 10 %	**Momecutan® Lösung**
Kein Zusatz	0,1 % Mometasonfuroat; Weißes Vaselin; Gebleichtes Wachs; Propylenglycolmonopalmitostearat; 2-Methylpentan-2,4-diol; Phosphorsäure 10 %	**Momecutan® Salbe**
Kein Zusatz	0,1 % Mometasonfuroat; Weißes Vaselin; Gebleichtes Wachs; Propylenglycolmonopalmitostearat; Promulgen G (Stearylalkohol und Macrogolcetylstearylether [20 EO-Einheiten]); Phosphorsäure 10 %; 2-Methylpentan-2,4-diol; Titandioxid; Stärke[hydrogen-2-(oct-1-en-1-yl)butandioat] Aluminiumsalz; Gereinigtes Wasser	**MomeGalen® Creme**
Isopropanol und Propylenglykol mit antimikrobieller Wirkung	0,1 % Mometasonfuroat; Propylenglycol; Hyprolose; Isopropanol; Natriumdihydrogenphosphat-Monohydrat; Phosphorsäure 10 %; Gereinigtes Wasser	**MomeGalen® Lösung**
Kein Zusatz	0,1 % Mometasonfuroat; Weißes Vaselin; Gebleichtes Wachs; 2-Methylpentan-2,4-diol; Propylenglycolmonopalmitostearat; Phosphorsäure 10 %; Gereinigtes Wasser	**MomeGalen® Salbe**
Phenoxyethanol	1 % Clotrimazol; Phenoxyethanol; Palmitoylascorbinsäure; α-Tocopherol; weißes Vaselin; Glycerolmonostearat; Octyldodecanol; Polysorbat 80; Tris[cetylstearylpoly(oxyethylen)-4]-phosphat; Sorbitanmonostearat; Carbomer; Natriumhydroxid; Gereinigtes Wasser	**Myko Cordes® Creme**
Benzylalkohol	1 % Tioconazol; Benzylalkohol; Propylenglycol; Cetylstearylalkohol; Stearinsäure; dickflüssiges Paraffin; weißes Vaselin; Cetomacrogol 1000; Gereinigtes Wasser	**Mykontral® Creme**
Benzylalkohol	1 % Tioconazol; Benzylalkohol; Macrogolcetylstearylether 6; Macrogolcetylstearylether 25; Emulgierender Cetylstearylalkohol Typ A; Glycerolmonostearate; mittelkettige Triglyceride; Gereinigtes Wasser; Propylenglycol	**Mykontral® Lösung**
Natriumbenzoat mit antimikrobieller Wirkung	0,1 Teil Natriumbenzoat; 99,9 Teile Gereinigtes Wasser	**Natriumbenzoat-Lösung 1 mg/ml**
Kein Zusatz	0,9 % Natriumchlorid; Wasser für Injektionszwecke	**Natriumchlorid-Lösung 0,9 % (steril)**
Methyl-4-hydroxybenzoat; Propyl-4-hydroxybenzoat	Dinatriumedetat; dickflüssiges Paraffin; gelbes Vaselin; Polyacrylsäure; Natriumhydroxid; Methyl-4-hydroxybenzoat; Propyl-4-hydroxybenzoat; Gereinigtes Wasser; Polyoxyethylen-(40)-monostearat; Stearylalkohol	**Neribas® Creme**
Kein Zusatz	Dickflüssiges Paraffin; gelbes Vaselin; mikrokristalline Paraffine; hydriertes Rizinusöl	**Neribas® Fettsalbe**
Kein Zusatz	Gelbes Vaselin; dickflüssiges Paraffin; Dioctadecylcitrat-Pentaerythritoldicocoat-[3-hydroxy-3,4-bis(octadecyloxycarbonyl)-butanoat]-Bienenwachs-Aluminiumstearat-Gemisch; Gereinigtes Wasser	**Neribas® Salbe**
Methyl-4-hydroxybenzoat; Propyl-4-hydroxybenzoat	0,1 % Diflucortolon-21-valerat; Dinatriumedetat; dickflüssiges Paraffin; gelbes Vaselin; Polyacrylsäure; Natriumhydroxid; Methyl-4-hydroxybenzoat; Propyl-4-hydroxybenzoat; Gereinigtes Wasser; Polyoxyethylen-40-monostearat; Stearylalkohol	**Nerisona® Creme**
Kein Zusatz	0,1 % Diflucortolon-21-valerat; dickflüssiges Paraffin; gelbes Vaselin; mikrokristalline Paraffine; hydriertes Rizinusöl	**Nerisona® Fettsalbe**
Kein Zusatz	0,1 % Diflucortolon-21-valerat; weißes Vaselin; dickflüssiges Paraffin; gebleichtes Wachs; Dioctadecylcitrat-Pentaerythritoldicocoat-[3-hydroxy-3,4-bis(octadecyloxycarbonyl)-butanoat]-Bienenwachs-Aluminiumstearat-Gemisch; Gereinigtes Wasser	**Nerisona® Salbe**
Methyl-4-hydroxybenzoat; Butyl-4-hydroxybenzoat	0,1 % Hydrocortisonbuteprat; Stearylalkohol; dünnflüssiges Paraffin; weißes Vaselin; Polysorbat 60; Sorbitanstearat; Glycerolmonostearat; Propylenglycol; Methyl-4-hydroxybenzoat; Butyl-4-hydroxybenzoat; Citronensäure; Gereinigtes Wasser	**Neuroderm® Akut Creme 0,1 %**
Phenoxyethanol; Kaliumsorbat	Glycerol 85 %; Gereinigtes Wasser; dickflüssiges Paraffin; Triglyceroldiisostearat; Isopropylpalmitat; Polyethylen; Magnesiumsulfat-Heptahydrat; Phenoxyethanol; Kaliumsorbat; Natriumcitrat; wasserfreie Citronensäure	**Neuroderm® Pflegecreme**
Sorbinsäure/Kaliumsorbat; Phenoxyethanol	Polyglycerolpoly(12-hydroxystearat); Triglyceroldiisostearat; Zinkstearat; Dioctylether; Cocoylcaprylocaprat; Mittelkettige Triglyceride; Tocopherol; Mandelöl; Bienenwachs; Citronensäure; Natriumcitrat, Magnesiumsulfat-Heptahydrat; Sorbinsäure; Kaliumsorbat; Phenoxyethanol; Glycerol 85 %; Gereinigtes Wasser	**Neuroderm® Pflegecreme Lipo**
Sorbinsäure/Kaliumsorbat; Phenoxyethanol	Polyglycerolpoly(12-hydroxystearat); Triglyceroldiisostearat; Zinkstearat; Dioctylether; Cocoylcaprylocaprat; Mittelkettige Triglyceride; Tocopherol; Ascorbinsäure; Palmitoylascorbinsäure; Macrogol 400; Avocadoöl; Xanthangummi; Citronensäure; Natriumcitrat; Magnesiumsulfat-Heptahydrat; Sorbinsäure; Kaliumsorbat, Phenoxyethanol; Glycerol 85 %; Gereinigtes Wasser	**Neuroderm® Pflegelotio**
Methyl-4-hydroxybenzoat/ Propyl-4-hydroxybenzoat	5 Teile Polysorbat 60; 10 Teile Cetylstearylalkohol; 10 Teile Glycerol 85 %; 25 Teile weißes Vaselin; 0,1 Teile Methyl-4-hydroxybenzoat; 0,04 Teile Propyl-4-hydroxybenzoat; 49,86 Teile Gereinigtes Wasser	**Nichtionische hydrophile Creme DAB [konserviert mit PHB-Estern]**
Sorbinsäure	5 Teile Polysorbat 60; 10 Teile Cetylstearylalkohol; 10 Teile Glycerol 85 %; 25 Teile weißes Vaselin; 0,1 Teile Sorbinsäure; 49,9 Teile Gereinigtes Wasser	**Nichtionische hydrophile Creme DAB [konserviert mit Sorbinsäure]**
Kein Zusatz	21 Teile Nichtionische emulgierende Alkohole; 10 Teile 2-Ethylhexyllaurat; 5 Teile Glycerol 85 %; 64 Teile Gereinigtes Wasser	**Nichtionische hydrophile Creme ohne Konservierung SR**
Kaliumsorbat	21 Teile Nichtionische emulgierende Alkohole; 10 Teile 2-Ethylhexyllaurat; 5 Teile Glycerol 85 %; 0,14 Teile Kaliumsorbat; 0,07 Teile wasserfreie Citronensäure; 63,79 Teile Gereinigtes Wasser	**Nichtionische hydrophile Creme SR, Typ „alt" (NRF S.26.) [konserviert mit Sorbinsäure]**

Monographierte Grundlage/ Handelsprodukt	Grundlagen-Typ	pH-Wert	Enthaltene Emulgatoren/Gelbildner
Nichtionische hydrophile Creme SR, Typ "neu"(NRF S.26.) [konserviert mit Sorbinsäure]	O/W-Emulsion	4,0–5,5 (rezeptierbarer pH-Bereich 3,5–5,5)	**nichtionisch:** Cetylstearylalkohol; Macrogol-20-cetylstearylalkohol
Nichtionisches wasserhaltiges Liniment DAC	O/W-Emulsion	4,0–5,0 (rezeptierbarer pH-Bereich bei Sorbinsäure-Konservierung 3,5–5,5)	**nichtionisch:** Nichtionische emulgierende Alkohole
Nichtionisches wasserhaltiges Liniment SR DAC, Typ „alt" (NRF S.39.) [konserviert mit Sorbinsäure]	O/W-Emulsion	4,0–5,0 (rezeptierbarer pH-Bereich bei Sorbinsäure-Konservierung 3,5–5,5)	**nichtionisch:** Nichtionische emulgierende Alkohole
Nichtionisches wasserhaltiges Liniment SR DAC, Typ „neu" (NRF S.39.) [konserviert mit Sorbinsäure]	O/W-Emulsion	4,0–5,0 (rezeptierbarer pH-Bereich bei Sorbinsäure-Konservierung 3,5–5,5)	**nichtionisch:** Cetylstearylalkohol; Macrogol-20-cetylstearylalkohol
Nizoral® Creme	Wässrig-alkoholische Lösung	6,5–8,5	**nichtionisch:** Sorbitanstearat; Polysorbat 60; Polysorbat 80
Octenidindihydrochlorid-Stammlösung 2 % (NRF S.50.)	Glycerolische Lösung	k. A.	–
Onychomal® Creme	O/W-Emulsion	6,5–7,5	**nichtionisch:** Cetylstearylalkohol; Macrogolstearat 1500; Glycerolmonostearat
Optiderm® Creme	O/W-Emulsion	5,8–6,8	**anionisch:** Carbomer 940 (Polyacrylsäure) **nichtionisch:** Octyldodecanol; Macrogollaurylether 6.5; Polysorbat 40
Optiderm® Lotion	O/W-Emulsion	5,8–6,8	**anionisch:** Carbomer 940 (Polyacrylsäure) **nichtionisch:** Octyldodecanol; Polysorbat 40
Otriven® Nasentropfen 0,025 %	Wässrige Lösung	5,0–7,0	–
Otriven® Nasentropfen 0,05 %	Wässrige Lösung	5,0–7,0	–
Otriven® Nasentropfen 0,1 %	Wässrige Lösung	5,0–7,0	–
Palmitoylascorbinsäurehaltige Mittelkettige Triglyceride (NRF S.45.)	Wasserfreie Salbe	Nicht messbar	
Palmitoylascorbinsäurehaltiges Hartfett (NRF S.44.)	Wasserfreie Salbe	Nicht messbar	
Pasta Cordes®	Emulgatorhaltige Fettpaste	ca. 7,0 (mit Wasser im Verhältnis 1:1)	**nichtionisch:** Wollwachsalkohole; Cetylstearylalkohol
Permethrin Rezepturkonzentrat InfectoPharm	Wasser aufnehmende Salbe	Nicht messbar	**anionisch:** Natrium-Cetylstearylsulfat im Emulgierenden Cetylstearylalkohol Typ A **nichtionisch:** Cetylstearylalkohol im Emulgierenden Cetylstearylalkohol Typ A
Pentravan®	O/W-Emulsion	4,0–5,5	**nichtionisch:** Isopropylmyristat; Cetylalkohol; Stearylalkohol **anionisch:** Carbomer
Physiogel® Calming Relief A. I. Body Lotion	Ambiphile, lamellare Struktur	5,8	**nichtionisch:** Hydroxyethylcellulose (Hyetellose) **anionisch:** Carbomer-Natriumsalz; Carbomer
Physiogel® Calming Relief A.I. Creme	Ambiphile, lamellare Struktur	5,7	**nichtionisch:** Hydroxyethylcellulose (Hyetellose) **anionisch:** Carbomer-Natriumsalz; Carbomer
Physiogel® Creme	Ambiphile, lamellare Struktur	5,7	**anionisch:** Carbomer-Natriumsalz; Carbomer **nichtionisch:** Hydroxyethylcellulose
Prednicarbat acis® Creme	O/W-Creme	4,0–5,5	**nichtionisch:** Stearylalkohol; Myristylalkohol; Cetylalkohol; Polysorbat 60; Sorbitanstearat
Prednicarbat acis® Fettsalbe	Wasserfreie Salbe	Nicht messbar	–
Prednicarbat acis® Lösung	Alkoholisch-wässrige Lösung	4,5–5,1	**anionisch:** Carbomer 934 P (Polyacrylsäure)
Prednicarbat acis® Salbe	W/O-Emulsion	5,0–7,0	**nichtionisch:** Glycerolmonooleat

Enthaltenes Konservierungsmittel	Zusammensetzung laut Herstellerangaben	Monographierte Grundlage/ Handelsprodukt
Kaliumsorbat	16,8 Teile Cetylstearylalkohol; 4,2 Teile Macrogol-20-cetylstearylalkohol; 10 Teile 2-Ethylhexyllaurat; 5 Teile Glycerol 85 %; 0,14 Teile Kaliumsorbat; 0,07 Teile wasserfreie Citronensäure; 63,79 Teile Gereinigtes Wasser	**Nichtionische hydrophile Creme SR, Typ "neu"(NRF S.26.) [konserviert mit Sorbinsäure]**
Kaliumsorbat	10,5 Teile Nichtionische emulgierende Alkohole; 5 Teile 2-Ethylhexyllaurat; 2,5 Teile Glycerol 85 %; 0,14 Teile Kaliumsorbat; 0,07 Teile wasserfreie Citronensäure; 81,79 Teile Gereinigtes Wasser	**Nichtionisches wasserhaltiges Liniment DAC**
Kaliumsorbat	10,5 Teile Nichtionische emulgierende Alkohole; 5 Teile 2-Ethylhexyllaurat; 2,5 Teile Glycerol 85 %; 0,14 Teile Kaliumsorbat; 0,07 Teile wasserfreie Citronensäure; 81,79 Teile Gereinigtes Wasser	**Nichtionisches wasserhaltiges Liniment SR DAC, Typ „alt" (NRF S.39.) [konserviert mit Sorbinsäure]**
Kaliumsorbat	8,4 Teile Cetylstearylalkohol; 2,1 Teile Macrogol-20-cetylstearylalkohol; 5 Teile 2-Ethylhexyllaurat; 2,5 Teile Glycerol 85 %; 0,14 Teile Kaliumsorbat; 0,07 Teile wasserfreie Citronensäure; 81,79 Teile Gereinigtes Wasser	**Nichtionisches wasserhaltiges Liniment SR DAC, Typ „neu" (NRF S.39.) [konserviert mit Sorbinsäure]**
Propylenglycol mit antimikrobieller Wirkung	2 % Ketoconazol; Cetylalkohol; Gereinigtes Wasser; Stearylalkohol; Isopropylmyristat; Propylenglycol; Sorbitanstearat; Polysorbat 60; Polysorbat 80; Wasserfreies Dinatriumsulfit	**Nizoral® Creme**
Euxyl PE 9010 (2-Phenoxyethanol und 2-Ethylhexylglycerol)	Octenidindihydrochlorid; Glycerol 85 %; Gereinigtes Wasser	**Octenidindihydrochlorid-Stammlösung 2 % (NRF S.50.)**
Pyrithion-Zink; 1-(3-Chlorallyl)-3,5,7-triaza-1-azoniaadamantanchlorid	20 % Harnstoff; Pyrithion-Zink; 1-(3-Chlorallyl)-3,5,7-triaza-1-azoniaadamantanchlorid; dünnflüssiges Paraffin; Cetylstearylakohol; Stearinsäure; Isopropylmyristat; mittelkettige Triglyceride; Macrogolstearat 1500; Glycerolmonostearat; Propylenglycol; Gereinigtes Wasser	**Onychomal® Creme**
Benzylalkohol	5 % Harnstoff; 3 % Macrogollaurylether 6.5 (Polidocanol); Gereinigtes Wasser; Octyldodecanol; Poly(methyl, phenylsiloxan); Stearinsäure 25; Dimeticon; Glycerol 85 %; dickflüssiges Paraffin; Hexadecylpalmitat; Polysorbat 40; Carbomer 940; Benzylalkohol; Trometamol	**Optiderm® Creme**
Benzylalkohol	5 % Harnstoff; 3 % Macrogollaurylether 6.5 (Polidocanol); Gereinigtes Wasser; Octyldodecanol; Poly-(methyl,phenylsiloxan); Stearinsäure 25; Dimeticon; Glycerol 85 %; Dickflüssiges Paraffin; Hexadecylpalmitat; Polysorbat 40; Carbomer 981; Benzylalkohol; Trometamol	**Optiderm® Lotion**
Benzalkoniumchlorid	0,025 % Xylometazolinhydrochlorid; Gereinigtes Wasser; Sorbitol; Natriumchlorid; Natriumdihydrogenphosphat-Dihydrat; Dinatriumhydrogenphosphat; Natriumedetat; Benzalkoniumchlorid	**Otriven® Nasentropfen 0,025 %**
Benzalkoniumchlorid	0,05 % Xylometazolinhydrochlorid; Gereinigtes Wasser; Natriumchlorid; Natriummonohydrogenphosphat-Dodecahydrat; Natriumdihydrogenphosphat-Dihydrat; Natriumedetat; Benzalkoniumchlorid	**Otriven® Nasentropfen 0,05 %**
Benzalkoniumchlorid	0,1 % Xylometazolinhydrochlorid; Gereinigtes Wasser; Natriumchlorid; Natriummonohydrogenphosphat-Dodecahydrat; Natriumdihydrogenphosphat-Dihydrat; Natriumedetat; Benzalkoniumchlorid	**Otriven® Nasentropfen 0,1 %**
Palmitoylascorbinsäure als Antioxidanz	0,05 Teile Palmitoylascorbinsäure; 99,95 Teile Mittelkettige Triglyceride	**Palmitoylascorbinsäurehaltige Mittelkettige Triglyceride (NRF S.45.)**
Palmitoylascorbinsäure als Antioxidanz	0,05 Teile Palmitoylascorbinsäure; 99,95 Teile Hartfett	**Palmitoylascorbinsäurehaltiges Hartfett (NRF S.44.)**
Kein Zusatz	Weißes Vaselin; Wollwachs; Talkum; Titandioxid; dickflüssiges Paraffin; Wollwachsalkohol; Cetylstearylalkohol	**Pasta Cordes®**
Kein Zusatz	25 % Permethrin; dickflüssiges Paraffin; weiße Vaseline; Emulgierender Cetylstearylalkohol Typ A	**Permethrin Rezepturkonzentrat InfectoPharm**
Kaliumsorbat; Sorbinsäure; Benzoesäure (Butylhydroxytoluol als Antioxidanz)	Gereinigtes Wasser; Isopropylmyristat; Stearinsäure Typ 50 (40–60 %); Glycerolmonostearat; Macrogol-40-stearat; Isopropylpalmitat; Sojalecithin; Simethicon; Harnstoff; Cetylalkohol; Stearylalkohol; Kaliumsorbat; Sorbinsäure; Benzoesäure; Butylhydroxytoluol; Natriumedetat; Carbomer; Salzsäure 35 %	**Pentravan®**
Kein Zusatz	Gereinigtes Wasser; mittelkettige Triglyceride; Glycerol; Pentan-1,2-diol; Sheabutter; hydriertes Lecithin; Palmidrol; (RS)-Octan-1,2-diol; Betain; Sarcosin; Squalan; N-2-Hydroxyethylacetamid; Carbomer; Carbomer-Natriumsalz; Hydroxyethylcellulose (Hyetellose); Xanthangummi; erythro-N-(1,3,4 Trihydroxy)octadecan-2-yloctadecanamid	**Physiogel® Calming Relief A. I. Body Lotion**
Kein Zusatz	Gereinigtes Wasser; natives Olivenöl; Xanthangummi; Palmidrol; Betain; Pentan-1,2-diol; hydriertes Lecithin; N-2-Hydroxyethylacetamid; Palmöl; Carbomer; Carbomer-Natriumsalz; Hydroxyethylcellulose (Hyetellose); Squalan; Glycerol; Sarcosin; pflanzliche Öle	**Physiogel® Calming Relief A.I. Creme**
Kein Zusatz	Gereinigtes Wasser; mittelkettige Triglyceride; Glycerol; Pentan-1,2-diol; Kokosöl; Sheabutter; hydriertes Lecithin; Hydroxyethylcellulose; Squalan; Carbomer-Natriumsalz; Xanthangummi; Carbomer; erythro-N-(1,3,4 Trihydroxy)octadecan-2-yloctadecanamid	**Physiogel® Creme**
Benzylalkohol	0,25 % Prednicarbat; Benzylalkohol; Stearylalkohol; Edetinsäure; Myristylalkohol; dünnflüssiges Paraffin; Cetylalkohol; Gereinigtes Wasser; (RS)-2-Octyldodecan-1-ol; Polysorbat 60; Sorbitanstearat (Wassergehalt 60–70 %)	**Prednicarbat acis® Creme**
Kein Zusatz	0,25 % Prednicarbat; Glycerolmonooleat; weißes Vaselin; (RS)-2-Octyldodecan-1-ol	**Prednicarbat acis® Fettsalbe**
Isopropanol mit antimikrobieller Wirkung	0,25 % Prednicarbat; Isopropanol; Carbomer 934 P; Dinatriumedetat-Dihydrat; Gereinigtes Wasser (Wassergehalt: 35–45 %)	**Prednicarbat acis® Lösung**
Kein Zusatz	0,25 % Prednicarbat; Glycerolmonooleat; Dinatriumedetat-Dihydrat; Magnesiumsulfat-Heptahydrat; Gereinigtes Wasser; weißes Vaselin; (RS)-2-Octyldodecan-1-ol	**Prednicarbat acis® Salbe**

4

Monographierte Grundlage/ Handelsprodukt	Grundlagen-Typ	pH-Wert	Enthaltene Emulgatoren/Gelbildner
Prednicarbat GALEN® Creme	O/W-Emulsion	5,0–6,0	**nichtionisch:** Stearylalkohol; Cetylalkohol; Myristylalkohol; Sorbitanstearat; Polysorbat 60
Prednitop® Creme	O/W-Creme	4,0–5,5	**nichtionisch:** Stearylalkohol; Myristylalkohol; Cetylalkohol; Polysorbat 60; Sorbitanstearat
Prednitop® Crinale	Alkoholisch-wässrige Lösung	4,5–5,5	**anionisch:** Carbomer (Polyacrylsäure)
Prednitop® Fettsalbe	Alkoholisch-wässrige Lösung	Nicht messbar	**nichtionisch:** Glycerolmonooleat
Prednitop® Salbe	W/O-Emulsion	5,0–7,0	**nichtionisch:** Glycerolmonooleat
Privin® 1:1000 Lösung	Wässrige Lösung	4,0–6,0	–
Protopic® 0,03 % Salbe	Wasserfreie Salbe	Nicht messbar	–
Protopic® 0,1 % Salbe	Wasserfreie Salbe	Nicht messbar	–
Psorimed® Lösung	Wasserfreie Lösung	Nicht messbar	–
Psorisol®-Basiscreme	O/W-Creme	6,0–6,4	**zwitterionisch:** Sojelecithin
Repair E Salbe	W/O-Emulsion	Nicht messbar	**nichtionisch:** Cetylstearylalkohol
Ringelblumenöl, Fettes (stabilisiert)	Wasserfreies Öl	Nicht messbar	–
Salderman Basiscreme	O/W-Emulsion	4,5–7,0	**nichtionisch:** Macrogol-20-glycerolmonostearat; Cetylalkohol; Glycerolmonostearat
Salderman Basisemulsion	O/W-Emulsion	4,5–6,5	**nichtionisch:** Cetylstearylalkohol; Macrogol(80)-cetylstearylether; Glycerolmonostearat
Salderman Basissalbe Lavabil	O/W-Emulsion	k. A.	**nichtionisch:** Polysorbat 80
Salderman Salpanth Grundlage	O/W-Emulsion	4,5–7,0	**nichtionisch:** Cetylstearylalkohol; Macrogol(30)-cetylstearylether; Glycerolmonostearat; Macrogol(9)-monostearat; Sorbitanmonostearat
Salicylsäure-Verreibung X % mit Weißem Vaselin	Wasserfreie Salbe	Nicht messbar	–
SanaCutan® Basiscreme	O/W-Emulsion	4,5–6,0	**nichtionisch:** Cetylstearylalkohol; Macrogol-20-cetylstearylether
SanaCutan® Basissalbe	Wasserfreie Salbe	Nicht messbar	–
Sanatison® Basiscreme	W/O-Emulsion	2,5–5,4	**nichtionisch:** Glycerolisostearat; Polyglyceryl-3-oleat
Sanatison® Mono 1 %	W/O-Emulsion	2,5–5,4	**nichtionisch:** Glycerolisostearat; Polyglyceryl-3-oleat
Sanatison® Mono 1/3 %	W/O-Emulsion	2,5–5,4	**nichtionisch:** Glycerolisostearat; Polyglyceryl-3-oleat
Sebexol® Basic	O/W-Emulsion	4,5–5,5	**anionisch:** Natriumcetylstearylsulfat **nichtionisch:** Cetylstearylalkohol
Sebexol® Creme Lotio	O/W-Emulsion	4,5–5,5	**nichtionisch:** Cetylstearylalkohol **anionisch:** Natriumcetylstearylsulfat
Sebexol® Lotio cum Urea 5 %	O/W-Emulsion	4,5–5,5	**anionisch:** Natriumcetylstearylsulfat **nichtionisch:** Cetylstearylalkohol
Selergo® 1 % Creme	O/W-Emulsion	6,0–7,0	**nichtionisch:** Polysorbat 60

Enthaltenes Konservierungsmittel	Zusammensetzung laut Herstellerangaben	Monographierte Grundlage/ Handelsprodukt
Benzylalkohol	0,25 % Prednicarbat; Octyldodecanol; Stearylalkohol; Cetylalkohol; Myristylalkohol; Sorbitanstearat; Polysorbat 60; Benzylalkohol; Natriumedetat; Dünnflüssiges Paraffin; Gereinigtes Wasser	**Prednicarbat GALEN® Creme**
Benzylalkohol	0,25 % Prednicarbat; Benzylalkohol; Stearylalkohol; Edetinsäure; Myristylalkohol; dünnflüssiges Paraffin; Cetylalkohol; Gereinigtes Wasser; (RS)-2-Octyldodecan-1-ol; Polysorbat 60; Sorbitanstearat (Wassergehalt 60–70 %)	**Prednitop® Creme**
Benzylalkohol	0,25 % Prednicarbat; Isopropanol; Carbomer 934 P; Dinatriumedetat-Dihydrat; Gereinigtes Wasser (Wassergehalt: 35–45 %)	**Prednitop® Crinale**
Kein Zusatz	0,25 % Prednicarbat; Glycerolmonooleat; weißes Vaselin; (RS)-2-Octyldodecan-1-ol	**Prednitop® Fettsalbe**
Kein Zusatz	0,25 % Prednicarbat; Glycerolmonooleat; Natriumedetat; Magnesiumsulfat-Heptahydrat; Gereinigtes Wasser; weißes Vaselin; (RS)-2-Octyldodecan-1-ol (Wassergehalt 40–50 %)	**Prednitop® Salbe**
Benzalkoniumchlorid	0,1 % Naphazolinnitrat; Dinatriumedetat-Dihydrat; Benzalkoniumchlorid; Gereinigtes Wasser; Natriumchlorid; Natriumdihydrogenphosphat-Dihydrat; Dinatriumhydrogenphosphat-Dodecahydrat	**Privin® 1:1000 Lösung**
Butylhydroxytoluol und all-rac-α-Tocopherol als Antioxidanz	0,03 % Tacrolimus-Monohydrat; Weißes Vaselin; Dickflüssiges Paraffin; Propylencarbonat; Gebleichtes Wachs; Hartparaffin; Butylhydroxytoluol; all-rac-α-Tocopherol	**Protopic® 0,03 % Salbe**
Butylhydroxytoluol und all-rac-α-Tocopherol als Antioxidanz	0,01 % Tacrolimus; Weißes Vaselin; Dickflüssiges Paraffin; Propylencarbonat; Gebleichtes Wachs; Hartparaffin; Butylhydroxytoluol; all-rac-α-Tocopherol	**Protopic® 0,1 % Salbe**
Kein Zusatz	10 % Salicylsäure; Propylenglycol; Propylenglycoloctanoatdecanoat	**Psorimed® Lösung**
Propylenglykol mit antimikrobieller Wirkung	Sojalecithin; Jojobaöl; Bienenwachs; Vitamin E-acetat; Allantoin; Harnstoff; D-Panthenol; Propylenglykol; Isopropylmyristat; Octyldodecanol; Citronensäure; Gereinigtes Wasser	**Psorisol®-Basiscreme**
Propylenglycol (α-Tocopherolacetat als Antioxidans)	Vaselin; Gereinigtes Wasser; D,L-α-Tocopherolacetat; Myritol; Propylenglykol; Vitamin-F-Glycerinester; Lanette O; TeCerowachs; Lipo Gelefiant; D-Panthenol; Zinkoxid; Vitamin-A-Palmitat; Parfüm: Citronellöl	**Repair E Salbe**
Propylenglycol (Butylhydroxyanisol und Palmitoylascorbinsäure als Antioxidanzien)	Ringelblumenblüten; Raffiniertes Erdnussöl; Oxynex 2004 (bestehend aus: Citronensäure-Monohydrat; Glycerolmonostearat 40–55; Propylenglycol; Butylhydroxytoluol; Palmitoylascorbinsäure)	**Ringelblumenöl, Fettes (stabilisiert)**
Phenoxyethanol	Gereinigtes Wasser; weißes Vaselin; Propylenglycol; Mittelkettige Triglyceride; Macrogol-20-glycerolmonostearat; Cetylalkohol; Glycerolmonostearat; Natriumchlorid; Phenoxyethanol; 1,2-Octandiol	**Salderman Basiscreme**
Phenoxyethanol	Gereinigtes Wasser; dickflüssiges Paraffin; Weißes Vaselin; Cetylstearylalkohol; Macrogol(80)-cetylstearylether; Glycerolmonostearat; Natriumchlorid; Phenoxyethanol; 1,2-Octandiol	**Salderman Basisemulsion**
Phenoxyethanol	Propylenglycol; Polyethylenglycol 90; Polyethylenglycol 32; Polyethylenglycol 6; Polysorbat 80; Natriumchlorid; Gereinigtes Wasser; Phenoyxethanol; 1,2-Octandiol	**Salderman Basissalbe Lavabil**
Phenoxyethanol	Gereinigtes Wasser; weißes Vaselin; dickflüssiges Paraffin; Panthenol; Cetylstearylalkohol; Macrogol(30)-cetylstearylether; Glycerolmonostearat; Macrogol(9)-monostearat; Sorbitanmonostearat; Natriumchlorid; Phenoxyethanol; 1,2-Octandiol	**Salderman Salpanth Grundlage**
Kein Zusatz	X Teile Salicylsäure; Y Teile weißes Vaselin	**Salicylsäure-Verreibung X % mit Weißem Vaselin**
Sorbinsäure/Kaliumsorbat	Weißes Vaselin; dickflüssiges Paraffin; Cetylstearylalkohol; Macrogol-20-cetylstearylether; Natriumdihydrogenphosphat-Dihydrat; Phosphorsäure; Kaliumsorbat; Sorbinsäure; Glycerol; Gereinigtes Wasser	**SanaCutan® Basiscreme**
Kein Zusatz	Dickflüssiges Paraffin; weißes Vaselin	**SanaCutan® Basissalbe**
Sorbinsäure (α-Tocopherol als Antioxidans)	Sorbinsäure; all-rac-α-Tocopherol; Glycerol 85 %; Glycerolisostearat; Hexyldodecanoat; Magnesiumsulfat-Heptahydrat; Dünnflüssiges Paraffin; Hydriertes Rizinusöl; Polyglyceryl-3-oleat; THG-Wachs WX; gelbes Vaselin; Maiskeimöl; Weizenprotein-Hydrolysat; Retinolpalmitat; Gereinigtes Wasser	**Sanatison® Basiscreme**
Sorbinsäure (α-Tocopherol als Antioxidans)	1 % Hydrocortison; Sorbinsäure; all-rac-α-Tocopherol; Glycerol 85 %; Glycerolisostearat; Hexyldodecanoat; Magnesiumsulfat-Heptahydrat; Dünnflüssiges Paraffin; Hydriertes Rizinusöl; Polyglyceryl-3-oleat; THG-Wachs WX; weißes Vaselin; Maiskeimöl; Natives Weizenkeimöl; Retinolpalmitat; Gereinigtes Wasser	**Sanatison® Mono 1 %**
Sorbinsäure (α-Tocopherol als Antioxidans)	0,33 % Hydrocortison; Sorbinsäure; all-rac-α-Tocopherol; Glycerol 85 %; Glycerolisostearat; Hexyldodecanoat; Magnesiumsulfat-Heptahydrat; Dünnflüssiges Paraffin; Hydriertes Rizinusöl; Polyglyceryl-3-oleat; THG-Wachs WX; Weißes Vaselin; Maiskeimöl; Natives Weizenkeimöl; Retinolpalmitat; Gereinigtes Wasser	**Sanatison® Mono 1/3 %**
Imidazolidinylharnstoff; Kaliumsorbat	Wasser; Glycerin; Cetylstearylalkohol; dünnflüssiges Paraffinöl; Isopropylmyristat; Isopropyllanolat; Allantoin; Natriumcetylstearylsulfat; Pyrrolidoncarbonsäure; Imidazolidinylharnstoff; Kaliumsorbat; Natriumhydroxid; Tocopherolacetat (Vitamin E); Silikonöl; Citronensäure	**Sebexol® Basic**
Methyl-4-hydroxybenzoat/Propyl-4-hydroxybenzoat; Imidazolidinylharnstoff	Wasser; Cetylstearylalkohol; Glycerin; dünnflüssiges Paraffinöl; Isopropylmyristat; Isopropyllanolat; Allantoin; Natriumcetylstearylsulfat; Methyl-4-hydroxybenzoat; Pyrrolidoncarbonsäure; Imidazolidinylharnstoff; Natriumhydroxid; Tocopherolacetat (Vitamin E); Citronensäure; Propyl-4-hydroxybenzoat; Silikonöl; Hexylzimtaldehyd; Benzylsalicylat; Citronellol; Butylphenyl Methylpropional (Hydroxyisohexyl 3-Cyclohexen-Carboxalhdehyd); Limonen; Linalool; α-Isomethyl Ionone; Parfüm	**Sebexol® Creme Lotio**
Methyl-4-hydroxybenzoat; Propyl-4-hydroxybenzoat; Imidazolidinylharnstoff; α-Tocopherolacetat als Antioxidanz	Gereinigtes Wasser; Cetylstearylalkohol; Glycerol; dünnflüssiges Paraffin; Isopropylmyristat; Isopropyllanolat; Allantoin; Natriumcetylstearylsulfat; Methyl-4-hydroxybenzoat; 2-Pyrrolidon-5-Carbonsäure; Imidazolidinylharnstoff; Natriumhydroxid; α-Tocopherolacetat; Citronensäure; Propyl-4-hydroxybenzoat; Dimeticon; α-Hexylzimtaldehyd; Benzylsalicylat; Citronellol; 2-(4-tert-Butylbenzyl)propanal; Limonen; Linalool; α-Isomethylionon; Parfüm	**Sebexol® Lotio cum Urea 5 %**
Kein Zusatz	1 % Ciclopirox-Olamin; Gereinigtes Wasser; Dickflüssiges Paraffin; Weißes Vaselin; Polysorbat 60; N,N-Bis(2-hydroxyethyl)cocosfettsäureamid; Octyldodecanol; Benzylalkohol; Sorbitanstearat; Tetradecan-1-ol; Cetylstearylalkohol; Milchsäure	**Selergo® 1 % Creme**

Monographierte Grundlage/ Handelsprodukt	Grundlagen-Typ	pH-Wert	Enthaltene Emulgatoren/Gelbildner
Sililevo® Nagellack	Wässrig-alkoholische Grundlage	5,0–6,0	**nichtionisch:** Hydroxypropylchitosan (HPCH) (Filmbildner)
Simethicone Emulsion USP 30 % DOW CORNING 7-9245 (Dupont)	O/W-Emulsion	ca. 2,6	**nichtionisch:** Nichtionische emulgierende Alkohole
Skinoren® 15 % Gel	Hydrophiles Gel	4,6–5,0	**anionisch:** Carbomer 980 (Polyacrylsäure) **nichtionisch:** Polysorbat 80
Skinoren® 20 % Creme	O/W-Creme	3,3–3,6	**nichtionisch:** Macrogolglycerolstearate
Soderm Creme	O/W-Emulsion	4,5–5,0	**nichtionisch:** Macrogolcetylstearylether-20; Cetylstearylalkohol
Soderm crinal Lösung	Wässrig-alkoholische Lösung	3,6–4,6	**nichtionisch:** Polysorbat 80
Soderm Lotio	O/W-Emulsion	2,0–4,0	**nichtionisch:** Macrogolcetylstearylether-20; Cetylstearylalkohol; Digolilstearat
Soderm plus Lösung	Alkoholisch-wässrige Lösung	2,0–4,0	**nichtionisch:** Hypromellose
Soderm Salbe	Wasserfreie Salbe	Nicht messbar	–
Solutio Cordes®	Alkoholisch-wässrige Lösung	6,5–8,0	**nichtionisch:** Natriumlaurylethersulfat
Sulmycin mit Celestan V® Creme	O/W-Emulsion	4,5–5,5	**nichtionisch:** Cetylstearylalkohol; Cetomacrogol 1000
Sulmycin mit Celestan V® Salbe	Wasserfreie Salbe	Nicht messbar	–
Suprarenin® 1 mg/ml Injektionslösung	Wässrig-alkoholische Lösung	ca. 3,3	–
SyrSpend® SF Alka (Pulver)	Pulvermischung	> 7 (hergestellte Suspension)	–
SyrSpend® SF PH4 (aromafrei)	Trüber Sirup	4,2	–
SyrSpend® SF PH4 (aromatisiert)	Trüber Sirup	4,2	–
SyrSpend® SF PH4 (Pulver)	Pulvermischung	4,2 (hergestellte Suspension)	–
Syrspend® SF PH4 NEO (Pulver)	Pulvermischung	4–5 (hergestellte Suspension)	–
Tannosynt® Creme	O/W-Emulsion	6,0–8,0	**nichtionisch:** Cetylalkohol; Macrogolsterarylether-21, 2-[2-(Octadecyloxy)ethoxy]ethanol, alpha-Dodecyl-omega-hydroxypoly-(oxyethylen)-10; alpha-Octadecal-omega-(stearoyloxy)poly(oxyethylen)-5
Tannosynt® flüssig	Lösung	6,0–8,0	**anionisch:** Dodecylpoly(oxyethylen)-2-hydrogensulfat Natriumsalz
Tannosynt® Lotio	Suspension	6,0–8,0	**anionisch:** Tris[alkyl[C16-C18)poly(oxyethylen)-4]phosphat
Tarmed® Shampoo	O/W-Emulsion	5,0–6,0	**anionisch:** Natriumlaureth-2 sulfat **nichtionisch:** α-Stearoyl-omega-stearoyloxypoly(oxyethylen)-150
Tensidhaltiges Hartfett	Wasserfreie Salbe	Nicht messbar	**nichtionisch:** Macrogol-8-stearat
Topisolon® Basissalbe	W/O-Emulsion	k. A.	**nichtionisch:** Cetylstearylalkohol; Wollwachsalkohole
Topisolon® Fettsalbe	Wasserfreie Salbe	Nicht messbar	**nichtionisch:** Dioctadecylcitrat-Pentaerythritdicocosfettsäureester-Bienenwachs-Aluminiumstearat-Gemisch (= Emulgator-Grundlagen-Gemisch Dehymuls E)

4

Enthaltenes Konservierungsmittel	Zusammensetzung laut Herstellerangaben	Monographierte Grundlage/ Handelsprodukt
Ethanol mit antimikrobieller Wirkung	Gereinigtes Wasser; Ethanol; Schachtelhalmkraut-Extrakt; Methylsufonylmethan; Hydroxypropylchitosan (HPCH); Diethylengylcolmonoethylether	**Sililevo® Nagellack**
Sorbinsäure	30 % Simeticon; Nichtionische emulgierende Alkohole; Sorbinsäure; Gereinigtes Wasser	**Simethicone Emulsion USP 30 % DOW CORNING 7-9245 (Dupont)**
Benzoesäure	15 % Azelainsäure; Lecithin; Mittelkettige Triglyceride; Polysorbat 80; Propylenglycol; Carbomer 980; Natriumhydroxid; Dinatriumedetat; Gereinigtes Wasser; Benzoesäure	**Skinoren® 15 % Gel**
Benzoesäure	20 % Azelainsäure; Benzoesäure; Gereinigtes Wasser; Glycerol 85 %; Glycerol-(mono/di)stearat-1-Hexa-decanol-Hexadecylpalmitat-glyceroltrialkanoat(C_{12}-C_{18}); (Hexadecyl/octadecyl)(2-ethylhexanoat); Macrogolglycerolstearate; Propylenglycol	**Skinoren® 20 % Creme**
Chlorocresol	0,122 % Betamethasonvalerat (entspr. 0,1 % Betamethason); Cetylstearylalkohol; Chlorocresol; Macrogolcetylstearylether-20; Weißes Vaselin; Natriumhydroxid; dickflüssiges Paraffin; Natriumdihydrogenphosphat-Dihydrat; Gereinigtes Wasser	**Soderm Creme**
Isopropanol mit antimikrobieller Wirkung	0,122 % Betamethasonvalerat (entspr. 0,1 % Betamethason); Isopropanol; Polysorbat 80; Natriumedetat; Salzsäure; Gereinigtes Wasser	**Soderm crinal Lösung**
Methyl-4-hydroxybenzoat	0,122 % Betamethasonvalerat (entspr. 0,1 % Betamethason); Methyl-4-hydroxybenzoat; Macrogolcetylstearylether-20; Cetylstearylalkohol; Digolilstearat; dickflüssiges Paraffin; Glycerol 85 %; Isopropanol; Citronensäure-Monohydrat; Gereinigtes Wasser	**Soderm Lotio**
Isopropanol mit antimikrobieller Wirkung	0,64 % Betamethasondipropionat (entspr. 0,5 % Betamethason); 2 % Salicylsäure; weißes Vaselin; Dickflüssiges Paraffin; Natriumedetat; Hypromellose; Isopropanol; Natriumhydroxid; Salzsäure 36 %; Gereinigtes Wasser	**Soderm plus Lösung**
Kein Zusatz	0,122 % Betamethasonvalerat (entspr. 0,1 % Betamethason); weißes Vaselin; Wollwachs; dickflüssiges Paraffin	**Soderm Salbe**
Isopropanol und Propylenglykol mit antimikrobieller Wirkung	0,5 % Natriumbituminosulfonat, hell; Isopropanol; Natriumlaurylethersulfat; Propylenglykol; Gereinigtes Wasser	**Solutio Cordes®**
Chlorocresol	0,122 % Betamethasonvalerat; (entsprechend 0,1 % Betamethason); 0,167 % Gentamicinsulfat (entsprechend 0,1 % Gentamicin); weißes Vaselin; dickflüssiges Paraffin; Cetylstearylalkohol; Cetomacrogol 1000; Chlorocresol; Natriumdihydrogenphosphat-Monohydrat; Phosphorsäure 85 %; Natriumhydroxidlösung 5 %; Gereinigtes Wasser	**Sulmycin mit Celestan V® Creme**
Kein Zusatz	0,122 % Betamethasonvalerat; (entsprechend 0,1 % Betamethason); 0,167 % Gentamicinsulfat (entsprechend 0,1 % Gentamicin); Weißes Vaselin; Dickflüssiges Paraffin	**Sulmycin mit Celestan V® Salbe**
Natriummetabisulfit als Antioxidanz	0,12 % Epinephrinhydrochlorid (entsprechend 0,1 % Epinephrin); Natriummetabisulfit; Natriumchlorid; Salzsäure 10 %; Wasser für Injektionszwecke	**Suprarenin® 1 mg/ml Injektionslösung**
Kein Zusatz	Vorverkleisterte Stärke; Natriumcitrat; Citronensäure; Sucralose	**SyrSpend® SF Alka (Pulver)**
Natriumbenzoat	Gereinigtes Wasser; Vorverkleisterte Stärke; Natriumcitrat; Citronensäure; Äpfelsäure; Natriumbenzoat; Sucralose; Simethicon	**SyrSpend® SF PH4 (aromafrei)**
Natriumbenzoat	Gereinigtes Wasser; Vorverkleisterte Stärke; Natriumcitrat; Citronensäure; Äpfelsäure; Natriumbenzoat; Sucralose; Simethicon; Kirscharoma	**SyrSpend® SF PH4 (aromatisiert)**
Kein Zusatz	Vorverkleisterte Stärke; Natriumcitrat; Citronensäure; Sucralose	**SyrSpend® SF PH4 (Pulver)**
Kaliumsorbat	Modifizierte Maisstärke; Natriumcitrat; Citronensäure; Sucralose; Kaliumsorbat	**Syrspend® SF PH4 NEO (Pulver)**
Phenoxyethanol	1 % Phenol-Methanal-Harnstoff-Polykondensat, sulfoniert, Natriumsalz (Synthetischer Gerbstoff); Gereinigtes Wasser; Isopropylmyristat; alpha-Octadecyl-omega-(stearoyloxy)poly-(oxyethylen)-5; Propylenglycol; Cetylalkohol; Palmitinsäure; 2-[2-(Octadecyloxy)ethoxy]ethanol; alpha-Dodecyl-omega-hydroxypoly-(oxyethylen)-10; Phenoxyethanol; Stearinsäure; Macrogolstearylether 21; Poly(methyl,phenylsiloxan) 20; Dimeticon 1000; Natriumhydroxid	**Tannosynt® Creme**
Kein Zusatz	40 % Phenol-Methanal-Harnstoff-Polykondensat, sulfoniert, Natriumsalz (Synthetischer Gerbstoff); Gereinigtes Wasser; Dodecylpoly(oxyethylen)-2-hydrogensulfat-Natriumsalz; Natriumsulfat; Duftstoff; Propylenglycol (Duftstoffbestandteil);	**Tannosynt® flüssig**
Methyl-4-hyxdroxybenzoat	1 % Phenol-Methanal-Harnstoff-Polykondensat, sulfoniert, Natriumsalz (Synthetischer Gerbstoff); Gereinigtes Wasser; Glycerol 85 %; Zinkoxid; Talkum; Tris[alkyl(C16-C18)poly(oxyethylen)-4]phosphat; entölte Phospholipide aus Sojabohnen; hochdisperses Siliciumdioxid; Isopropanol; Methyl-4-hydroxybenzoat, Carrageenan Natriumsalz	**Tannosynt® Lotio**
Benzylalkohol	4 % Steinkohlenteerlösung; Natriumlaurethsulfat; (3-Cocosfettsäure-amidopropyl)dimethylazaniumylacetat; Dinatriumhydrogenphosphat; Citronensäure-Monohydrat; Benzylalkohol; alpha-Stearoyl-omega-stearoyloxypoly(oxyethylen)-150; 2-Methyl-pentan-2,4-diol; (Z)-Octadec-9-en-1-ol; Poly(O-{2-[2-hydroxy-3-(trimethylazaniumyl)-propoxy]ethyl})cellulose-polychlorid; Timotei Früchte-Parfümöl AF17050; Gereinigtes Wasser	**Tarmed® Shampoo**
Kein Zusatz	2 Teile Macrogol-8-stearat (Typ I); 98 Teile Hartfett	**Tensidhaltiges Hartfett**
Kein Zusatz	Wollwachsalkoholsalbe (bestehend aus: Cetylstearylalkohol; Wollwachsalkohole; weißes Vaselin); Gereinigtes Wasser; Isopropylmyristat	**Topisolon® Basissalbe**
Kein Zusatz	0,25 % Desoximetason; Dioctadecylcitrat-Pentaerythritdicocosfettsäureester-Bienenwachs-Aluminiumstearat-Gemisch (= Emulgator-Grundlagen-Gemisch Dehymuls E); Propylenglycol; weißes Vaselin	**Topisolon® Fettsalbe**

4

Monographierte Grundlage/ Handelsprodukt	Grundlagen-Typ	pH-Wert	Enthaltene Emulgatoren/Gelbildner
Topisolon® Salbe	W/O-Emulsion	ca. 5,0	**nichtionisch:** Cetylstearylalkohol; Wollwachsalkohole
Travocort® Creme	O/W-Creme	3,4–4,4	**nichtionisch:** Cetylstearylalkohol; Polysorbat 60; Sorbitanstearat
Traumeel® S	O/W-Creme	10,0–12,2	**anionisch:** Natrium-Cetylstearylsulfat im Emulgierenden Cetylstearylalkohol Typ A **nichtionisch:** Cetylstearylalkohol im Emulgierenden Cetylstearylalkohol Typ A
TriamGalen® Creme	O/W-Emulsion	3,5–4,5	**nichtionisch:** Cetylstearylalkohol; Macrogolcetylstearylether-20
TriamGalen® Lösung	Wässrig-alkoholische Lösung	ca. 4,0	–
TriamGalen® Lotion	O/W-Emulsion	3,5–4,5	**nichtionisch:** Cetylstearylalkohol; Macrogolcetylstearylether-20
TriamGalen® Salbe	Wasserfreie Salbe	Nicht messbar	**anionisch:** Aluminiumstearat **nichtionisch:** Sorbitansesquioleat
TrichoFoam™	Alkoholfreie Schaumgrundlage	1,5–2,5	**nichtionisch:** Polysorbat 20
TrichoSol™	Hydrophile Lösung	1,5–2,5	**nichtionisch:** Polysorbat 80
Unguentum Cordes®	Emulgierende Salbengrundlage	ca. 6,0 (mit Wasser im Verhältnis 1:1)	**nichtionisch:** Macrogolstearat 400; Glycerolmonostearat; Sorbitanmonostearat
Vaginalgel pH 5	Hydrophiles Gel	ca. 5,0	**nichtionisch:** Hydroxyethylcellulose 400
Vario-Grundlage	Emulsion	k. A.	**nichtionisch:** Macrogol-20-Glycerolmonmostearat; Cetylalkohol; Glycerolmonostearat 60
Vaselin, gelb oder weiß	Hydrophobe Salbengrundlage	Nicht messbar	–
Vaselin-Lanettecreme FNA	O/W-Emulsion	k. A.	**anionisch:** Natriumlaurylsulfat im Emulgierenden Cetylstearylalkohol Typ B **nichtionisch:** Cetylstearylalkohol
Verdünnte Basiscreme	O/W-Emulsion	4,5–6,0	**nichtionisch:** Glycerolmonostearat 60; Cetylalkohol; Macrogol-20-glycerolmonostearat
Viskose Grundlösung (NRF S.20.)	Hydrophiles Gel	ca. 4,5	**nichtionisch:** Hydroxyethylcellulose 400
Vitadral Tropfen	Wasserfreie Lösung	Nicht messbar	–
Vobaderm® Creme	O/W-Creme	3,0–4,2	**nichtionisch:** Glycerolmonostearat-Macrogolstearat 5000 (1:1); Glycerolmonostearat 40-55; Stearylakohol
Volon® A Creme	O/W-Emulsion	4,0–7,0	**nichtionisch:** Polysorbat 60; Glycerolmonostearat 40–55
Volon® A Salbe	Wasserfreie Salbe	Nicht messbar	–
Volon® A Tinktur	Alkoholische Lösung	Nicht spezifiziert, ca. 3	–
Volonimat® Creme	O/W-Emulsion	4,0–7,0	**nichtionisch:** Polysorbat 60; Glycerolmonostearat 40–55
Volonimat® Salbe	Wasserfreie Salbe	Nicht messbar	–
Wachssalbe	Wasserfreie Salbe	Nicht messbar	–
Warzensalbe (NRF 11.31.)	Wasserfreie Salbe	Nicht messbar	–
Waschgelgrundlage (NRF S.37.)	Hydrophile Gelgrundlage	ca. 3,0 (rezeptierbarer pH-Bereich 2,0–12,0)	**anionisch:** Natriumdodecylsulfat; Natrium-Cetylstearylsulfat im Emulgierenden Cetylstearylalkohol Typ A **nichtionisch:** Cetylstearylalkohol im Emulgierenden Cetylstearylalkohol Typ A
Wasserhaltige Wollwachsalkoholsalben SR DAC	W/O-Emulsion	5,5–8,0 (rezeptierbarer pH-Bereich 1,0–13,0)	**nichtionisch:** Wollwachsalkohole; Sorbitanmonooleat; Glycerolmonooleat
Wasserhaltiges Carbomergel DAB	Hydrophiles Gel	ca. 5,5 (rezeptierbarer pH-Bereich 4,0–5,5)	**anionisch:** Carbomer 50.000 (Polyacrylsäure)

4

Enthaltenes Konservierungsmittel	Zusammensetzung laut Herstellerangaben	Monographierte Grundlage/ Handelsprodukt
Butylhydroxytoluol als Antioxidanz	0,25 % Desoximetason; Wollwachsalkoholsalbe (bestehend aus: Cetylstearylalkohol; Wollwachsalkohole; weißes Vaselin; Aluminium-di-(tri)-stearat; Magnesiumstearat; Butylhydroxytoluol); Isopropylmyristat; Gereinigtes Wasser	**Topisolon® Salbe**
Kein Zusatz	1 % Isoconazolnitrat; 0,1 %; Diflucortolon-21-valerat; Cetylstearylalkohol; dickflüssiges Paraffin; Gereinigtes Wasser; Natriumedetat; Polysorbat 60; Sorbitanstearat; weißes Vaselin	**Travocort® Creme**
Ethanol wirkt konservierend	Arnica montana D3; Calendula officinalis Ø; Hamamelis virginiaria Ø; Echinacea Ø; Echinacea purpurea Ø; Matricaria recutita Ø; Symphytum officinale D4; Bellis perennis Ø; Hypericum perforatum D6; Achillea millefolium Ø; Aconitum napellus D1; Atropa belladonna D1; Mercurius solubilis Hahnemanni D6; Hepar sulfuris D6; Emulgierender Cetylstearylalkohol Typ A; dickflüssiges Paraffin; weißes Vaselin; Ethanol 94 %; Gereinigtes Wasser	**Traumeel® S**
Phenoxyethanol	0,1 % Triamcinolonacetonid; Phenoxyethanol; Decyloleat; Cetylstearylalkohol; Macrogolcetylstearylether-20; Propylenglycol; Dimeticon 20; Citronensäure; Natriummonohydrogenphosphat-Dihydrat; Gereinigtes Wasser	**TriamGalen® Creme**
Isopropanol und Propylenglykol mit antimikrobieller Wirkung	0,2 % Triamcinolonacetonid; Isopropanol; Glycerol; Propylenglycol; Citronensäure; Natriummonohydrogenphosphat-Dihydrat; Gereinigtes Wasser	**TriamGalen® Lösung**
Phenoxyethanol	0,1 % Triamcinolonacetonid; Phenoxyethanol; Decyloleat; Cetylstearylalkohol; Macrogolcetylstearylether-20; Propylenglycol; Dimeticon 20; Citronensäure; Natriummonohydrogenphosphat-Dihydrat; Gereinigtes Wasser	**TriamGalen® Lotion**
Kein Zusatz	0,1 % Triamcinolonacetonid; Weißes Vaselin; Decyloleat; Pentaerythritoldicocoat[3-hydroxy-3,4-bis(octadecyloxycarbonyl)butanoat]; Sorbitansesquioleat; gebleichtes Wachs; Aluminiumstearat; mikrokristallines Paraffin; dickflüssiges Paraffin; Hartparaffin; mittelkettige Triglyceride; dünnflüssiges Paraffin	**TriamGalen® Salbe**
Phenoxyethanol (Butylhydroxytoluol als Antioxidanz)	Gereinigtes Wasser; Milchsäure; Polyethylenglycol; Olivamidopropylbetain; Polysorbat 20; Poly(O-{2-[2-hydroxy-3-(trimethylammonio)propoxy]ethyl})cellulose-polychlorid; Laurylhydroxysultain; Phenoxyethanol; hydriertes PEG-40-Rizinusöl; Lavendelwasser; Glycerol (wasserfrei); Parfüm; Rosmarinöl; Butylhydroxytoluol; Wacholderöl; Zedernholzöl; Sandelholzöl; Lavendelöl; Teebaumöl; Eukalyptusöl	**TrichoFoam™**
Phenoxyethanol (Butylhydroxytoluol als Antioxidanz)	Gereinigtes Wasser; Milchsäure; Polysorbat 80; Lavendelwasser; Parfüm; Phenoxyethanol; Rosmarinöl; Ethylhexylglycerin; Butylhydroxytoluol; Wacholderöl; Zedernholzöl; Sandelholzöl; Lavendelöl; Teebaumöl; Eukalyptusöl	**TrichoSol™**
Kein Zusatz	Weißes Vaselin; dickflüssiges Paraffin; Macrogolstearat 400; Glycerolmonostearat 40–55; Sorbitanmonostearat	**Unguentum Cordes®**
Natriumbenzoat	2 Teile Milchsäure-Lösung 4,5 %; 2 Teile Natriumlactat-Lösung (50 %); 5 Teile Hydroxyethylcellulose 250; 5 Teile Sorbitol-Lösung 70 % (nicht kristallisierend); 0,15 Teile Natriumbenzoat; 85,85 Teile Gereinigtes Wasser	**Vaginalgel pH 5**
Propylenglycol	Glycerolmonostearat 60; Macrogol-20-Glycerolmonmostearat; Cetylalkohol; Mittelkettige Triglyceride; Propylenglycol; weißes Vaselin; Gereinigtes Wasser; Dimeticon	**Vario-Grundlage**
Geeignete Antioxidanzien erlaubt	Gereinigtes, fast vollständig bis vollständig entfärbtes Gemisch halbfester Kohlenwasserstoffe aus Erdöl	**Vaselin, gelb oder weiß**
Propylenglycol mit antimikrobieller Wirkung	15 Teile Emulgierender Cetylstearylalkohol Typ B; 12,5 Teile Dickflüssiges Paraffin; 10 Teile Propylenglycol; 22,5 Teile weißes Vaselin; 40 Teile Gereinigtes Wasser	**Vaselin-Lanettecreme FNA**
Propylenglycol mit antimikrobieller Wirkung	50 Teile Basiscreme DAC (bestehend aus: 4 Teile Glycerolmonostearat 60; 6 Teile Cetylalkohol; 7,5 Teile Mittelkettige Triglyceride; 25,5 Teile weißes Vaselin; 7 Teile Macrogol-20-glycerolmonostearat; 10 Teile Propylenglykol; 40 Teile Gereinigtes Wasser); 10 Teile Propylenglycol; 40 Teile Gereinigtes Wasser	**Verdünnte Basiscreme**
Kaliumsorbat	0,625 Teile Hydroxyethylcellulose 400; 25 Teile Glycerol 85 %; 19 Teile Saccharose; 0,08 Teile wasserfreie Citronensäure; 0,14 Teile Kaliumsorbat; 55,155 Teile Gereinigtes Wasser	**Viskose Grundlösung (NRF S.20.)**
Kein Zusatz	Retinolpalmitat (30,2 mg/ml); Butylhydroxytoluol; raffiniertes Erdnussöl	**Vitadral Tropfen**
Propylenglycol mit antimikrobieller Wirkung	0,1 % Flupredniden-21-acetat; 2 % Miconazolnitrat; Gereinigtes Wasser; Propylenglycol; Stearylalkohol; Glycerolmonostearat-Macrogolstearat 5000 (1:1); Glycerolmonostearat 40-55; Mittelkettige Triglyceride; Weißes Vaselin; Dimeticon 100	**Vobaderm® Creme**
Propylenglycol	0,1 % Triamcinolonacetonid; Propylenglycol; Cetylalkohol; Glycerolmonostearat 40–55; Isopropylpalmitat, Polysorbat 60; Gereinigtes Wasser	**Volon® A Creme**
Kein Zusatz	0,1 % Triamcinolonacetonid; Polyethylen; dickflüssiges Paraffin	**Volon® A Salbe**
Ethanol mit antimikrobieller Wirkung	0,1 % Triamcinolonacetonid; Ethanol 96 %; Gereinigtes Wasser	**Volon® A Tinktur**
Propylenglycol	0,25 % Triamcinolonacetonid; Propylenglycol; Cetylalkohol; Glycerolmonostearat 40–55; Isopropylpalmitat; Polysorbat 60; Gereinigtes Wasser	**Volonimat® Creme**
Kein Zusatz	0,25 % Triamcinolonacetonid; Polyethylen; dickflüssiges Paraffin	**Volonimat® Salbe**
Kein Zusatz	70 Teile Erdnussöl; 30 Teile gelbes Wachs	**Wachssalbe**
Kein Zusatz	1 % Dithranol; 25 % Salicylsäure; dickflüssiges Paraffin; Vaseline	**Warzensalbe (NRF 11.31.)**
Kein Zusatz, im Labortest aber mikrobiell nicht anfällig	10 Teile Natriumdodecylsulfat; 20 Teile Emulgierender Cetylstearylalkohol; Typ A; 0,1 Teile Natriumedetat (Dinatriumedetat-Dihydrat); 0,3 Teile wasserfreie Citronensäure; 69,6 Teile Gereinigtes Wasser	**Waschgelgrundlage (NRF S.37.)**
Geeignete Antioxidanzien erlaubt (z. B. α-Tocopherol; 3-Butyl-4-hydroxyanisol)	1 Teil Wasser; 1 Teil Wollwachsalkoholsalben SR DAC (bestehend aus: 2,5 Teile Wollwachsalkohole; 3 Teile Sorbitan- und Glycerolmonooleat; 94,5 Teile gelbes oder weißes Vaselin)	**Wasserhaltige Wollwachsalkoholsalben SR DAC**
Sorbinsäure/Kaliumsorbat	0,5 Teile Carbomer 50.000 (Polyacrylsäure); 3,0 Teile Natriumhydroxid-Lsg. 5 %; 0,1 Teile Sorbinsäure; 0,1 Teile Kaliumsorbat; 96,3 Teile Gereinigtes Wasser	**Wasserhaltiges Carbomergel DAB**

4

Monographierte Grundlage/ Handelsprodukt	Grundlagen-Typ	pH-Wert	Enthaltene Emulgatoren/Gelbildner
Wasserhaltiges Carbomergel DAB [konserviert mit PHB-Estern]	Hydrophiles Gel	ca. 7,0 (rezeptierbarer pH-Bereich 4,0–10,0)	**anionisch:** Carbomer 50.000 (Polyacrylsäure)
Wasserhaltiges Carbomergel DAB [konserviert mit Sorbinsäure]	Hydrophiles Gel	ca. 5,5 (rezeptierbarer pH-Bereich 4,0–5,5)	**anionisch:** Carbomer 50.000 (Polyacrylsäure)
Wasserhaltiges Liniment SR DAC	O/W-Emulsion	4,0–5,5 (rezeptierbarer pH-Bereich für wirksame Sorbinsäure-Konservierung 3,5–5,5)	**anionisch:** Natrium-Cetylstearylsulfat im Emulgierenden Cetylstearylalkohol Typ A; **nichtionisch:** Cetylstearylalkohol im Emulgierenden Cetylstearylalkohol Typ A
Wasserhaltiges Liniment SR DAC (NRF S.40.)	O/W-Emulsion	4,0–5,5 (rezeptierbarer pH-Bereich für wirksame Sorbinsäure-Konservierung 3,5–5,5)	**anionisch:** Natrium-Cetylstearylsulfat im Emulgierenden Cetylstearylalkohol Typ A **nichtionisch:** Cetylstearylalkohol im Emulgierenden Cetylstearylalkohol Typ A
Weiche Salbe DAC	W/O-Emulsion	5,5–8,0 (rezeptierbarer pH-Bereich 2,0–10,0)	**nichtionisch:** Wollwachs
Weiche Zinkpaste DAB (NRF 11.21)	Paste	Nicht messbar	–
Weiche Zinkpaste DRF	Lipophile Paste	k. A.	**nichtionisch:** Wollwachs
Weiche Zinkpaste SR	Paste	Nicht messbar	**nichtionisch:** Wollwachsalkohole; Sorbitanmonooleat; Glycerolmonooleat
Widmer Carbamid Creme	W/O-Emulsion	5,0–6,0	**nichtionisch:** Glycerolmonoisostearat; Polyoxyethylen-(30)-sorbitol; Polyoxyethylen-(1)-glycerol-sorbitanisostearat; Polyglyceryl-3-oleat; Cetyl PEG/PPG-10/1 dimeticon
Widmer Remederm Creme unparfümiert	W/O-Emulsion	5,0–6,0	**anionisch:** Aluminiumdistearat **kationisch:** Pentaerythrit-di-cocoat; Glycerolmonooleat; Sorbitansesquioleat; Glycerolmonostearat 40–50 %
Wolff® Basis Creme Halbfett	O/W-Emulsion	7,0–8,0	**anionisch:** Palmitinsäure; Stearinsäure **nichtionisch:** Polyoxyethylen-(3)-cetylstearylether
Wollwachsalkoholcreme (konserviert) [PHB]	W/O-Emulsion	5,5–8,0 (rezeptierbarer pH-Bereich 1,0–8,5)	**nichtionisch:** Wollwachsalkohole; Cetylstearylalkohol
Wollwachsalkoholcreme DAB	W/O-Emulsion	5,5–8,0 (rezeptierbarer pH-Bereich 1,0–13,0)	**nichtionisch:** Wollwachsalkohole; Cetylstearylalkohol
Wollwachsalkoholsalbe DAB	Wasser aufnehmende Salbe	Nicht messbar	**nichtionisch:** Cetylstearylalkohol; Wollwachsalkohole
Wollwachsalkoholsalben SR DAC	Wasser aufnehmende Salbe	Nicht messbar	**nichtionisch:** Wollwachsalkohole; Sorbitanmonooleat; Glycerolmonooleat
Zinkoxid-Neutralöl 50 % NRF	Lipophile Suspension	Nicht messbar	**anionisch:** Magnesiumstearat
Zinkoxidöl DAC (NRF 11.20.)	Wasserfreies Öl	Nicht messbar	–
Zinkoxidöl SR	Wasserfreies Öl	Nicht messbar	–
Zinkoxidschüttelmixtur DAC	Hydrophile Schüttelmixtur	8,0–9,5 (rezeptierbarer pH-Bereich 5,0–13,0)	–
Zinkpaste DAB	Paste	Nicht messbar	–
Zinksalbe DAB	Wasser aufnehmende Salbe	Nicht messbar	**nichtionisch:** Cetylstearylalkohol; Wollwachsalkohole
Zugsalbe effect 20 %	W/O-Emulsion	k. A.	**nichtionisch:** Cetylstearylalkohol; Wollwachsalkohol
Zugsalbe effect 50 %	W/O-Emulsion	k. A.	**nichtionisch:** Cetylstearylalkohol; Wollwachsalkohol

Enthaltenes Konservierungsmittel	Zusammensetzung laut Herstellerangaben	Monographierte Grundlage/ Handelsprodukt
Methyl-4-hydroxybenzoat/ Propyl-4-hydroxybenzoat	0,5 Teile Carbomer 50.000 (Polyacrylsäure); 3,0 Teile Natriumhydroxid-Lsg. 5 %; 0,07 Teile Methyl-4-hydroxybenzoat; 0,03 Teile Propyl-4-hydroxybenzoat; 96,4 Teile Gereinigtes Wasser	**Wasserhaltiges Carbomergel DAB [konserviert mit PHB-Estern]**
Sorbinsäure/Kaliumsorbat	0,5 Teile Carbomer 50.000 (Polyacrylsäure); 3,0 Teile Natriumhydroxid-Lsg. 5 %; 0,1 Teile Sorbinsäure; 0,1 Teile Kaliumsorbat; 96,3 Teile Gereinigtes Wasser	**Wasserhaltiges Carbomergel DAB [konserviert mit Sorbinsäure]**
Kaliumsorbat	10,5 Teile Emulgierender Cetylstearylalkohol Typ A; 5 Teile 2-Ethylhexyllaurat; 2,5 Teile Glycerol 85 %; 0,14 Teile Kaliumsorbat; 0,07 Teile wasserfreie Citronensäure; 81,79 Teile Gereinigtes Wasser	**Wasserhaltiges Liniment SR DAC**
Kaliumsorbat	10,5 Teile Emulgierender Cetylstearylalkohol Typ A; 5 Teile 2-Ethylhexyllaurat; 2,5 Teile Glycerol 85 %; 0,14 Teile Kaliumsorbat; 0,07 Teile wasserfreie Citronensäure; 81,79 Teile Gereinigtes Wasser	**Wasserhaltiges Liniment SR DAC (NRF S.40.)**
Butylhydroxytoluol-Zusatz als Antioxidans erlaubt	10 Teile Gereinigtes Wasser; 7,5 Teile dickflüssiges Paraffin; 32,5 Teile Wollwachs; 50 Teile gelbes Vaselin	**Weiche Salbe DAC**
Kein Zusatz	30 Teile Zinkoxid; 40 Teile dickflüssiges Paraffin; 20 Teile weißes Vaselin; 10 Teile gebleichtes Wachs	**Weiche Zinkpaste DAB (NRF 11.21)**
Oxynex (Mischung aus α-Tocopherolacetat, Lecithin und Citronensäure) als Antioxidanz	30 Teile Zinkoxid; 2 Teile Olivenöl; 32,5 Teile Wollwachs; 7,5 Teile flüssiges Paraffin; 9,95 Teile Gereinigtes Wasser; 0,05 Teile Oxynex (Mischung aus α-Tocopherolacetat, Lecithin und Citronensäure)	**Weiche Zinkpaste DRF**
Geeignete Antioxidanzien erlaubt (z. B. α-Tocopherol; 3-Butyl-4-hydroxyanisol)	30 Teile Zinkoxid; 20 Teile Erdnussöl; 50 Teile Wollwachsalkoholsalben SR DAC (bestehend aus: 2,5 Teile Wollwachsalkohole; 3 Teile Sorbitan- und Glycerolmonooleat; 94,5 Teile gelbes oder weißes Vaselin)	**Weiche Zinkpaste SR**
Phenoxyethanol (Butylhydroxytoluol und Butylhydroxyanisol als Antioxidanz)	12 % Harnstoff; Butylhydroxyanisol; Hydriertes Rizinusöl; Decyloleat; Glycerolmonoisostearat; Dibutyladipat; Polyoxyethylen-(30)-sorbitol; Polyoxyethylen-(1)-glycerol-sorbitanisostearat; Polyglyceryl-3-oleat; Cetyl PEG/PPG-10/1 dimeticon; Ozokerit; Hartparaffin; Dexpanthenol; gelbes Vaselin; Magnesiumsulfat; Retinolpalmitat; Gereinigtes Wasser; weißes Vaselin; Butan-1,3-diol; Isopropylmyristat; Wasserfreie Citronensäure; Butylhydroxytoluol; Propylenglycol; Sorbitol; α-Tocopherolacetat; Phenoxyethanol	**Widmer Carbamid Creme**
Phenoxyethanol; Euxyl K200 (Dinatriumedetat-Dihydrat, Butylhydroxytoluol und Butylhydroxyanisol als Antioxidanz)	3 % Harnstoff; Gereinigtes Wasser; Retinolpalmitat; α-Tocopherolacetat; Dexpanthenol; 1,3-Distearylhydrogencitrat; Pentaerythrit-di-cocoat; Glycerolmonooleat; Aluminiumdistearat; Propylenglycol; Sorbitansesquioleat; Gebleichtes Wachs; Hartparaffin; Weißes Vaselin; Dünnflüssiges Paraffin; Polyethylenwachs; Glycerolmonostearat 40–50 %; Isopropylmyristat; Decyloleat; Dibutyladipat; 1,3 Butandiol; Sorbitol-Lösung 70 % (nicht kristallisierend); Milchsäure; Butylhydroxyanisol; Butylhydroxytoluol; Phenoxyethanol; Dinatriumedetat-Dihydrat; Euxyl K200	**Widmer Remederm Creme unparfumiert**
Natrium-ethyl-4-hydroxybenzoat, Methyl-4-hydroxybenzoat	Wasser; Glycerolmonostearat 40–55; Palmitinsäure; Stearinsäure; Macrogol-(3)-cetylstearylether (Ceteareth-3); 9,12-Linolsäure; Decyloleat; Trometamol; gebleichtes Wachs; Parfüm (Fettgehalt 25 %)	**Wolff® Basis Creme Halbfett**
Methyl-4-hydroxybenzoat; Propyl-4-hydroxybenzoat	1 Teil Konserviertes Wasser (bestehend aus: 0,075 Teile Methyl-4-hydroxybenzoat; 0,025 Teile Propyl-4-hydroxybenzoat; 99,9 Teile Gereinigtes Wasser); 1 Teil Wollwachsalkoholsalbe (bestehend aus: 0,5 Teile Cetylstearylalkohol; 6,0 Teile Wollwachsalkohole; 93,5 Teile weißes Vaselin)	**Wollwachsalkoholcreme (konserviert) [PHB]**
Kein Zusatz	1 Teil Wasser; 1 Teil Wollwachsalkoholsalbe (bestehend aus: 0,5 Teile Cetylstearylalkohol; 6,0 Teile Wollwachsalkohole; 93,5 Teile weißes Vaselin)	**Wollwachsalkoholcreme DAB**
Kein Zusatz	0,5 Teile Cetylstearylalkohol; 6,0 Teile Wollwachsalkohole; 93,5 Teile weißes Vaselin	**Wollwachsalkoholsalbe DAB**
Geeignete Antioxidanzien erlaubt (z. B. α-Tocopherol; 3-Butyl-4-hydroxyanisol)	2,5 Teile Wollwachsalkohole; 3 Teile Sorbitan- und Glycerolmonooleat; 94,5 Teile gelbes oder weißes Vaselin	**Wollwachsalkoholsalben SR DAC**
Kein Zusatz	50 Teile Zinkoxid; 0,5 Teile Magnesiumstearat; 49,5 Teile Mittelkettige Triglyceride	**Zinkoxid-Neutralöl 50 % NRF**
Kein Zusatz	50 Teile Zinkoxid; 50 Teile Natives Olivenöl	**Zinkoxidöl DAC (NRF 11.20.)**
Kein Zusatz	50 Teile Zinkoxid; 50 Teile Erdnussöl	**Zinkoxidöl SR**
Kein Zusatz	20 Teile Zinkoxid; 20 Teile Talkum; 30 Teile Glycerol 85 %; 30 Teile Gereinigtes Wasser	**Zinkoxidschüttelmixtur DAC**
Kein Zusatz	25 Teile Zinkoxid; 25 Teile Weizenstärke; 50 Teile weißes Vaselin	**Zinkpaste DAB**
Kein Zusatz	10 Teile Zinkoxid; 90 Teile Wollwachsalkoholsalbe (bestehend aus: 0,5 Teile Cetylstearylalkohol; 6,0 Teile Wollwachsalkohole; 93,5 Teile weißes Vaselin)	**Zinksalbe DAB**
Kein Zusatz	20 % Ammoniumbituminosulfonat; weißes Vaselin; Cetylstearylalkohol; Wollwachsalkohol; Gereinigtes Wasser	**Zugsalbe effect 20 %**
Kein Zusatz	50 % Ammoniumbituminosulfonat; weißes Vaselin; Cetylstearylalkohol; Wollwachsalkohol; Gereinigtes Wasser	**Zugsalbe effect 50 %**

Übersicht pH-Korrigenzien

Die folgende Übersicht dient nicht dem Auffinden von Inkompatibilitäten, stattdessen bietet sie eine Auswahl von pH-Korrigenzien, die eingesetzt werden können, um den pH-Wert einer Zubereitung im Hinblick auf den rezeptierbaren pH-Bereich ihrer Inhaltsstoffe zu korrigieren bzw. zu optimieren.

Puffer		
Citratpuffer		
Natriumcitrat-Dihydrat	pK_S = 3,7/4,7/6,4; basisch reagierender, kristalliner Feststoff	Zur Stabilisierung hydrolyseempfindlicher Corticosteroide (z. B. Betamethason-17-valerat, Clobetasol-17-propionat und Dexamethason)
Wasserfreie Citronensäure (oder Citronensäure-Monohydrat)	pK_S = 3,7/4,7/6,4; mittelstarke, dreiwertige Carbonsäure	Meist Natriumcitrat-Dihydrat-Lösung 0,5 % (m/m) und Citronensäure-Lösung 0,5 % (m/m) zu gleichen Teilen (pH = 4,2) in 5 %iger Konzentration bezogen auf die Gesamtmasse der Zubereitung
Lactatpuffer		
Natriumlactat-Lösung	pK_S = 3,9; 50 %ige wässrige Lösung, reagiert etwa pH-neutral	Zur sauren Pufferung von Harnstoff-Zubereitungen und in Vaginalgelen
Milchsäure	pK_S = 3,9; Flüssigkeit mit 10 % Wasseranteil, einwertige Carbonsäure	Meist Natriumlactat-Lösung 50 % (m/m) und Milchsäure 90 % (m/m) im Verhältnis 4 + 1 und in 5 %iger Konzentration bezogen auf die Gesamtmasse der Zubereitung
Phosphat-Citrat-Puffer		
Natriummonohydrogenphosphat-Dihydrat	pK_S = 2,2/7,1/12,3; basisch reagierender, kristalliner Feststoff	Zur Pufferung von wasserhaltigen Metronidazol- oder Triclosan-Zubereitungen, sofern nicht bereits durch eine vorkonservierte Grundlage ein leicht saurer pH-Wert erzeugt wird
Wasserfreie Citronensäure (oder Citronensäure-Monohydrat)	pK_S = 3,7/4,7/6,4; mittelstarke, dreiwertige Carbonsäure	Meist 48,5 ml 0,1 M-Citronensäure-Lösung und 51,5 ml 0,2 M-Natriummonohydrogenphosphat-Dihydrat-Lösung (pH = 5) in 5 %iger Konzentration bezogen auf die Gesamtmasse der Zubereitung
Phosphat-Puffer		
Natriummonohydrogenphosphat-Dodecahydrat	pK_S = 2,2/7,1/12,3; basisch reagierender, kristalliner Feststoff	Je nach Zusammensetzung zur Pufferung in einem weiten pH-Bereich geeignet. Einsatz meist in 5 %iger Konzentration bezogen auf die Gesamtmasse der Zubereitung
Natriumdihydrogenphosphat-Dihydrat	pK_S = 2,2/7,1/12,3; schwach sauer reagierender, kristalliner Feststoff	
Säuren		
Citronensäure		
Wasserfreie Citronensäure (oder Citronensäure-Monohydrat)	pK_S = 3,7/4,7/6,4; mittelstarke, dreiwertige Carbonsäure	Zur pH-Einstellung bei Konservierung mit Natriumbenzoat oder Kaliumsorbat
Basen		
Natriumacetat		
Natriumacetat-Trihydrat	pK_S = 4,7; basisch reagierender, kristalliner Feststoff	Zur pH-Erhöhung; zur Fällung von Tetracyclinen aus ihren Hydrochloriden
Trometamol		
Trometamol	pK_S = 8,2; stark basisch reagierender, kristalliner Feststoff	Zur Teilneutralisation von Polyacrylsäure, insbesondere in alkoholhaltigen Gelen; zur pH-Erhöhung
Natriumhydroxid		
Natriumhydroxid	$pK_S \approx$ 14; stark basisch reagierende Plätzchen	Zur Teilneutralisation von Polyacrylsäure; Verwendung ausschließlich in Form einer verdünnten Lösung

Tabelle 5: Inkompatibilitäten aufgrund ionischer Wechselwirkungen

Tragen ein Wirk- und ein Hilfsstoff derselben Zubereitung entgegengesetzte Ladungen, so kann es zur Bildung von Arzneistoff-Hilfsstoff-Salzen kommen. Dabei sind die einzelnen Komponenten in der Regel zwar weiterhin chemisch nachweisbar, jedoch dissoziieren die Salze großer Ionen häufig nur schwach und sind schlecht löslich. Dadurch kann auch die Bioverfügbarkeit eines Wirkstoffs eingeschränkt sein. Allerdings sind nicht nur Wirkstoffe von Inkompatibilitäten aufgrund ionischer Wechselwirkungen betroffen. Zum Beispiel kann die freie Konzentration eines ionischen Konservierungsmittels durch die Salzbildung mit anderen, entgegengesetzt geladenen Hilfsstoffen unter die minimale Hemmkonzentration sinken, sodass die mikrobielle Stabilität der Zubereitung nicht mehr gewährleistet ist. Darüber hinaus kann die Bindung eines ionischen Hilfsstoffs, der für die physikalischen Eigenschaften des Systems wichtig ist, dessen effektive Konzentration soweit verändern, dass manifeste Inkompatibilitäten, wie etwa die Verflüssigung eines Gels o. ä. auftreten. Reaktionen dieser Art sind als Ursachen für Inkompatibilitäten insofern von großer Bedeutung, als viele wichtige Wirkstoffe in Salzform verarbeitet werden. Zum Zwecke der zügigen Inkompatibilitätsprüfung sind die wichtigsten rezepturrelevanten ionischen Wirk- und Hilfsstoffe in der folgenden Tabelle aufgelistet.

Prüfung

Überprüfen Sie anhand der nachfolgenden Tabelle, ob in der vorliegenden Rezeptur entgegengesetzt geladene Moleküle vorliegen (Begleitionen wie Na^+ oder Cl^- bleiben unberücksichtigt), die Wechselwirkungen miteinander eingehen können. Gegebenenfalls muss ein anderer (nichtionischer) Hilfsstoff oder eine andere Grundlage gewählt werden. Eine Auswahl nichtionischer Emulgatoren und Gelbildner finden Sie auf Seite 201.

Benutzerhinweis: Sollten Ihnen die Ladungsverhältnisse der in Rezepturen vorkommenden Hilfsstoffe geläufig sein, können Hinweise auf die Ladung von Wirkstoffen auch direkt Tab. 2 entnommen werden.

Falls Sie Anpassungen vornehmen, denken Sie daran ggf. die Plausibilität der veränderten Gesamtrezeptur erneut zu prüfen!

Beachten Sie:

Geladene Hilfsstoffmoleküle sind in Rezepturen nicht immer explizit ausgewiesen, sondern mitunter Bestandteil der rezeptierten DAC- bzw. DAB-Grundlage oder eines Handelsprodukts. Überprüfen Sie daher ggf. anhand der Zusammensetzung der Grundlage (Tab. 4), ob gegensätzlich geladene Moleküle in der Zubereitung enthalten sind!

Kationisch

Wirkstoffe

- Aluminiumchlorid
- Aluminiumhydroxychlorid
- Aluminiumkaliumsulfat
- Amiloridhydrochlorid
- 5-Aminolävulinsäurehydrochlorid
- Amiodaronhydrochlorid
- Amitriptylinhydrochlorid
- Amlodipinbesilat
- Amphetaminsulfat
- Atropinsulfat-Monohydrat
- Benzalkoniumchlorid
- Benzydaminhydrochlorid
- Bisoprololfumarat
- Butylscopolaminiumhydrochlorid
- Calciumchlorid
- Calciumgluconat
- Carbachol
- Cetirizindihydrochlorid
- Chinidinhydrochlorid
- Chinidinsulfat
- Chininhydrochlorid
- Chininsulfat
- Chinolinolsulfat-Kaliumsulfat
- Chinolinolsulfat-Monohydrat
- Chlorhexidindiacetat
- Chlorhexidindigluconat
- Chlorhexidindihydrochlorid
- Chloroquinphosphat
- Chlorprothixenhydrochlorid
- Chlortetracyclinhydrochlorid
- Ciprofloxacinhydrochlorid
- Clemastinfumarat
- Clindamycinhydrochlorid
- Clomipraminhydrochlorid
- Clonidinhydrochlorid
- Clopidogrel-Hydrogensulfat
- Cocainhydrochlorid
- Codeinphosphat-Hemihydrat
- Coffeincitrat
- Colistinsulfat
- Cyproheptadinhydrochlorid
- Dequaliniumchlorid
- Diltiazemhydrochlorid
- Dimenhydrinat
- Dimetindenmaleat
- Diphenhydraminhydrochlorid
- Doxepinhydrochlorid
- Doxylaminsuccinat
- Econazolnitrat
- Eisen(III)-sulfat-Hydrat
- Enalaprilmaleat
- Epinephrinhydrochlorid
- Epinephrinhydrogentartrat
- Ergotamintartrat
- Ethacridinlactat-Monohydrat
- Ethambutoldihydrochlorid
- Ethylmorphinhydrochlorid
- Fentanylcitrat
- Flecainidacetat
- Fuchsin
- Gentamicinsulfat
- Gentianaviolett
- Hydrocortisonnatriumphosphat
- 8-Hydroxychinolinsulfat-Kaliumsulfat
- 8-Hydroxychinolinsulfat-Monohydrat
- Imipraminhydrochlorid
- Ipratropiumbromid
- Isoconazolnitrat
- Kanamycinsulfat
- Ketaminhydrochlorid
- Labetalolhydrochlorid
- Levomethadonhydrochlorid
- Lidocainhydrochlorid
- Loperamidhydrochlorid
- Mepivacainhydrochlorid
- Mercaptaminhydrochlorid
- Methacholinchlorid
- Methadonhydrochlorid
- Methylrosaniliniumchlorid
- Metoprololtartrat
- Miconazolnitrat
- Midazolamhydrochlorid
- Minocyclinhydrochlorid
- Morphinhydrochlorid
- Morphinsulfat
- Naftifinhydrochlorid
- Naloxonhydrochlorid-Dihydrat
- Naphazolinhydrochlorid
- Naphazolinnitrat
- Neomycinsulfat
- Neostigminbromid
- Norepinephrinhydrochlorid
- Octenidindihydrochlorid
- Ondansetronhydrochlorid-Dihydrat
- Oxybuprocainhydrochlorid
- Oxybutyninhydrochlorid
- Oxycodonhydrochlorid
- Oxytetracyclinhydrochlorid
- Phenylephrinhydrochlorid
- Physostigminsalicylat
- Polihexanid
- Polymyxin-B-sulfat
- Prilocainhydrochlorid
- Procainhydrochlorid
- Proxymetacainhydrochlorid
- Pseudoephedrinhydrochlorid
- Ranitidinhydrochlorid
- Rivanol®
- Ropivacainhydrochlorid-Monohydrat
- Salbutamolsulfat
- Scopolaminhydrobromid
- Sertralinhydrochlorid
- Silbereiweiß
- Silbernitrat
- Sildenafilcitrat
- Sotalolhydrochlorid
- Streptomycinsulfat
- Terbinafinhydrochlorid
- Tetracainhydrochlorid
- Tetracyclinhydrochlorid
- Tiagabinhydrochlorid
- Tobramycinsulfat
- Vancomycinhydrochlorid
- Xylometazolinhydrochlorid
- Zinkacetat-Dihydrat
- Zinkchlorid
- Zinksulfat-Heptahydrat

Konservierungsmittel (Emulgatoren)

- Benzalkoniumchlorid
- Cetrimoniumbromid (= Cetrimid)
- Cetylpyridiniumchlorid

Gelbildner

- Aluminiumseifen (Oleogele)
- Zinkseifen (Oleogele)

Anionisch	
Wirkstoffe	
Ammoniumbituminosulfonat	Levothyroxin-Natrium
Ampicillin-Natrium	Metamizol-Natrium
Cefuroxim-Natrium	Mupirocin-Calcium
Chloramin T	Natriumcromoglicinat
Ciclopiroxolamin	Natriumfluorid
Cloxacillin-Natrium	Natriumfusidat
Cromoglicinsäure-Natrium	Natriumhyaluronat
Dextromethorphanhydrobromid	Natriumhypochlorit
Diclofenac-Natrium	Natriumiodid
Doxycyclinhyclat	Natriumpicosulfat
Eosin-Dinatrium	Natriumselenit-Pentahydrat
Esomeprazol-Magnesium-Trihydrat	Natriumthiosulfat
Fluorescein-Natrium	Natriumvalproat
Helles Ammoniumbituminosulfonat	Pantoprazol-Natrium-Sesquihydrat
Heparin-Natrium	Povidon-Iod
Hyaluronsäure-Natrium	Silbereiweiß-Acetyltannat
Ichthyol®	Tosylchloramid-Natrium
Kaliumiodid	Warfarin-Natrium
Leukichthol®	
Emulgatoren	
Emulg. Cetylstearylalkohol Typ A (O/W)	Natriumlaurylsulfat (O/W)
Emulg. Cetylstearylalkohol Typ B (O/W)	Natriumlaurylsulfonat (O/W)
Emulg. Glycerolmonostearat (O/W)	Natriumpalmitat (O/W)
Natriumcetylstearylsulfat (O/W)	Natriumstearat (O/W)
Gelbildner	
Arabisches Gummi (Hydrogele)	Carmellose-Natrium (= Na-carboxymethylcellulose) (Hydrogele)
Bentonit (Hydrogele)	Natriumalginat (Hydrogele)
Carbomere (= Polyacrylate) (Hydrogele)	Tragant (Hydrogele)

Übersicht nichtionische Emulgatoren und Gelbildner

Die folgende Übersicht dient nicht dem Auffinden von Inkompatibilitäten, stattdessen bietet sie eine Auswahl von nichtionischen Emulgatoren und Gelbildnern, die geeignet sind, die vorausgehend genannten Hilfsstoffe im Bedarfsfall zu ersetzen, um Inkompatibilitäten aufgrund ionischer Wechselwirkungen zu umgehen:

Nichtionisch	
Emulgatoren	
Cetylalkohol (W/O)	Nichtionische emulgierende Alkohole (O/W)
Cetylstearylalkohol (W/O)	Poloxamer (Polyoxypropylen-Polyoxyethylen-Block-Copolymere) (O/W)
Cholesterol (W/O)	Polysorbate (= Tween®, Macrogolsorbitanfettsäureester) (O/W)
Glycerolmonostearat (W/O)	Sorbitanmonolaurat (W/O)
Glycerolmonostearat 40–55	Sorbitanmonooleat (W/O)
Glycerolmonostearat 60	Triglyceroldiisostearat (W/O)
Macrogol-20-glycerolhydroxystearat (O/W)	Wasserhaltiges Wollwachs
Macrogol-40-glycerolmonostearat (O/W)	Wollwachs (W/O)
Macrogollaurylether (O/W)	Wollwachsalkohole (W/O)
Macrogolstearat (O/W)	
Gelbildner	
Aerosil (= Hochdisperses Siliciumdioxid) (Oleogele/Hydrogele)	
Hydroxylethylcellulose (Hydrogele)	
Hydroxylpropylcellulose (Hydrogele)	
Hypromellose (= Methylhydroxypropylcellulose) (Hydrogele)	
Methylcellulose (Hydrogele)	

5

Tabelle 6: Inkompatibilitäten von Phenolen mit Macrogol-/Cellulosederivaten

Bei Dermatika werden häufig nichtionische Emulgatoren mit Macrogol(= Polyethylenglycol)-Komponenten für hydrophile Cremes eingesetzt. Nichtionische Cellulosederivate wie Methylhydroxypropylcellulose oder Hydroxyethylcellulose werden als Hydrogelbildner verwendet. Die genannten Substanzen bilden mit phenolischen Wirkstoffen Wasserstoffbrückenbindungen zwischen der phenolischen OH-Gruppe und den Ethersauerstoffen der Emulgatoren bzw. Hydrogelbildner (Macrogol-/Cellulosederivate). Diese Nebenvalenzbindung bewirkt das Ausfällen und Dehydratisieren des Emulgators bzw. Hydrogelbildners und es kommt zum Brechen der Emulsion bzw. zum Ausflocken des Hydrogels. In Abhängigkeit von den Konzentrationsverhältnissen kann eine solche Fällung im Einzelfall bei Emulgatorüberschuss solubilisiert werden (d. h. der Niederschlag löst sich auf), dennoch ist die Kombination von Phenolen und Macrogol- bzw. Cellulosederivaten aus grundsätzlichen Erwägungen zur Vermeidung von Inkompatibilitäten zu umgehen. Um dies im Rahmen der Rezepturanfertigung so einfach und effizient wie möglich zu gewährleisten, enthält die folgende Tabelle die gängigsten phenolischen Wirkstoffe sowie Ethersauerstoff-haltige Hilfsstoffe, die nicht miteinander kompatibel sind. Sofern die phenolische Partialstruktur eines Wirkstoffs für dessen Stabilität bzw. Kompatibilität mit anderen Wirk- bzw. Ausgangsstoffen erfahrungsgemäß keine oder allenfalls geringe Bedeutung hat, ist dies ausdrücklich angegeben. In allen andern Fällen ist aus Gründen des Verbraucherschutzes sicherheitshalber von galenisch relevanten Inkompatibilitäten auszugehen.

Prüfung

Überprüfen Sie anhand der nachfolgenden Tabelle, ob in der zu prüfenden Rezeptur Substanzen mit phenolischen OH-Gruppen und Macrogol-/Cellulosederivate nebeneinander vorliegen! Gegebenenfalls muss ein anderer Emulgator bzw. Hydrogelbildner oder eine andere Grundlage gewählt werden.

Benutzerhinweis: Sollten Ihnen die rezepturmäßig vorkommenden Macrogol-/Cellulosederivate geläufig sein, können Hinweise auf phenolische Wirkstoffe auch direkt Tab. 2 bzw. auf phenolische Konservierungsmittel auch direkt Tab. 9 entnommen werden.

Falls Sie Anpassungen vornehmen, denken Sie daran ggf. die Plausibilität der veränderten Gesamtrezeptur erneut zu prüfen!

Beachten Sie:

Macrogol-/Cellulosederivate sind in Rezepturen nicht immer explizit ausgewiesen, sondern mitunter Bestandteil der rezeptierten DAC- bzw. DAB-Grundlage oder eines Handelsprodukts. Überprüfen Sie daher beim Vorliegen phenolischer Wirkstoffe ggf. anhand der Zusammensetzung der Grundlage (Tab. 4), ob Macrogol-/Cellulosederivate in der Zubereitung enthalten sind!

Wirkstoffe und Konservierungsmittel mit phenolischen OH-Gruppen

- Alfatradiol*
- Basisches Bismutgallat
- Cannabidiol
- Capsaicinoide
- Chinolinolsulfat-Kaliumsulfat*
- Chinolinolsulfat-Monohydrat*
- Chlorocresol
- Chlortetracyclinhydrochlorid
- Cresol
- Doxycyclin
- Dronabinol
- Epinephrinhydrochlorid
- Epinephrinhydrogentartrat
- 17α-Estradiol*
- Estradiol-Hemihydrat*
- Estriol*
- Estron*
- Ethinylestradiol
- Hydrochinon
- 8-Hydroxychinolinsulfat-Kaliumsulfat*
- 8-Hydroxychinolinsulfat-Monohydrat*
- Labetalolhydrochlorid
- Lauromacrogol 400 (Polidocanol 600)
- Levothyroxin-Natrium
- Methyl-4-Hydroxybenzoat
- Methylsalicylat
- Morphinhydrochlorid
- Morphinsulfat
- Naloxonhydrochlorid-Dihydrat
- Norepinephrinhydrochlorid
- Oxytetracyclinhydrochlorid
- Paracetamol
- Phenylephrinhydrochlorid
- Polidocanol 600 (Lauromacrogol 400)
- Propyl-4-Hydroxybenzoat
- Resorcin
- Salbutamolsulfat
- Salicylsäure*
- Steinkohlenteer
- Steinkohlenteerlösung
- Steinkohlenteerspiritus
- Sulfasalazin
- Tannin
- Tannin-Eiweiß
- Tetracyclinhydrochlorid
- Tetrahydrocannabinol
- α-Tocopherol*
- Triclosan
- Vancomycinhydrochlorid
- Vitamin E*

Macrogol-/Cellulosederivate

- Cellulosederivate (z. B. Hydroxyethylcellulose, Methylhydroxypropylcellulose)
- Hypromellose (= Methylhydroxypropylcellulose)
- Macrogole (Polyethylenglycole, Polyethylenoxide)
- Macrogol-Fettalkohol-Ether (Cremophor A®, Brij)
- Macrogol-Fettsäure-Ester (Cremophor S®, Solutol®, Myrj®)
- Macrogol-Glycerol-Fettsäure-Ester (Cremophor EL®, Solutol HS®, Tagat, Arlacel)
- Macrogol-Sorbitan-Fettsäure-Ester Polysorbate (Tween®)
- Polyoxypropylen-Polyoxyethylen-Blockpolymere (Poloxamere)

* Der phenolische Charakter der Substanz ist galenisch meist nicht relevant

Tabelle 7: Bekannte substanzspezifische Inkompatibilitäten

Neben den in Tab. 5 und 6 beschriebenen gruppenspezifischen Inkompatibilitäten existiert auch eine ganze Reihe von Inkompatibilitäten, deren Mechanismus entweder unbekannt ist oder als substanzspezifisch angesehen wird. Bekannte Inkompatibilitäten dieser Art sind seltener das Resultat einer systematischen Untersuchung als vielmehr Ergebnis zufälliger Beobachtungen, die im Rahmen der Rezepturentwicklung und -überprüfung dokumentiert wurden. Es existieren daher diverse Listen, in denen die in zahllosen Einzelpublikationen beschriebenen, individuellen Inkompatibilitäten zusammengetragen wurden. Eine konsolidierte Fassung mehrerer solcher Inkompatibilitätslisten gibt im Folgenden einen Überblick über Wirk- und Hilfsstoff-Kombinationen, die im Rahmen der Rezepturherstellung vermieden werden sollten. Es liegt in der Natur einer solchen Liste, dass sie keinen Anspruch auf Vollständigkeit erheben kann, da nicht abzusehen ist, welche Inkompatibilitäten möglicherweise bestehen, bislang aber noch nicht entdeckt bzw. beschrieben wurden.

Prüfung

Überprüfen Sie anhand der nachfolgenden Tabelle, ob für einzelne Rezepturbestandteile in der einschlägigen Fachliteratur bereits substanzspezifische Inkompatibilitäten beschrieben wurden und gleichen Sie ggf. in der Tabelle genannte Inkompatibilitäten mit der Rezepturzusammensetzung ab!
Bei Unverträglichkeiten zwischen Wirkstoffen sprechen Sie mit dem Arzt über die Option, diese in getrennten Zubereitungen zu verarbeiten. Falls die Kompatibilität einen der verarbeiteten Hilfsstoffe betrifft, suchen Sie nach einem adäquaten Ersatz, der die gleiche Funktion erfüllt und zugleich mit den übrigen Rezepturbestandteilen kompatibel ist.

Falls Sie Anpassungen vornehmen, denken Sie daran ggf. die Plausibilität der veränderten Gesamtrezeptur erneut zu prüfen!

Beachten Sie:

Bei der vorliegenden Liste handelt es sich lediglich um eine Aufzählung bereits bekannter Inkompatibilitäten, die in der wissenschaftlichen Literatur beschrieben wurden bzw. deren Auftreten aufgrund von Analogieschlüssen oder nachvollziehbaren Mechanismen naheliegend erscheint. Aus dem Fehlen von Stoffen bzw. Stoffkombinationen in der Tabelle darf nicht geschlossen werden, dass diese per se keine Inkompatibilitäten aufweisen!

Substanz	Bekannte Inkompatibilitäten
Acetate	Silbernitrat
Aceton	Iod(-salze), Iodoform
Acetylcystein	Metalle, Oxidationsmittel, einige Antibiotika (z. B. Amphotericin B, Ampicillin-Natrium, Erythromycin(-salze) und einige Tetracyclin(-salze)) können inaktiviert werden
Acetylsalicylsäure	Codein(-phosphat), Paracetamol, Polyethylenglycole, Carboxymethylcellulose-Natrium
Aciclovir	Oxidationsmittel
Acridinfarbstoffe, basische	Carboxymethylcellulose-Natrium
Acriflavin(-salze)	Agar-Agar, Alkalien, Bentonit, Borax (Natriumtetraborat), Celluloseester, Kaliumpermanganat, Natriumalginat (Alginat, Alginsäureester), Carboxymethylcellulose-Natrium, Quecksilbersalze, Salicylsäure, Säuren, Tragant, Tumenol-Ammonium, Polyethylenglycole
Adstringenzien, pflanzliche	Iod(-salze), Iodoform
Agar-Agar	Acriflavin(-salze), Benzalkoniumchlorid, Gentianaviolett (Methylrosaniliniumchlorid), Neomycinsulfat
Alaun	Alkalien, Bleisalze, Borax (Natriumtetraborat), Quecksilbersalze, Tannin, verschiedene Tetracyclin(-salze)
Alginat, Alginsäureester (Natriumalginat)	Acriflavin(-salze), Aluminiumsalze, Ammoniumchlorid, quartäre Ammoniumsalze, Ascorbinsäure (Vitamin C), Benzalkoniumchlorid, Calciumsalze, Chlorhexidindiacetat, Chlorhexidingluconat, Chloramphenicol(-salze), Gentianaviolett (Methylrosaniliniumchlorid), Neomycinsulfat, Phenylquecksilbersalze, Salzsäure, Schwermetall(-salze), Teere, Säuren, Steinkohlenteer, Steinkohlenteerlösung, Steinkohlenteerspiritus, Tetracyclin(-salze), Nitrate, Phenole
Alkalicarbonate	Iod(-salze), Iodoform
Alkalien	Acriflavin(-salze), Alaun, Alkaloidsalze, Allantoin, Aluminiumsalze, Ammoniumbituminosulfonat (Ichthyol®), Antihistaminikasalze, Bacitracin, Basisches Bismutgallat, Benzoesäure/Natriumbenzoat, Benzoylperoxid, Benzylbenzoat, Benzylnicotinat, Betamethasondipropionat, Betamethasonvalerat, Carbachol, Chinolinolsulfat (8-Hydroxychinolinsulfat), Chinolinolsulfat-Kaliumsulfat (8-Hydroxychinolinsulfat-Kaliumsulfat), Chloralhydrat, Chloramphenicol(-salze), Chlortetracyclin(-salze), Clemastinfumarat, Clindamycin(-salze), Clioquinol, Clobetasolpropionat, Corticosteroide, Dexamethason(-salze), Dexpanthenol, Dithranol, Eisen(-salze), Estradiolbenzoat, Ethacridin(-salze), Formaldehyd, Gerbstoffe, Harnstoff, Hydrochinon, Hydrocortison(-salze/-ester), Indometacin, Iod(-salze), Iodoform, Lebertran, Lecithin, Levomethadonhydrochlorid, Mepivacainhydrochlorid, Methacholinchlorid, Methadonhydrochlorid, Methoxsalen (8-Methoxypsoralen), Methylprednisolon(-acetat), Methylsalicylat, Naphazolinhydrochlorid, Nitrofurantoin, Norepinephrinhydrochlorid, Nystatin, Oxytetracyclin(-salze), Penicilline, Phenole, Physostigminsalicylat, Polymyxin-B-sulfat, Povidon-Iod, Prednicarbat, Prednisolon(-acetat), Pyrogallol, quartäre Ammoniumsalze, Quecksilbersalze, Resorcin, Selendisulfid, Silbernitrat, Silbersalze/-verbindungen, Sorbinsäure, Streptomycinsulfat, Tannin, Testosteronpropionat, Tetracain(-salze), Tretinoin (Vitamin-A-Säure), Triamcinolon(-acetonid), Tumenol-Ammonium, verschiedene Tetracyclin(-salze), Wasserstoffperoxid, Zinksalze, β-Naphthol, Natriumedetat
Alkaloide, Alkaloidsalze	Alkalien, Bleisalze, Borax (Natriumtetraborat), Gerbstoffe, Ammoniumbituminosulfonat, Iod(-salze), Iodoform, Kaliseife, Kaliumpermanganat, Quecksilbersalze, Silbersalze/-verbindungen, Tannin, Stearatsalbe (Unguentum stearinicum), Ammoniumbituminosulfonat (Ichthyol®)
Allantoin	Alkalien
Aluminiumacetat-tartrat-Lösung	Alkalien, anionische Emulgatoren, Bentonit, Blei- und Calciumsalze, Celluloseester, Carboxymethylcellulose-Natrium, Mannitol, Natriumalginat (Alginat, Alginsäureester), Pektin, Phosphate (Fällung)
Aluminiumhydroxychlorid	Alkalien, anionische Emulgatoren, Bentonit, Blei- und Calciumsalze, Celluloseester, Natrium-Carboxymethylcellulose, Natriumalginat (Alginat, Alginsäureester), Pektin, Phosphate (Fällung)
Aluminiumkaliumsulfat	Alkalien, anionische Emulgatoren, Bentonit, Blei- und Calciumsalze, Borax (Natriumtetraborat), Celluloseester, Natrium-Carboxymethylcellulose, Natriumalginat (Alginat, Alginsäureester), Pektin, Phosphate (Fällung), Quecksilbersalze, Tannin, verschiedene Tetracyclin(-salze)
Aluminiumsalze	Alkalien, anionische Emulgatoren, Bentonit, Blei- und Calciumsalze, Celluloseester, Natrium-Carboxymethylcellulose, Natriumalginat (Alginat, Alginsäureester), Pektin, Phosphate (Fällung)
Amikacinsulfat	Warfarin-Natrium
Amine	Benzoylperoxid
Aminobenzoesäure	Stärke
Aminoglykoside	Cloxacillin-Natrium, Erythromycin(-salze)
Aminophyllin	Erythromycin(-salze), Vancomycinhydrochlorid
Amitriptylinhydrochlorid	Metallionen
Amlodipinbesilat	Oxidationsmittel, Lactose (Maillard-Reaktion)
Ammoniak	Iod(-salze), Iodoform, Natriumhypochlorit
Ammoniumbituminosulfonat (Ichthyol®)	Alkalien (Ammoniakfreisetzung), Alkaloidsalze, Bleisalze, Celluloseether, Celluloseester, Eisen(-salze), Ethacridin(-salze), Hydroxychinolin, Hydroxyethylcellulose, Iod(-salze), Iodoform, Säuren
Ammoniumchlorid	Chlortetracyclin(-salze), Natriumalginat (Alginat, Alginsäureester)

Substanz	Bekannte Inkompatibilitäten
Ammoniumsalze, quartäre	Alkalien, anionische Emulgatoren, Bentonit, Bolus (Kaolin), Borsäure, Celluloseether, Celluloseester, nichtionische Emulgatoren, Natriumalginat (Alginat, Alginsäureester), Hydroxyethylcellulose, Polyacrylsäure, Polyethylenglycole, Salicylsäure, Tenside, Talkum, Siliciumdioxid, Stearatsalbe (Unguentum stearinicum), konservierende Wirkung von Benzoesäure/Natriumbenzoat reduziert
Amoxicillin	Polyethylenglycole, Adsorption an Bolus (Kaolin)
Amphotericin B	Natriumchlorid, Chlortetracyclin(-salze), Gentamicin(-sulfat), Kanamycinsulfat, Oxytetracyclin(-salze), Polymyxin-B-sulfat, Tetracyclin(-salze), Benzylalkohol, Acetylcystein, Nitrofurantoin, Polymyxin-B-sulfat
Ampicillin-Natrium	Acetylcystein, Oxytetracyclin(-salze), Adsorption an Bolus (Kaolin), die Stabilität wässriger Lösungen nimmt bei Zusatz von Glucose, Fructose oder Lactat stark ab. Mit Ethanol ergeben sich kolloidale Dispersionen, die beim Stehenlassen gelieren
anionenaktive Substanzen	Dequaliniumchlorid, Chlorhexidindiacetat, Bacitracin
Anionische hydrophile Creme DAB	Ethacridin(-salze), Gentamicin(-sulfat), Neomycinsulfat
Antihistaminikasalze	Alkalien
Antimonsalze	Silbernitrat
Arsenate	Silbernitrat
Arsenite	Kaliumpermanganat, Silbernitrat
Arsentrioxid	Iod(-salze), Iodoform
Ascorbinsäure (Vitamin C)	Eisen(-salze), Erythromycin(-salze), Hexamin, Kaliumpermanganat, Natriumsalicylat, Schwermetall(-salze), Furosemid, Kanamycinsulfat, Natriumalginat (Alginat, Alginsäureester), Neomycinsulfat, Phytomenadion (Vitamin K), Phenylephrinhydrochlorid, Theobrominsalicylat
Ätherische Öle	Iod(-salze), Iodoform
Atropinsulfat-Monohydrat	Bentonit, Polyacrylsäure
Bacitracin	Alkalien, anionische Substanzen, Organo-Quecksilber-Verbindungen, Schwermetall(-salze), Thiosulfat, Benzoat, Salicylate, Tannin, Phenole, Cetylpyridiniumchlorid, Benzalkoniumchlorid, Polyethylenglycole
Barbiturate	Erythromycin(-salze), Ketaminhydrochlorid, Tetracyclin(-salze), Vancomycinhydrochlorid
Basisches Aluminiumacetat	Alkalien, anionische Emulgatoren, Bentonit, Blei- und Calciumsalze, Celluloseester, Natrium-Carboxymethylcellulose, Natriumalginat (Alginat, Alginsäureester), Pektin, Phosphate (Fällung), Silbernitrat
Basisches Bismutgallat	Alkalien, Schwefel, Bismut-, Silber- und Quecksilbersalze, Guargummi, Iod(-salze), Iodoform, Natrium-Carboxymethylcellulose, Polyethylenglycole, Schwefel, Tetracain(-salze), verschiedene Tetracyclin(-salze), führt zur Verfärbung von Glycerol
Bentonit	Kationen, Säuren, Acriflavin(-salze), Aluminiumsalze, Atropinsulfat, Benzalkoniumchlorid, Gentianaviolett (Methylrosaniliniumchlorid), Neomycinsulfat, Phenylquecksilbersalze, Procain(-salze), quartäre Ammoniumsalze, Chloramphenicol(-salze), Tetracyclin(-salze), Zinksalze
Benzalkoniumchlorid	Agar-Agar, Bacitracin, Bentonit, Natriumalginat (Alginat, Alginsäureester), Carboxymethylcellulose-Natrium, Pektin, Tragant, Citrate, Tartrate, Salicylate, anionenaktive Emulgatoren, Nitrate, Elektrolyte in höheren Konzentrationen; hohe Sorptionsneigung an Grenzflächen → Reduktion der antimikrobiellen Wirksamkeit
Benzoat	Bacitracin
Benzoesäure	Alkalien, mehrwertige Kationen, Aktivitätsverluste durch quartäre Ammoniumverbindungen, Povidon, Methylcellulose, Gelatine, Glycerol, Proteine
Benzoylperoxid	Amine, Reduktionsmittel, Schwermetall(-salze), Säuren und Alkalien (explosionsartige Zersetzung möglich, Feuergefahr)
Benzylalkohol	Oxidationsmittel, Beschleunigung der Autoxidation von Fetten möglich, Amphotericin B
Benzylbenzoat	Alkalien, Oxidationsmittel
Benzylnicotinat	Alkalien, Säuren
Benzylpenicillin	Oxytetracyclin(-salze), Vancomycinhydrochlorid
Betamethasondipropionat	Alkalien, Oxidationsmittel
Betamethasonvalerat	Alkalien, Oxidationsmittel, Schwermetall(-salze), Inaktivierung durch Steinkohlenteer, Steinkohlenteerlösung
Bismutgallat, basisches	Alkalien, Schwefel, Bismut-, Silber- und Quecksilbersalze, Guargummi, Iod(-salze), Iodoform, Natrium-Carboxymethylcellulose, Polyethylenglycole, Schwefel, Tetracain(-salze), verschiedene Tetracyclin(-salze), führt zur Verfärbung von Glycerol
Bismutnitrat, basisches	Säuren, Carbonate und Hydrogencarbonate, Iodide, Tannin, Schwefel, Kalomel, Gallussäure, Salicylsäure
Bisoprololfumarat	Stärke, Carboxymethylstärke-Natrium, PVP und Magnesiumstearat
Blei-(II)-acetat	Alaun, Alkaloidsalze, Ammoniumbituminosulfonat (Ichthyol®), Iod(-salze), Iodoform, Proteine, Salicylsäure, Aluminiumsalze, Natriumchlorid, Natriumfluorid, Silbernitrat
Bleisalze	Alaun, Alkaloidsalze, Ammoniumbituminosulfonat (Ichthyol®), Iod(-salze), Iodoform, Proteine, Salicylsäure, Aluminiumsalze, Natriumchlorid, Natriumfluorid

7

Substanz	Bekannte Inkompatibilitäten
Bolus (Kaolin)	Quartäre Ammoniumsalze, Neomycinsulfat; eine Adsorption wurde für Konservierungsmittel und folgende Wirkstoffe beschrieben: Amoxicillin, Ampicillin, Cimetidin, Clindamycin, Digoxin, Lincomycin, Phenytoin, Tetracyclin, Warfarin
Borax (Natriumtetraborat)	Acriflavin(-salze), Alaun, Alkaloidsalze, Ethacridin(-salze), Glycerol, Gummi arabicum, Schwermetall(-salze)
Boraxhaltiges Silbereiweiß-Acetyltannat	Acriflavin(-salze), Alaun, Alkalien, Alkaloidsalze, Basisches Bismutgallat, Ethacridin(-salze), Gerbstoffe, Glycerol, Gummi arabicum, Halogenide, Hexamin, Iod(-salze), Iodoform, Natriumchlorid, Physostigminsalicylat, Polyethylenglycole, Procain(-salze), Proteine, Reduktionsmittel, Resorcin, Schwermetall(-salze), Tannin, Tetracain(-salze), Thiomersal, Tumenol-Ammonium, Zinksalze, Zucker
Borsäure	Hexamin, Perubalsam, quartäre Ammoniumsalze, Tenside
Brechweinstein	Benzalkoniumchlorid, Silbernitrat
Bromid	Kaliumpermanganat, Tetracain(-salze)
Butazolidin	Paracetamol
Butylhydroxyanisol	Oxidationsmittel, Schwermetall(-salze) insbesondere Eisen(-salze) führen zu Verfärbung und Aktivitätsverlust
Butylhydroxytoluol	Oxidationsmittel, Schwermetall(-salze) insbesondere Eisen(-salze) führen zu Verfärbung und Aktivitätsverlust
Calciumcitrat-Tetrahydrat	Aluminiumsalze, Benzalkoniumchlorid, Chlortetracyclin(-salze), Furosemid, Kaliseife, Natriumalginat (Alginat, Alginsäureester), Natriumfluorid, Oxytetracyclin(-salze), Polymyxin-B-sulfat, Tobramycin, Tetracyclin(-salze), Emulsionen mit Glycerolmonostearat können brechen
Calciumglycerophosphat	Aluminiumsalze, Chlortetracyclin(-salze), Furosemid, Kaliseife, Natriumalginat (Alginat, Alginsäureester), Natriumfluorid, Oxytetracyclin(-salze), Polymyxin-B-sulfat, Silbernitrat, Tobramycin, Tetracyclin(-salze), Zinksalze, Emulsionen mit Glycerolmonostearat können brechen
Calciumhydrogenphosphat-Dihydrat	Aluminiumsalze, Chlortetracyclin(-salze), Furosemid, Kaliseife, Natriumalginat (Alginat, Alginsäureester), Natriumfluorid, Oxytetracyclin(-salze), Polymyxin-B-sulfat, Silbernitrat, Tobramycin, Tetracyclin(-salze), Zinksalze, Emulsionen mit Glycerolmonostearat können brechen.
Calciumsalze	Aluminiumsalze, Chlortetracyclin(-salze), Furosemid, Kaliseife, Natriumalginat (Alginat, Alginsäureester), Natriumfluorid, Oxytetracyclin(-salze), Polymyxin-B-sulfat, Tobramycin, Tetracyclin(-salze); Emulsionen mit Glycerolmonostearat können brechen
Campher	Hexamin, Verflüssigung mit: Chloralhydrat, Menthol, β-Naphthol, Phenole, Pyrogallol, Resorcin, Salicylsäure, Thymol (wenn die Verflüssigung nicht stört, z. B. in halbfesten Zubereitungen, ist eine gemeinsame Verarbeitung möglich)
Carbachol	Alkalien
Carbonate	Silbernitrat
Carboxymethylcellulose	Chloramphenicol(-salze)
Carboxymethylcellulose-Natrium	Oxidationsmittel, Acetylsalicylsäure, Acriflavin(-salze), basische Acridinfarbstoffe, Benzalkoniumchlorid, Basisches Bismutgallat, Chlorhexidindiacetat, Chlorhexidingluconat, Ethacridin(-salze), gelbes Quecksilberoxid, Gentianaviolett (Methylrosaniliniumchlorid), Gerbstoffe, Kaliumpermanganat, kationische Substanzen, Kupfersalze, Natriumcitrat, Neomycinsulfat, Perubalsam, Phenole, Phenoxyethanol, Schwermetalle, Teere, Aluminiumsalze, Schwermetall(-salze), Netzmittel verringern die Viskosität des Produkts
Carboxymethylstärke-Natrium	Bisoprololfumarat
Ceftazidim	Vancomycinhydrochlorid
Ceftriaxon	Labetalolhydrochlorid, Vancomycinhydrochlorid
Cellulose	Starke Oxidationsmittel, Phenole
Celluloseester	Acriflavin(-salze), Aluminiumsalze, Ammoniumbituminosulfonat (Ichthyol®), Ephedrinsalze, Phenylquecksilbersalze, quartäre Ammoniumsalze, Schwermetall(-salze)
Celluloseether	Ammoniumbituminosulfonat (Ichthyol®), quartäre Ammoniumsalze, Resorcin, Tannin, Thymol
Cephalosporine	Chlortetracyclin(-salze), Erythromycin(-salze), Gentamicin(-sulfat), Tetracyclin(-salze), Tobramycin
Cephazolin-Natrium	Polymyxin-B-sulfat
Cetomacrogolcreme FNA	Benzocain, Chlorhexidin(salze), Clioquinol, Steinkohlenteer(lösung), Hydrochinon, Resorcin, Salicylsäure, Tannin
Cetomacrogolsalbe FNA	Clioquinol, Steinkohlenteer(lösung), Hydrochinon, Resorcin, Salicylsäure, Tannin
Cetrimid	Heparin(-Natrium)
Cetylpyridiniumchlorid	Bacitracin
Chininsulfat	Iod(-salze), Iodoform, Resorcin, in Lösung Fällung durch Natriumcitrat
Chinolinolsulfat (8-Hydroxychinolinsulfat)	Alkalien, Iod(-salze), Quecksilber(II)-chlorid, kolloidale Silberpräparate, Zinksalze (Fällung), Eisen(-salze) (Färbung), Kaliumpermanganat (Zersetzung), Oxidationsmittel, viele Metallionen
Chinolinolsulfat-Kaliumsulfat (8-Hydroxychinolinsulfat-Kaliumsulfat)	Alkalien, Chloramin T (Tosylchloramid-Natrium), Ethacridin(-salze), Iod(-salze), Natriumhydrogencarbonat, Quecksilber(II)-chlorid, kolloidale Silberpräparate, Zinksalze (Fällung), Eisen(-salze) (Färbung), Kaliumpermanganat (Zersetzung), Oxidationsmittel, viele Metallionen

7

Substanz	Bekannte Inkompatibilitäten
Chinolinolsulfat-Monohydrat (8-Hydroxychinolinsulfat-Monohydrat)	Alkalien, Iod(-salze), Quecksilber(II)-chlorid, kolloidale Silberpräparate, Zinksalze (Fällung), Eisen(-salze) (Färbung), Kaliumpermanganat (Zersetzung), Oxidationsmittel, viele Metallionen
Chloralhydrat	Alkalien, Hexamin, Kaliumpermanganat, β-Naphthol, Oxidationsmittel, Phenacetin, Phenazon, Phenol, Pyrogallol, Resorcin, Salicylsäure, Schwermetall(-salze) Verflüssigung mit Campher, Menthol oder Thymol (wenn die Verflüssigung nicht stört, z. B. in halbfesten Zubereitungen, ist eine gemeinsame Verarbeitung möglich)
Chloramin T (Tosylchloramid-Natrium)	Chinolinolsulfat-Kaliumsulfat (8-Hydroxychinolinsulfat-Kaliumsulfat), Ethacridin(-salze), 8-Hydroxychinolinsulfat-Kaliumsulfat (Chinolinolsulfat-Kaliumsulfat), Polyethylenglycole, Reduktionsmittel
Chloramphenicol(-salze)	Alkalien und Säuren (Zersetzung), Erythromycin(-salze) und verschiedene Tetracyclin(-salze), Gentamicin(-sulfat), Natriumsulfit, Natriummetabisulfit, Kaliummetabisulfit, Polymyxin-B-sulfat, Chlorhexidindiacetat, Chlorhexidingluconat, Carboxymethylcellulose, Methylcellulose, Tragant, Alginat, Bentonit, Oxidationsmittel, Oxytetracyclin(-salze), Vancomycinhydrochlorid
Chlorhexidindiacetat	Tenside und ähnliche anionenaktive Substanzen, Chloramphenicol, Fluorescein-Natrium, Penicillin, Sulfonamide, Tragant, Kupfersulfat, Natriumalginat, Carboxymethylcellulose-Natrium, Silbernitrat, Zinksalze
Chlorhexidingluconat	Tenside und ähnliche anionenaktive Substanzen, Chloramphenicol, Fluorescein-Natrium, Penicillin, Sulfonamide, Tragant, Kupfersulfat, Natriumalginat, Carboxymethylcellulose-Natrium, Silbernitrat, Zinksalze
Chlorkresol	Levomethadonhydrochlorid
Chlorobutanol	Alkalien, Menthol, Phenazon, Phenol, Thymol, Silbernitrat, teilweise Inaktivierung durch Povidon und Polysorbat 80, instabil in Polyethylenbehältnissen, hohe Sorptionsneigung an Gummistopfen
Chlorocresol	Levomethadonhydrochlorid
Chlorothiazid-Natrium	Vancomycinhydrochlorid
Chlortetracyclin(-salze)	Alkalien, Calciumsalze, Ammoniumchlorid, Ringer-Lösung, Dextrane, Fructose, Oxidationsmittel, zwei- und dreiwertige Metallionen, Polymyxin-B-sulfat, Hyaluronidase, Amphotericin B, Tetracain(-salze), verschiedene Cephalosporine
Cholesterol	Ausfällung in Gegenwart von Digoxin
Ciclopiroxolamin	Zwei- und dreiwertige Metallionen
Cimetidin	Adsorption an Bolus (Kaolin)
Citrate	Benzalkoniumchlorid
Citrullin	Alkali- und Erdalkalihydroxide
Clemastinfumarat	Alkalien
Clindamycin(-salze)	Alkalien und Säuren, Adsorption an Bolus (Kaolin)
Clioquinol	Alkalien, Eisen(-salze), Zinkoxid (Verfärbung), Oxidationsmittel (Zersetzung)
Clobetasolpropionat	Alkalien
Clopidogrelhydrogensulfat	Methanol
Clotrimazol	Säuren
Cloxacillin-Natrium	Aminoglykoside, Erythromycin, Polymycin B,Tetracyclinen, Abbau in wässriger Lösung wird beschleunigt durch Ethanol, Glycerin, Lactat, Glucose, Polyethylenglycol und Cellulose-Derivate. Cloxacillin sollte aufgrund seiner hohen Affinität zu Eiweiß nicht mit Blutzubereitungen oder anderen proteinhaltigen Flüssigkeiten gemischt werden.
Cocainhydrochlorid	Quecksilberoxid, Silbernitrat
Codein(-phosphat)	Acetylsalicylsäure (Bildung von O-Acetylcodein), Oxidationsmittel
Codeinphosphat-Hemihydrat	Acetylsalicylsäure (Bildung von O-Acetylcodein), Oxidationsmittel, Aluminiumsalze, Silbernitrat, Zinksalze
Coffein	Natriumnitrit, Gerbstoffe, Iod(-salze), Iodoform, Verfärbungen mit Paracetamol, Silbernitrat
Coffeincitrat	Benzalkoniumchlorid, Natriumnitrit, Gerbstoffe, Iod(-salze), Iodoform, Verfärbungen mit Paracetamol, Silbernitrat
Coffein-Natriumsalicylat	Bacitracin, Benzalkoniumchlorid, Silbernitrat, Natriumnitrit, Gerbstoffe, Iod(-salze), Iodoform, Verfärbungen mit Paracetamol, Silbernitrat
Colistin	Erythromycin(-salze)
Colistinsulfat	Barbiturate, Cyanocobalamin, Eisen(III)-Ionen, Mangan(II)-, Calcium-, Magnesium- und andere zweiwertige Kationen; ungesättigte Fettsäuren und Polyphosphate wirken antagonistisch; Die Base fällt bei pH-Werten über 7,5 aus wässrigen Lösungen aus.
Corticosteroide	Alkalien
Cyanide	Silbernitrat
Cyanocobalamin (Vitamin B_{12})	Phytomenadion (Vitamin K)
Cystein	Streptomycinsulfat
Decocte, pflanzliche	Silbernitrat

Substanz	Bekannte Inkompatibilitäten
Dequaliniumchlorid	Tenside und andere anionenaktive Substanzen, Phenole
Dexamethason	Alkalien, Oxidationsmittel, Metallionen
Dexamethasonacetat	Alkalien, Oxidationsmittel, Metallionen
Dexamethasondihydrogen-phosphat-Dinatrium	Alkalien, Oxidationsmittel, Metallionen, Vancomycinhydrochlorid
Dexamethason-Natriumphosphat	Vancomycinhydrochlorid
Dexpanthenol	Säuren, Alkalien, Oxidationsmittel
Dextran	Phytomenadion (Vitamin K), Chlortetracyclin(-salze)
Dextrose-Lösung	Erythromycin(-salze), Vancomycinhydrochlorid
Digoxin	Cholesterol, Adsorption an Bolus (Kaolin)
Dimethylaminophenazon	Paracetamol
Dimeticon	Nichtionische Emulgatoren, Zuckeralkohole
Diphenhydramin-hydrochlorid	Paracetamol
Diphenylhydantoin	Erythromycin(-salze), Phytomenadion (Vitamin K), Adsorption an Bolus (Kaolin)
Dithranol	Alkalien, Oxidationsmittel, Iod(-salze), Iodoform, Zinkoxid, Polyethylenglycole und deren Derivate
Doxycyclinhyclat	Metallionen
Dronabinol	Oxidationsmittel
Edelmetalle	Selendisulfid
Eisen(-salze)	Alkalien, Ammoniumbituminosulfonat (Ichthyol®), Ascorbinsäure (Vitamin C), Butylhydroxyanisol, Butylhydroxytoluol, Chinolinolsulfat (8-Hydroxychinolinsulfat), Chinolinolsulfat-Kaliumsulfat (8-Hydroxychinolinsulfat-Kaliumsulfat), Clioquinol, Gerbstoffe, Hydrochinon, Iod(-salze), Iodoform, Kaliumpermanganat, Mannitol, Methylsalicylat, Natriumsalicylat, Penicillamin, Phenole, Physostigminsalicylat, Resorcin, Salicylsäure, Silbernitrat, Tannin, β-Naphthol, Natriumedetat
Elektrolyte	Polyacrylsäure, Benzalkoniumchlorid
Emulgatoren, anionische	Aluminiumsalze, quartäre Ammoniumsalze, Schwermetall(-salze) , Ethacridin(-salze), Polidocanol 600 (Lauromacrogol 400)
Emulgatoren, nicht-ionische	Dimeticon, Hexachlorophen, PHB-Ester (z. B. Methyl-4-hydroxybenzoat, Propyl-4-hydroxybenzoat), Phenylethylalkohol, Phenoxyethanol, Polidocanol (Lauromacrogol 400), quartäre Ammoniumsalze, Thymol
Ephedrinsalze	Natriumsulfit, Natriummetabisulfit, Kaliummetabisulfit, Celluloseester, Warfarin-Natrium
Epinephrin	Furosemid, Warfarin-Natrium
Epinephrinhydrogen-tartrat	Benzalkoniumchlorid, Silbernitrat, Furosemid
Erdalkalisalze	Methylenblau, Zinksalze
Erythromycin(-salze)	Acetylcystein, Penicilline, Cephalosporine, Aminoglykoside, Tetracyclin(-salze), Chloramphenicol(-salze), Cloxacillin-Natrium, Colistin, Aminophyllin, Barbiturate, Diphenylhydantoin, Heparin(-Natrium), Gentamicin, Neomycin, Oxytetracyclin(-salze), Phenothiazin, Riboflavin, Vitamin B und C, sowie allgemein mit sauren oder basischen Lösungen, Ausfällungen in Dextroselösung
Estradiolbenzoat	Alkalien, Schwermetall(-salze)
Ethacridinlactat(-Monohydrat) (Rivanol®)	Alkalien, Ammoniumbituminosulfonat (Ichthyol®), Borax (Natriumtetraborat), Chinolinolsulfat-Kaliumsulfat (8-Hydroxychinolinsulfat-Kaliumsulfat), Chloramin T (Tosylchloramid-Natrium), Gerbstoffe, Iod(-salze), Iodoform, Kaliumpermanganat, Carboxymethylcellulose-Natrium, Oxidationsmittel, Polyethylenglycole, Quecksilbersalze, Salicylsäure, Schwermetallsalze, Silbersalze/-verbindungen, Tannin, Tumenol-Ammonium, Anionische hydrophile Creme DAB, anionische Emulgatoren, Chlorid-Ionen
Ethanol	Kaliumpermanganat
Ether	Kaliumpermanganat, Oxidationsmittel
Ethylmorphinhydrochlorid	Polyacrylsäure
Fentanylcitrat	Thiopental-Natrium, Methohexital-Natrium
Fluocinolonacetonid	Bei Kombinationen mit Clotrimazol, wird ein geringer Zusatz der Puffersubstanz Natriumedetat (Dinatriumedetat-Dihydrat) empfohlen (0,02–0,08 % bezogen auf die Wasserphase).
Fluorescein-Natrium	Chlorhexidindiacetat, Chlorhexidingluconat, Pektin
Folsäure	Schwermetallionen; Lactose beeinflusst die Stabilität von Folsäurezubereitungen negativ; Ausfällungen mit Aminosäurelösungen und bei hohen Konzentrationen an Calcium-Ionen; Lösungen von Folsäure zusammen mit Glucose (25 %), Aminosäuren (3,5 %) und anderen Vitaminen sind bei normalen Lagerungsbedingungen bis zu 48 Stunden stabil.
Formaldehyd	Alkalien, Proteine, reduzierbare Ionen, Harnstoff
Fructose	Chlortetracyclin(-salze)

Substanz	Bekannte Inkompatibilitäten
Fuchsin	Oxidations- und Reduktionsmittel
Furosemid	Ascorbinsäure (Vitamin C), Calciumsalze, Epinephrin, Harnstoff, Labetalolhydrochlorid, verschiedene Tetracyclin(-salze), Injektionslösungen sollen nicht mit Glucose oder sauren Lösungen gemischt werden
Gefälltes Calciumcarbonat	Aluminiumsalze, Chlortetracyclin(-salze), Furosemid, Kaliseife, Natriumalginat (Alginat, Alginsäureester), Natriumfluorid, Oxytetracyclin(-salze), Polymyxin-B-sulfat, Silbernitrat, Tobramycin, Tetracyclin(-salze)
Gelatine	starke Säuren und Alkalien, starke Oxidationsmittel, Aluminiumsalze, Ammoniumsalze, Borax (Natriumtetraborat), Chloralhydrat, Kaliumpermanganat, Penicillin, Salicylsäure, Tannin, Methacholinchlorid, Vancomycinhydrochlorid, Aldehyde, konservierende Wirkung von Benzoesäure/Natriumbenzoat reduziert
Gentamicin(-sulfat)	Amphotericin B, Heparin(-Natrium) und Sulfadiazin (Ausfällung in Glucose- oder NaCl-Lösung), Erythromycin, Penicilline und Cephalosporine (Wirkverlust), Chloramphenicol(-salze), Erythromycin, Oxacillin, Vitamin-B-Zubereitungen
Gentianaviolett (Methylrosaniliniumchlorid)	Agar-Agar, Bentonit, Natriumalginat (Alginat, Alginsäureester), Carboxymethylcellulose-Natrium, Tragant
Gerbstoffe	Alkalien, Alkaloidsalze, Coffein(-citrat), Eisen(-salze), Ethacridin(-salze), Kaliumpermanganat, Proteine, Oxycodonhydrochlorid, Schwermetall(-salze), Tannin, Quecksilbersalze, Silbersalze/-verbindungen, Tetracain(-salze), Verfärbung mit Basischem Bismutnitrat und Zinkoxid, Inaktivierung von Penicillin, Carboxymethylcellulose-Natrium
Glucose	Furosemid, Gentamicin(-sulfat)
Glycerol	Starke Oxidationsmittel, Borax (Natriumtetraborat), Kaliumpermanganat (Explosionsgefahr!); Verfärbung in Gegenwart von Licht mit Zinkoxid und basischem Bismutnitrat, Inaktivierung von Penicillin; konservierende Wirkung von Benzoesäure/Natriumbenzoat reduziert
Glykoside	Tannin
Guargummi	Basisches Bismutgallat
Gummi arabicum	Borax (Natriumtetraborat), Salicylsäure, Tannin, Tetracyclin(-salze)
Halogenide	Quecksilbersalze, Silbersalze/-verbindungen, Silbernitrat
Harnstoff	Alkalien (Zersetzung), Salpetersäure (Fällung), Nitrite, Formaldehyd, Furosemid
Helles Ammoniumbituminosulfonat (Leukichthol®)	Alkalien (Ammoniakfreisetzung), Alkaloidsalze, Bleisalze, Celluloseether, Celluloseester, Eisen(-salze), Ethacridin(-salze), Hydroxychinolin, Hydroxyethylcellulose, Iod(-salze), Iodoform, Säuren
Heparin(-Natrium)	Cetrimid, Erythromycin(-salze), Gentamicin(-sulfat), Hyaluronidase, Kanamycinsulfat, Labetalolhydrochlorid, Polymyxin-B-sulfat, Oxytetracyclin(-salze), Tetracyclin(-salze), Tobramycin, Vancomycinhydrochlorid
Hexachlorophen	Nichtionische Emulgatoren
Hexamin	Ascorbinsäure (Vitamin C), Borsäure, Campher, Chloralhydrat, Menthol, β-Naphthol, Natriumsalicylat, Phenole, Pyrogallol, Resorcin, Silbersalze/-verbindungen, Tannin, Thymol
Hyaluronidase	Chlortetracyclin(-salze), Heparin(-Natrium), Tetracyclin(-salze)
Hydrochinon	Alkalien, Eisen(-salze), Oxidationsmittel
Hydrochlorothiazid	unter Feuchtigkeitseinfluss Reaktion mit Metallen (vermutlich Ausbildung eines Charge-Transfer-Komplexes)
Hydrocortison(-acetat)	Alkalien, Oxidationsmittel, Schwermetall(-salze)
Hydrocortisonhydrogensuccinat	Alkalien, Oxidationsmittel, Schwermetall(-salze)
Hydrocortisonnatriumphosphat	Alkalien, Oxidationsmittel, Schwermetall(-salze)
Hydroxychinolin	Ammoniumbituminosulfonat (Ichthyol®), Metallionen, Polyethylenglycole, Tumenol-Ammonium, Zinkoxid
8 Hydroxychinolinsulfat (Chinolinolsulfat)	Alkalien, Iod(-salze), Quecksilber(II)-chlorid, kolloidale Silberpräparate, Zinksalze (Fällung), Eisen(-salze) (Färbung), Kaliumpermanganat (Zersetzung), Oxidationsmittel, viele Metallionen
8 Hydroxychinolinsulfat-Kaliumsulfat (Chinolinolsulfat-Kaliumsulfat)	Alkalien, Chloramin T (Tosylchloramid-Natrium), Ethacridin(-salze), Iod(-salze), Natriumhydrogencarbonat, Quecksilber(II)-chlorid, kolloidale Silberpräparate, Zinksalze (Fällung), Eisen(-salze) (Färbung), Kaliumpermanganat (Zersetzung), Oxidationsmittel, viele Metallionen
8-Hydroxychinolinsulfat-Monohydrat (Chinolinolsulfat-Monohydrat)	Alkalien, Iod(-salze), Quecksilber(II)-chlorid, kolloidale Silberpräparate, Zinksalze (Fällung), Eisen(-salze) (Färbung), Kaliumpermanganat (Zersetzung), Oxidationsmittel, viele Metallionen
Hydroxyethylcellulose	Phenole, Ammoniumbituminosulfonat (Ichthyol®), quartäre Ammoniumsalze, Resorcin, Tannin, Thymol
Hydroxypropylcellulose	Phenole, Phenoxyethanol, p-Hydroxybenzoesäureester (PHB-Ester, Parabene), anorganische Salze in Konzentrationen ab 5 bis 10 %
Hypophosphite	Iod(-salze), Iodoform, Kaliumpermanganat, Silbernitrat
Ichthyol® (Ammoniumbituminosulfonat)	Alkalien (Ammoniakfreisetzung), Alkaloidsalze, Bleisalze, Celluloseether, Celluloseester, Eisen(-salze), Ethacridin(-salze), Hydroxychinolin, Hydroxyethylcellulose, Iod(-salze), Iodoform, Säuren
Idarubicin	Vancomycinhydrochlorid
Indometacin	Alkalien

Substanz	Bekannte Inkompatibilitäten
Iod(-salze)	Aceton, Alkalicarbonate, Alkalien, Alkaloidsalze, Ammoniak, Ammoniumbituminosulfonat (Ichthyol®), Arsentrioxid, Chininsulfat, Chinolinolsulfat (8-Hydroxychinolinsulfat), Chinolinolsulfat-Kaliumsulfat (8-Hydroxychinolinsulfat-Kaliumsulfat), Coffein(-citrat), Dithranol, Eisen-, Blei-, Kupfer- und Quecksilbersalze, Ethacridin(-salze), Hypophosphite (Reduktion), Kaliumpermanganat, Kaliumchlorat, Levomethadonhydrochlorid, Methadonhydrochlorid, Methylenblau, Natriumthiosulfat (Umsetzung), Oxidationsmittel, pflanzliche Adstringenzien, Oxycodonhydrochlorid, Phenole, Physostigminsalicylat, Polyethylenglycole, Polyvinylpyrrolidon, Reduktionsmittel, Resorcin, Salicylsäure, Schwermetall(-salze), Silbersalze/-verbindungen, Stärke, Tannin (Fällung), Terpentinöl und die meisten ätherischen Öle (explosive Mischungen), Tetracain(-salze), Tetracyclin(-salze), Unguentum diachylon, Wasserstoffperoxid
Iodchloroxychinolin	Zinkoxid
Iodoform	Aceton, Alkalicarbonate, Alkalien, Alkaloidsalze, Ammoniak, Ammoniumbituminosulfonat (Ichthyol®), Arsentrioxid, Chininsulfat, Coffein(-citrat), Dithranol, Eisen-, Blei-, Kupfer- und Quecksilbersalze, Ethacridin (-salze), Hypophosphite (Reduktion), Kaliumpermanganat, Kaliumchlorat, Methadonhydrochlorid, Methylenblau, Natriumthiosulfat (Umsetzung), Oxidationsmittel, pflanzliche Adstringenzien, Phenole, Physostigminsalicylat, Polyethylenglycole, Polyvinylpyrrolidon, Reduktionsmittel, Resorcin, Salicylsäure, Schwermetall(-salze), Silbersalze/-verbindungen, Stärke, Tannin (Fällung), Terpentinöl und die meisten ätherischen Öle (explosive Mischungen), Tetracain(-salze), Tetracyclin(-salze), Unguentum diachylon, Wasserstoffperoxid
Ionen, reduzierbare	Formaldehyd
Isopropanol	Starke Oxidationsmittel, insbesondere Salpetersäure und Wasserstoffperoxid
Kaliseife	Alkaloidsalze, Schwermetall(-salze), Calciumsalze
Kaliumchlorat	Iod(-salze), Iodoform
Kaliumiodat	Aceton, Alkalicarbonate, Alkalien, Alkaloidsalze, Ammoniak, Ammoniumbituminosulfonat (Ichthyol®), Arsentrioxid, Chininsulfat, Chinolinolsulfat (8-Hydroxychinolinsulfat), Chinolinolsulfat-Kaliumsulfat (8-Hydroxychinolinsulfat-Kaliumsulfat), Coffein(-citrat), Dithranol, Eisen-, Blei-, Kupfer- und Quecksilbersalze, Ethacridin(-salze), Hypophosphite (Reduktion), Kaliumpermanganat, Kaliumchlorat, Levomethadonhydrochlorid, Methadonhydrochlorid, Methylenblau, Natriumthiosulfat (Umsetzung), Oxidationsmittel, pflanzliche Adstringenzien, Phenole, Physostigminsalicylat, Polyethylenglycole, Polyvinylpyrrolidon, Reduktionsmittel, Resorcin, Salicylsäure, Schwermetall(-salze), Silbersalze/-verbindungen, Stärke, Tannin (Fällung), Terpentinöl und die meisten ätherischen Öle (explosive Mischungen), Tetracain(-salze), Tetracyclin(-salze), Unguentum diachylon, Wasserstoffperoxid
Kaliumiodid	Aceton, Alkalicarbonate, Alkalien, Alkaloidsalze, Ammoniak, Ammoniumbituminosulfonat (Ichthyol®), Arsentrioxid, Chininsulfat, Chinolinolsulfat (8-Hydroxychinolinsulfat), Chinolinolsulfat-Kaliumsulfat (8-Hydroxychinolinsulfat-Kaliumsulfat), Coffein(-citrat), Dithranol, Eisen-, Blei-, Kupfer- und Quecksilbersalze, Ethacridin(-salze), Hypophosphite (Reduktion), Kaliumpermanganat, Kaliumchlorat, Methadonhydrochlorid, Methylenblau, Natriumthiosulfat (Umsetzung), Oxidationsmittel, pflanzliche Adstringenzien, Phenole, Physostigminsalicylat, Polyethylenglycole, Polyvinylpyrrolidon, Reduktionsmittel, Resorcin, Salicylsäure, Schwermetall(-salze), Silbersalze/-verbindungen, Stärke, Tannin (Fällung), Terpentinöl und die meisten ätherischen Öle (explosive Mischungen), Tetracain(-salze), Tetracyclin(-salze), Unguentum diachylon, Wasserstoffperoxid
Kaliummetabisulfit	Starke Säuren, Schwermetalle, Ephedrin, Chloramphenicol, Phenylmercuriborat/-nitrat und andere Phenylquecksilberverbindungen
Kaliumpermanganat	Acriflavin(-salze), Alkaloidsalze, Ascorbinsäure (Vitamin C), Chinolinolsulfat (8-Hydroxychinolinsulfat), Chinolinolsulfat-Kaliumsulfat (8-Hydroxychinolinsulfat-Kaliumsulfat), Chloralhydrat, Eisen(-salze), Ethacridin(-salze), Ethanol, Ether, Gerbstoffe, Glycerol, Iod(-salze), Iodoform, Methylcellulose, Carboxymethylcellulose-Natrium, Nitrite, Phenole, Pyrogallol, Propylenglycol, Resorcin, Schwefel, Tadalafil, Tannin, Thymol, Zucker, Wasserstoffperoxid und viele organische Substanzen, auch Papier (Zersetzung, evtl. Explosion), viele organische Lösungsmittel, konz. Säuren (Freisetzung von Sauerstoff), Salzsäure (Freisetzung von Chlor), viele andere Reduktionsmittel (z. B. Arsenite, Bromide, Iodide, Hypophosphite, Oxalate)
Kaliumsorbat	Alkalien, Oxidations- und Reduktionsmittel; mögliche Aktivitätsverluste durch Packmittel aus PE, PVC und Glas
Kanamycin(-sulfat)	Amphotericin B, Heparin(-Natrium), Polymyxin-B-sulfat, Natriumhydrogencarbonat, Nitrofurantoin, Ascorbinsäure (Vitamin C)
Kaolin (Bolus)	Quartäre Ammoniumsalze, Neomycinsulfat; eine Adsorption wurde für Konservierungsmittel und folgende Wirkstoffe beschrieben: Amoxicillin, Ampicillin, Cimetidin, Clindamycin, Digoxin, Lincomycin, Phenytoin, Tetracyclin, Warfarin
Kationische Substanzen	Bentonit, Carboxymethylcellulose-Natrium, Tragant
Ketaminhydrochlorid	Barbiturate in Mischlösungen
Kohle	Wasserstoffperoxid
Kreosot	Silbernitrat
Kupfersalze	Iod(-salze), Iodoform, Carboxymethylcellulose-Natrium, Natriumedetat
Labetalolhydrochlorid	Metallische Behältnisse; alkalisch reagierende Substanzen; Ausfällungen in Glucose-Infusionslösungen bei Mischung mit Ceftriaxon, Furosemid, Heparin, Insulin, Thiopental, Warfarin-Natrium und Protonenpumpen-Hemmern
Lactose	Amlodipinbesilat, Folsäure

Substanz	Bekannte Inkompatibilitäten
Lanettecreme I FNA	Chlorhexidin(salze), Clindamycinhydrochlorid, Lidocain(hydrochlorid), Miconazol(nitrat), Tetracyclinhydrochlorid, Aluminium(hydroxy)chlorid
Lanettecreme II FNA	Chlorhexidin(salze), Clindamycinhydrochlorid, Lidocain(hydrochlorid), Miconazol(nitrat), Tetracyclinhydrochlorid, Aluminium(hydroxy)chlorid
Lanette-Emulsion FNA	Chlorhexidin(salze), Clindamycinhydrochlorid, Lidocain(hydrochlorid), Miconazol(nitrat), Tetracyclinhydrochlorid, Aluminium(hydroxy)chlorid
Lanettesalbe FNA	Chlorhexidin(salze), Clindamycinhydrochlorid, Lidocain(hydrochlorid), Miconazol(nitrat), Tetracyclinhydrochlorid, Aluminium(hydroxy)chlorid
Latanoprost	Thiomersal
Lauromacrogol 400 (Polidocanol 600)	Anionische und nichtionische O/W-Emulgatoren
Lebertran	Alkalien, Oxidationsmittel
Lecithin	Alkalien, Säuren
Leichtes basisches Magnesiumcarbonat	Natriumfluorid, Polymyxin-B-sulfat, Tobramycin, Silbernitrat
Leukichthol® (Helles Ammoniumbituminosulfonat)	Alkalien (Ammoniakfreisetzung), Alkaloidsalze, Bleisalze, Celluloseether, Celluloseester, Eisen(-salze), Ethacridin(-salze), Hydroxychinolin, Hydroxyethylcellulose, Iod(-salze), Iodoform, Säuren
Levofloxacin	Mannitol-Lösung, Natriumhydrogencarbonat-Lösung (Ausfällungen)
Levomethadonhydrochlorid	Alkalien, Chlorkresol, Oxidationsmittel, Iod(-salze), Quecksilbersalze, Saccharin
Lincomycin	Adsorption an Bolus (Kaolin)
Linol-, Linolensäure	Stärke
Liquor carbonis detergens	Schwermetall(-salze)
Lithiumcarbonat	Iod(-salze), Iodoform, Silbernitrat
Magnesiumacetat-Tetrahydrat	Natriumfluorid, Polymyxin-B-sulfat, Tobramycin, Silbernitrat, Emulsionen mit Glycerolmonostearat können brechen
Magnesiumcarbonat	Natriumfluorid, Polymyxin-B-sulfat, Tobramycin, Silbernitrat, Emulsionen mit Glycerolmonostearat können brechen
Magnesiumglycerophosphat	Natriumfluorid, Polymyxin-B-sulfat, Tobramycin, Aluminiumsalze, Silbernitrat, Zinksalze, Emulsionen mit Glycerolmonostearat können brechen
Magnesiumhydrogenphosphat-Trihydrat	Natriumfluorid, Polymyxin-B-sulfat, Tobramycin, Aluminiumsalze, Silbernitrat, Zinksalze, Emulsionen mit Glycerolmonostearat können brechen
Magnesiumsalze	Natriumfluorid, Polymyxin-B-sulfat, Tobramycin, Emulsionen mit Glycerolmonostearat können brechen
Magnesiumstearat	Natriumfluorid, Bisoprololfumarat, Polymyxin-B-sulfat, Tobramycin, Paracetamol
Maisstärke	Neomycinsulfat
Mannitol	Komplexbildung mit Eisen-, Kupfer-, Aluminium- und anderen Metallionen (insbesondere in alkalischer Lösung)
Menthol	Hexamin, Oxidationsmittel, Verflüssigung mit: Chloralhydrat, Campher, β-Naphthol, Phenole, Pyrogallol, Resorcin, Salicylsäure, Thymol (wenn die Verflüssigung nicht stört, z. B. in halbfesten Zubereitungen, ist eine gemeinsame Verarbeitung möglich)
Mepivacainhydrochlorid	Alkalien
Metalle(-ionen)	Acetylcystein, Chinolinolsulfat (8-Hydroxychinolinsulfat), Chinolinolsulfat-Kaliumsulfat (8-Hydroxychinolinsulfat-Kaliumsulfat), Chlortetracyclin(-salze), Ciclopiroxolamin, Dexamethason(-salze), Doxycyclinhyclat, Hydrochlorothiazid, Hydroxychinolin, Nitrofurantoin, Oxytetracyclin(-salze), Tetracyclin(-salze), Wasserstoffperoxid
Metaraminoltartrat	Warfarin-Natrium
Methacholinchlorid	Alkalien
Methadonhydrochlorid	Alkalien, Iod(-salze) (Fällung), Oxidationsmittel
Methanol	Clopidogrelhydrogensulfat
Methicillin(-Natrium)	Oxytetracyclin(-salze), Vancomycinhydrochlorid
Methoxsalen (8-Methoxypsoralen)	Alkalien, Säuren (pH <2)
Methyl-4-hydroxybenzoat	Oxidationsmittel, nichtionische Emulgatoren, Zuckeralkohole (ab pH 6), Milchsäure, Essigsäure, Hydroxypropylcellulose, konservierende Wirkung durch Methylcellulose reduziert
Methylcellulose	Phenole, p-Hydroxybenzoesäureester (PHB-Ester, Parabene), Benzoesäure/Natriumbenzoat, Phenoxyethanol, Kaliumpermanganat, Resorcin, Tannin, Chloramphenicol (-salze), Tetracyclin(-salze); wässrige Methylcellulose-Zubereitungen sind mit geringen Elektrolyt-/Alkoholzusätzen kompatibel; erst bei Konzentrationen über 10 % tritt Koagulation auf
Methylenblau	Alle Erdalkalisalze, Iod(-salze), Iodoform, Quecksilbersalze, Tumenol-Ammonium

Substanz	Bekannte Inkompatibilitäten
Methylprednisolon-(-acetat)	Alkalien
Methylrosaniliniumchlorid (Gentianaviolett)	Agar-Agar, Bentonit, Natriumalginat (Alginat, Alginsäureester), Carboxymethylcellulose-Natrium, Tragant
Methylsalicylat	Eisen(-salze), Alkalien, Kunststoffbehälter aus Polystyrol
Methylthioniniumchlorid-Lösung 5 mg/ml	Alle Erdalkalisalze, Iod(-salze), Iodoform, Quecksilbersalze, Tumenol-Ammonium
Mittelkettige Triglyceride	Packmittel aus Polystyrol (PS) und Polyethylen niedriger Dichte (PE-LD, LDPE)
Morphinhydrochlorid	Oxidationsmittel, in Lösung Fällung durch Natriumcitrat
Morphinsalze	Silbernitrat, in Lösung Fällung durch Natriumcitrat
Morphinsulfat	Oxidationsmittel, in Lösung Fällung durch Natriumcitrat
Naphazolinhydrochlorid	Alkalien, Schwermetall(-salze)
β-Naphthol	Alkalien, Campher, Chloralhydrat, Eisen(-salze), Hexamin, Menthol, Phenole, Pyrogallol, Resorcin, Salicylsäure, Tenside, Stearatsalbe (Unguentum stearinicum)
Natriumalginat	Acriflavin(-salze), Aluminiumsalze, Ammoniumchlorid, quartäre Ammoniumsalze, Ascorbinsäure (Vitamin C), Benzalkoniumchlorid, Calciumsalze, Chlorhexidindiacetat, Chlorhexidingluconat, Chloramphenicol(-salze), Gentianaviolett (Methylrosaniliniumchlorid), Neomycinsulfat, Phenylquecksilbersalze, Salzsäure, Schwermetall(-salze), Teere, Säuren, Steinkohlenteer, Steinkohlenteerlösung, Steinkohlenteerspiritus, Tetracyclin(-salze), Nitrate, Phenole
Natriumalginat (Alginat, Alginsäureester)	Acriflavin(-salze), Aluminiumsalze, Ammoniumchlorid, quartäre Ammoniumsalze, Ascorbinsäure (Vitamin C), Benzalkoniumchlorid, Calciumsalze, Chlorhexidindiacetat, Chlorhexidingluconat, Chloramphenicol(-salze), Gentianaviolett (Methylrosaniliniumchlorid), Neomycinsulfat, Phenylquecksilbersalze, Salzsäure, Schwermetall(-salze), Teere, Säuren, Steinkohlenteer, Steinkohlenteerlösung, Steinkohlenteerspiritus, Tetracyclin(-salze), Nitrate, Phenole
Natriumbenzoat	Alkalien, mehrwertige Kationen, Aktivitätsverluste durch quartäre Ammoniumverbindungen, Povidon, Methylcellulose, Gelatine, Glycerol, Proteine
Natriumcarbonat-Monohydrat	Iod(-salze), Iodoform, Silbernitrat
Natriumchlorid	Amphotericin B, Blei-, Quecksilber(I)- und Silbersalze (Fällung)
Natriumcitrat	Oxidationsmittel, Salzlösungen schwach basischer Alkaloide wie Strychnin, Morphin, Chinin (Fällung), Carboxymethylcellulose-Natrium
Natriumedetat	Oxidationsmittel, starke Alkalien, Schwermetall(-salze), insbesondere Eisen, Kupfer und Nickel, Inaktivierung von Zink-Insulin durch Zink-Komplexierung
Natriumfluorid	Blei-, Calcium-, Magnesiumsalze (Fällung)
Natriumhydrogencarbonat	Chinolinolsulfat-Kaliumsulfat (8-Hydroxychinolinsulfat-Kaliumsulfat), 8-Hydroxychinolinsulfat-Kaliumsulfat (Chinolinolsulfat-Kaliumsulfat), Kanamycinsulfat, Tetracyclin(-salze), Vancomycinhydrochlorid
Natriumhypochlorit	Ammoniak, starke Säuren
Natriumiodid	Aceton, Alkalicarbonate, Alkalien, Alkaloidsalze, Ammoniak, Ammoniumbituminosulfonat (Ichthyol®), Arsentrioxid, Chininsulfat, Chinolinolsulfat (8-Hydroxychinolinsulfat), Chinolinolsulfat-Kaliumsulfat (8-Hydroxychinolinsulfat-Kaliumsulfat), Coffein(-citrat), Dithranol, Eisen-, Blei-, Kupfer- und Quecksilbersalze, Ethacridin(-salze), Hypophosphite (Reduktion), Kaliumpermanganat, Kaliumchlorat, Levomethadonhydrochlorid, Methadonhydrochlorid, Methylenblau, Natriumthiosulfat (Umsetzung), Oxidationsmittel, pflanzliche Adstringenzien, Phenole, Physostigminsalicylat, Polyethylenglycole, Polyvinylpyrrolidon, Reduktionsmittel, Resorcin, Salicylsäure, Schwermetall(-salze), Silbersalze/-verbindungen, Stärke, Tannin (Fällung), Terpentinöl und die meisten ätherischen Öle (explosive Mischungen), Tetracain(-salze), Tetracyclin(-salze), Unguentum diachylon, Wasserstoffperoxid
Natriummetabisulfit	Starke Säuren, Schwermetalle, Ephedrin, Chloramphenicol, Phenylmercuriborat/-nitrat und andere Phenylquecksilberverbindungen
Natriumnitrit	Coffein, Harnstoff, Kaliumpermanganat
Natriumsalicylat	Ascorbinsäure, Eisen(-salze), Hexamin, Bacitracin, Benzalkoniumchlorid, Silbernitrat
Natriumselenit-Pentahydrat	Reduktionsmittel
Natriumsulfit	Starke Säuren, Schwermetalle, Ephedrin, Chloramphenicol, Phenylmercuriborat/-nitrat und andere Phenylquecksilberverbindungen
Natriumtetraborat (Borax)	Acriflavin(-salze), Alaun, Alkaloidsalze, Ethacridin(-salze), Glycerol, Gummi arabicum, Schwermetall(-salze)
Natriumthiosulfat	Iod(-salze), Iodoform, Bacitracin
Neomycinsulfat	Agar-Agar, Ascorbinsäure (Vitamin C), Bentonit, Erythromycin, Gelatine, Bolus (Kaolin), Maisstärke, Natriumalginat (Alginat, Alginsäureester), Carboxymethylcellulose-Natrium, Pektin, Tannin, Tragant, Anionische hydrophile Creme DAB
Neutrale Magnesiumcitrate	Natriumfluorid, Polymyxin-B-sulfat, Tobramycin, Benzalkoniumchlorid

Substanz	Bekannte Inkompatibilitäten
Nitrate	Benzalkoniumchlorid, Natriumalginat (Alginate, Alginsäureester), Tetracain(-salze)
Nitrite	Harnstoff, Kaliumpermanganat
Nitrofurantoin	Alkalien entfärben die Substanz und ihre Lösung, Amphotericin B, Kanamycinsulfat, Oxacillin, Polymyxin-B-sulfat und Tetracyclin(-salze), Kontakte mit Metallen außer rostfreiem Stahl und Aluminium vermeiden
Norepinephrinhydrochlorid	Oxidationsmittel, Schwermetallsalze, Alkalien
Nystatin	Alkalien, Säuren, Oxidationsmittel
Octenidindihydrochlorid	Sorbinsäure, PHB-Ester und die meisten Anionen
Ofloxacin	Ausfällung in 20%iger Mannitol-Lösung oder 5%iger Natriumhydrogencarbonat-Lösung
Ondansetronhydrochlorid-Dihydrat	Dexamethasonphosphat-Natrium, Fluorouracil
Organische Substanzen	Kaliumpermanganat, Silbernitrat, Wasserstoffperoxid
Organo-Quecksilber-Verbindungen	Bacitracin
Oxacillin	Gentamicin(-sulfat), Nitrofurantoin
Oxalate	Kaliumpermanganat
Oxidationsmittel	Acetylcystein, Aciclovir, Amlodipinbesilat, Benzylalkohol, Benzylbenzoat, Betamethasondipropionat, Betamethasonvalerat, Butylhydroxyanisol, Butylhydroxytoluol, Carboxymethylcellulose-Natrium, Cellulose, Chinolinolsulfat (8-Hydroxychinolinsulfat), Chinolinolsulfat-Kaliumsulfat (8-Hydroxychinolinsulfat-Kaliumsulfat), Chloralhydrat, Chloramphenicol(-salze), Chlortetracyclin(-salze), Clioquinol, Codein(-phosphat), Dexamethason(-salze), Dexpanthenol, Dithranol, Dronabinol, Ethacridin(-salze), Ether, Fuchsin, Glycerol, Hydrochinon, Hydrocortison(-salze/-ester), Isopropanol, Lebertran, Levomethadonhydrochlorid, Iod(-salze), Iodoform, Menthol, Methadonhydrochlorid,Morphinhydrochlorid, Morphinsulfat, Natriumcitrat, Natriumiodid, Norepinephrinhydrochlorid, Nystatin, Penicilline, Prednicarbat, Prednisolon(-acetat), Propylenglycol, Resorcin, Schwefel, Selendisulfid, Streptomycinsulfat, Tadalafil, Tannin, Testosteronpropionat, Tetracain(-salze), Tretinoin (Vitamin-A-Säure), Triamcinolon(-acetonid), Natriumedetat
Oxycodonhydrochlorid	Iod(-salze), Gerbstoffe
Oxytetracyclin(-salze)	Alkalien, Amphotericin B, Ampicillin-Natrium, Benzylpenicillin, Chloramphenicol(-salze), Calciumsalze, Erythromycin(-salze), Heparin(-Natrium), Methicillin(-Natrium), zwei- und dreiwertige Metallionen
Oxytocin	Warfarin-Natrium
Papier	Kaliumpermanganat
Paracetamol	mit Acetylsalicylsäure Umsetzung zu Diacetyl-4-aminophenol, die durch Magnesiumstearat beschleunigt wird, Verfärbungen mit Coffein(-citrat), Mischungen mit Dimethylaminophenazon, Butazolidin und Diphenhydraminhydrochlorid werden klebrig
Pektin	Aluminiumsalze, Benzalkoniumchlorid, Fluorescein, Schwermetall(-salze), Neomycinsulfat
Penicillamin	Katalyse der Oxidation durch Eisen(-salze)
Penicilline	Alkalien, Oxidationsmittel, Chlorhexidindiacetat, Chlorhexidingluconat, Polyethylenglycole, Erythromycin(-salze), Glycerol, Gentamicin(-sulfat), Tetracyclin(-salze), Tobramycin
Perubalsam	Borsäure, Natrium-Carboxymethylcellulose, Zinkoxid
PHB-Ester (z. B. Methyl-4-hydroxybenzoat, Propyl-4-hydroxybenzoat)	Oxidationsmittel, nichtionische Emulgatoren, Zuckeralkohole (ab pH 6), Milchsäure, Essigsäure, Hydroxypropylcellulose, konservierende Wirkung durch Methylcellulose reduziert
Phenacetin	Chloralhydrat
Phenazon	Chloralhydrat, Resorcin
Phenazon-Coffeincitrat	Benzalkoniumchlorid, Natriumnitrit, Gerbstoffe, Iod(-salze), Iodoform, Verfärbungen mit Paracetamol, Silbernitrat
Phenole	Menthol, Methylcellulose, Natriumalginat (Alginate, Alginsäureester), β-Naphthol, Polyethylenglycole, Salicylsäure, Dequaliniumchlorid, Carboxymethylcellulose-Natrium; Verflüssigung mit: Menthol, Campher, β-Naphthol, Pyrogallol, Resorcin, Thymol, (wasserhaltige) Wollwachs(-alkohole), Wollwachsalkoholcreme
Phenothiazin	Erythromycin(-salze)
Phenoxyethanol	Methylcellulose, Carboxymethylcellulose(-Natrium) und Hydroxypropylmethylcellulose führen zu einer konzentrationsabhängigen Reduktion der antimikrobiellen Wirkung; nichtionische Emulgatoren, Adsorption an PVC
Phenylephrin	Polyethylenglycole
Phenylephrinhydrochlorid	Ascorbinsäure (Vitamin C)
Phenylethylalkohol	Nichtionische Emulgatoren
Phenylmercuriborat	Bromide, Iodide, Natrium-EDTA, anionische Emulgatoren, Stärke, Talkum, Natriumsulfit, Natriummetabisulfit, Kaliummetabisulfit, Aluminium- und andere Metallsalze, Ammoniak, Ammoniumsalze, Aminosäuren, Bentonit, Celluloseester, Natriumalginat (Alginat, Alginsäureester)

Substanz	Bekannte Inkompatibilitäten
Phenylmercurinitrat	Bromide, Iodide, Natrium-EDTA, anionische Emulgatoren, Stärke, Talkum, Natriumsulfit, Natriummetabisulfit, Kaliummetabisulfit, Aluminium- und andere Metallsalze, Ammoniak, Ammoniumsalze, Aminosäuren, Bentonit, Celluloseester, Natriumalginat (Alginat, Alginsäureester)
Phenylquecksilbersalze	Bentonit, Celluloseester, Natriumsulfit, Natriummetabisulfit, Kaliummetabisulfit, Natriumalginat (Alginat, Alginsäureester)
Phenytoin	Erythromycin(-salze), Phytomenadion (Vitamin K), Adsorption an Bolus (Kaolin)
Phosphate	Aluminiumsalze, Silbernitrat, Zinksalze
Physostigminsalicylat	Alkalien (Zersetzung), Eisen(-salze) (Färbung), Iod(-salze), Iodoform, Säuren, Silbersalze (Fällung), Bacitracin, Benzalkoniumchlorid
Phytomenadion	Ascorbinsäure (Vitamin C), Cyanocobalamin, Dextran, Phenytoin (Trübung bei Mischung von i. v.-Lösungen)
Phytomenadion (Vitamin K)	Ascorbinsäure (Vitamin C), Cyanocobalamin, Dextran, Phenytoin (Trübung bei Mischung von i. v.-Lösungen)
Pilocarpinhydrochlorid	Polyacrylsäure
Polidocanol 600 (Lauromacrogol 400)	Anionische und nichtionische O/W-Emulgatoren
Polyacrylsäure	Atropinsulfat, Elektrolyte, Ephedrinhydrochlorid, Ethylmorphin, Pilocarpinhydrochlorid, quartäre Ammoniumsalze, Schwermetall(-salze), Tannin, Zinksalze
Polyethylenglycole	Acetylsalicylsäure, Acriflavin(-salze), Amoxicillin, Cresol, Ethacridin(-salze), Bacitracin, Chloramin T (Tosylchloramid-Natrium), Hydroxychinolin, Iod(-salze), Iodoform, Penicilline, Phenole, Phenylephrin, Procain, Pyrogallol, quartäre Ammoniumsalze, Resorcin, Salicylsäure, Schwermetall(-salze), Silbersalze/-verbindungen, Sublimat, Sulfonamidsalze, Tannin, Tetracyclin, Basisches Bismutgallat, Dithranol, Thymol
Polymethacrylate	Thymol
Polymyxin-B-sulfat	Amphotericin B, Cephazolin-Natrium, Chloramphenicol(-salze), Chlortetracyclin(-salze), Calcium- und Magnesiumsalze, Cloxacillin-Natrium, Kanamycinsulfat, Nitrofurantoin, Heparin(-Natrium) und Prednisolonphosphat-Natrium, Tetracyclin(-salze), starke Säuren und Alkalien (Inaktivierung), Schwermetall(-salze)
Polystyrol	Methylsalicylat, Mittelkettige Triglyceride
Polyvinylpyrrolidon	Bisoprololfumarat, Iod(-salze), Iodoform, Schwermetall(-salze)
Povidon-Iod	Alkalien, Reduktionsmittel, Proteine, SH-Gruppen enthaltende Verbindungen, Wasserstoffperoxid (Explosionsgefahr!), Thiomersal, Benzalkoniumchlorid, Chlorhexidinsalze, konservierende Wirkung von Benzoesäure/Natriumbenzoat reduziert
Prednicarbat	Alkalien, starke Säuren, Oxidationsmittel
Prednisolon	Alkalien, Oxidationsmittel, Schwermetall(-salze)
Prednisolonacetat	Alkalien, Oxidationsmittel, Schwermetall(-salze), Silbernitrat
Prednisolonphosphat-Natrium	Aluminiumsalze, Polymyxin-B-sulfat, Silbernitrat, Zinksalze
Procain(-salze)	Bentonit, Silbersalze/-verbindungen, Tumenol-Ammonium, Polyethylenglycole
Promazinhydrochlorid	Warfarin-Natrium
Propyl-4-hydroxybenzoat	Oxidationsmittel, nichtionische Emulgatoren, Zuckeralkohole (ab pH 6), Milchsäure, Essigsäure, Hydroxypropylcellulose, konservierende Wirkung durch Methylcellulose reduziert
Propylenglycol	Starke Oxidationsmittel wie etwa Kaliumpermanganat
Proteine	Bleisalze, Formaldehyd, Gerbstoffe, Quecksilbersalze, Silbersalze/-verbindungen, Tannin, Zinksalze, Povidon-Iod, konservierende Wirkung von Benzoesäure/Natriumbenzoat reduziert
Pyrogallol	Alkalien, Chloralhydrat, Hexamin, Kaliumpermanganat, Polyethylenglycole, Salicylsäure, Verflüssigung mit: Menthol, Campher, β-Naphthol, Phenole, Resorcin, Thymol
Quecksilberoxid	Cocainhydrochlorid, Carboxymethylcellulose-Natrium
Quecksilbersalze	Acriflavin(-salze), Alaun, Alkalien, Alkaloidsalze, Chinolinolsulfat (8-Hydroxychinolinsulfat), Chinolinolsulfat-Kaliumsulfat (8-Hydroxychinolinsulfat-Kaliumsulfat), Ethacridin(-salze), Gerbstoffe, Halogenide, Iod(-salze), Iodoform, organische Iodverbindungen, Levomethadonhydrochlorid, Methylenblau, Natriumchlorid, Proteine, Tannin, Tetracyclin(-salze), Basisches Bismutgallat, Tetracain(-salze)
Reduktionsmittel	Benzoylperoxid, Chloramin T (Tosylchloramid-Natrium), Fuchsin, Iod, Kaliumpermanganat, Povidon-Iod, Silbersalze/-verbindungen, Streptomycinsulfat
Resorcin	Alkalien, Celluloseether, Chininsulfat, Chloralhydrat, Eisen(-salze), Hexamin, Iod(-salze), Iodoform, Kaliumpermanganat, Methylcellulose, Hydroxyethylcellulose, Oxidationsmittel, Phenazon, Polyethylenglycole, Salicylsäure, Silbersalze/-verbindungen, Thymol, Urethan, Verflüssigung mit: Menthol, Campher, β-Naphthol, Phenole, Pyrogallol, Thymol, (wasserhaltige) Wollwachs(-alkohole), Wollwachsalkoholcreme
Riboflavin	Erythromycin(-salze)
Ringer-Lösung	Chlortetracyclin(-salze)

Substanz	Bekannte Inkompatibilitäten
Rivanol® (Ethacridinlactat)	Alkalien, Ammoniumbituminosulfonat (Ichthyol®), Borax (Natriumtetraborat), Chinolinolsulfat-Kaliumsulfat (8-Hydroxychinolinsulfat-Kaliumsulfat), Chloramin T (Tosylchloramid-Natrium), Gerbstoffe, Iod(-salze), Iodoform, Kaliumpermanganat, Carboxymethylcellulose-Natrium, Oxidationsmittel, Polyethylenglycole, Quecksilbersalze, Salicylsäure, Schwermetallsalze, Silbersalze/-verbindungen, Tannin, Tumenol-Ammonium, Anionische hydrophile Creme DAB, anionische Emulgatoren, Chlorid-Ionen
Saccharin	Levomethadonhydrochlorid
Salicylate	Bacitracin, Benzalkoniumchlorid, Silbernitrat
Salicylsäure	Acriflavin(-salze), Bleisalze, Chloralhydrat, Eisen(-salze), Ethacridin(-salze), Gummi arabicum, Iod(-salze), Iodoform, β-Naphthol, Phenole, Polyethylenglycole, Pyrogallol, quartäre Ammoniumsalze, Resorcin, Zinkoxid, Verflüssigung mit Campher oder Menthol (Bildung eutektischer Mischungen)
Salpetersäure	Bentonit, Harnstoff, Isopropanol, Tadalafil
Salzsäure	Bentonit, Natriumalginat (Alginat, Alginsäureester), Kaliumpermanganat
Säuren	Acriflavin(-salze), Ammoniumbituminosulfonat (Ichthyol®), Bentonit, Benzoylperoxid, Benzylnicotinat, Chloramphenicol(-salze), Clindamycin(-salze), Clotrimazol, Dexpanthenol, Kaliumpermanganat, Lecithin, Methoxsalen (8-Methoxypsoralen), Natriumalginat (Alginat, Alginsäureester), Natriumhypochlorit, Natriumsulfit, Natriummetabisulfit, Kaliummetabisulfit, Nystatin, Physostigminsalicylat, Polymyxin B(-sulfat), Prednicarbat, Selendisulfid, Streptomycinsulfat, Sulfonamidsalze, verschiedene Tetracyclin(-salze)
Schwefel	Oxidationsmittel, Basisches Bismutgallat, Kaliumpermanganat, Schwermetall(-salze), Unguentum diachylon
Schwermetall(-salze)	Anionische Emulgatoren, Ascorbinsäure (Vitamin C), Borax (Natriumtetraborat), Benzoylperoxid, Butylhydroxyanisol, Butylhydroxytoluol, Carboxymethylcellulose-Natrium, Celluloseester, Chloralhydrat, Ethacridin(-salze), Gerbstoffe, Iod(-salze), Iodoform, Kaliseife, Liquor carbonis detergens, Naphazolinhydrochlorid, Natriumalginat (Alginat, Alginsäureester), Natriumsulfit, Natriummetabisulfit, Norepinephrinhydrochlorid, Kaliummetabisulfit, Pektin, Polyacrylsäure, Polyethylenglycole, Polyvinylpyrrolidon, Schwefel, Tannin, verschiedene Tetracyclin(-salze), Thiomersal, Triamcinolon(-acetonid), Tumenol-Ammonium, Bacitracin, Betamethasonvalerat, Estradiolbenzoat, Hydrocortison(-salze/-ester), Polymyxin-B-sulfat, Prednisolon(-acetat), Selendisulfid, Wasserstoffperoxid, Natriumedetat
Selendisulfid	Schwermetall(-salze), Edelmetalle (auch Schmuck), Alkalien und Säuren, Oxidationsmittel
Silbereiweiß	Alkalien, Alkaloidsalze, Basisches Bismutgallat, Bleisalze, Ethacridin(-salze), Formaldehyd, Gerbstoffe, Halogenide, Hexamin, Iod(-salze), Iodoform, Natriumchlorid, Physostigminsalicylat, Polyethylenglycole, Povidon-Iod, Procain(-salze), Proteine, Quecksilbersalze, Reduktionsmittel, Resorcin, Silbersalze/-verbindungen, Tannin, Tetracain(-salze), Thiomersal, Tumenol-Ammonium, Zinksalze, Zucker, konservierende Wirkung von Benzoesäure reduziert
Silbernitrat	Eisen, Acetate, Arsenate, Arsenite, Carbonate, Chlorhexidindiacetat, Chlorhexidingluconat, Cocainhydrochlorid, Coffein(-citrat), Cyanide, Halogenide, Phosphate, Salicylate, Tannin und andere organische Substanzen (Fällung, Zersetzung), Alkalien, Antimonsalze, Thiocyanate, Hypophosphite, Morphinsalze, Kreosot, Tartrate, pflanzliche Decocte und Extrakte, Polyethylenglycole
Silberpräparate, kolloidale	Chinolinolsulfat (8-Hydroxychinolinsulfat), Chinolinolsulfat-Kaliumsulfat (8-Hydroxychinolinsulfat-Kaliumsulfat)
Silbersalze/-verbindungen	Alkalien, Alkaloidsalze, Basisches Bismutgallat, Ethacridin(-salze), Gerbstoffe, Halogenide, Hexamin, Iod(-salze), Iodoform, Natriumchlorid, Physostigminsalicylat, Polyethylenglycole, Procain(-salze), Proteine, Reduktionsmittel, Resorcin, Tannin, Tetracain(-salze), Thiomersal, Tumenol-Ammonium, Zinksalze, Zucker
Siliciumdioxid	Quartäre Ammoniumsalze
Sorbinsäure	Alkalien, Oxidations- und Reduktionsmittel; mögliche Aktivitätsverluste durch Packmittel aus PE, PVC und Glas
Stärke	Aminobenzoesäure, Bisoprololfumarat, Iod(-salze), Iodoform, Linol- und Linolensäure, Undecylensäure
Stearatsalbe	Alkaloidsalze, β-Naphthol, quartäre Ammoniumsalze
Steinkohlenteer	Natriumalginat (Alginat, Alginsäureester), Betamethasonvalerat, Verflüssigung mit Wollwachsalkoholcreme, Schwermetall(-salze)
Steinkohlenteerlösung	Natriumalginat (Alginat, Alginsäureester), Betamethasonvalerat, Verflüssigung mit Wollwachsalkoholcreme, Schwermetall(-salze)
Steinkohlenteerspiritus	Natriumalginat (Alginat, Alginsäureester), Betamethasonvalerat, Verflüssigung mit Wollwachsalkoholcreme, Schwermetall(-salze)
Streptomycinsulfat	Alkalien, Säuren, Oxidations- und Reduktionsmittel, Cystein und andere Verbindungen, die mit der Aldehydfunktion reagieren
Sublimat	Polyethylenglycole
Sulfadiazin	Gentamicin(-sulfat)
Sulfanilamid	Eisen(III)-, Quecksilber- und Silbersalze
Sulfonamidsalze	Chlorhexidindiacetat, Chlorhexidingluconat, Polyethylenglycole, Säuren
Tadalafil	starke Oxidationsmittel wie Peroxide, Permanganate und Salpetersäure
Talkum	Quartäre Ammoniumverbindungen

Substanz	Bekannte Inkompatibilitäten
Tannin	Alaun, Alkalien, Alkaloidsalze, Celluloseether, Eisen(-salze), Ethacridin(-salze), Gelatine, Gerbstoffe, Glykoside, Gummi arabicum, Hexamin, Hydroxyethylcellulose, Iod(-salze), Iodoform, Kaliumpermanganat, Methylcellulose, Oxidationsmittel, Polyacrylsäure, Polyethylenglycole, Proteine, Schwermetall(-salze), Zinksalze, Bacitracin, Neomycinsulfat, Quecksilbersalze, Silbernitrat, Silbersalze/-verbindungen
Tartrate	Benzalkoniumchlorid, Silbernitrat
Teere	Natriumalginat (Alginat, Alginsäureester), Carboxymethylcellulose-Natrium
Tenside	Clotrimazol, Tetracain(-salze), Borsäure, β-Naphthol, quartäre Ammoniumsalze, Chlorhexidindiacetat, Dequaliniumchlorid
Terpentinöl	Iod(-salze), Iodoform
Testosteronpropionat	Alkalien (Esterspaltung), Oxidationsmittel
Tetracain(-salze)	Alkalien (Fällung, Hydrolyse), Basisches Bismutgallat, Bromid, Chlortetracyclin(-salze), Gerbstoffe, Iod(-salze), Iodoform, Nitrate, Quecksilber- und Silbersalze (Fällung), Oxidationsmittel, einige Tenside, Thiocyanate, Tumenol-Ammonium
Tetracyclin(-salze)	Acetylcystein, Alaun, Alkalien, Amphotericin B, Basisches Bismutgallat, Calciumsalze, Chloramphenicol(-salze), Cloxacillin-Natrium, Erythromycin(-salze), Furosemid, Heparin(-Natrium), Iod(-salze), Iodoform, Säuren, Schwermetall(-salze), Zinksalze, lösliche Barbiturate, verschiedene Penicilline und Cephalosporine, Nitrofurantoin, Natriumhydrogencarbonat, Polymyxin-B-sulfat, Quecksilbersalze, Vitamin B, Warfarin-Natrium, Hyaluronidase, zwei- und dreiwertige Metallionen, Bentonit, Gummi arabicum, Methylcellulose, Natriumalginat (Alginat, Alginsäureester), Polyethylenglycole, Adsorption an Bolus (Kaolin)
Theobrominnatriumsalicylat	Ascorbinsäure (Vitamin C)
Thiocyanate	Silbernitrat, Tetracain(-salze)
Thiomersal	Schwermetall(-salze), Silbersalze/-verbindungen, Säuren, Phenylquecksilberverbindungen, quartäre Ammoniumverbindungen, Kaliumiodid, Aluminium(-salze), Lecithin, Proteine, Latanoprost
Thiosulfat	Bacitracin
Thymol	Celluloseether, Chloralhydrat, Hexamin, Hydroxyethylcellulose, Kaliumpermanganat, nichtionische Emulgatoren, Polymethacrylate, Polyethylenglycole, Verflüssigung mit: Menthol, Campher, β-Naphthol, Phenole, Pyrogallol, Resorcin
Tobramycin	Calcium- und Magnesiumsalze, Heparin(-Natrium), evtl. Penicilline und Cephalosporine
Tosylchloramid-Natrium (Chloramin T)	Chinolinolsulfat-Kaliumsulfat (8-Hydroxychinolinsulfat-Kaliumsulfat), Ethacridin(-salze), 8-Hydroxychinolinsulfat-Kaliumsulfat (Chinolinolsulfat-Kaliumsulfat), Polyethylenglycole, Reduktionsmittel
Tragant	Kationen, Acriflavin(-salze), Benzalkoniumchlorid, Chloramphenicol(-salze), Chlorhexidindiacetat, Chlorhexidingluconat, Gentianaviolett (Methylrosaniliniumchlorid), Neomycinsulfat
Tretinoin (Vitamin-A-Säure)	Alkalien, Oxidationsmittel
Triamcinolon	Alkalien, Oxidationsmittel, Schwermetall(-salze)
Triamcinolonacetonid	Alkalien, Oxidationsmittel, Schwermetall(-salze). Hydrolytische und oxidative Zersetzung von Triamcinolonacetonid mit basisch reagierenden und oxidierenden Zinkoxid zu erwarten, besonders in Gegenwart von Wasser. In wasserfreiem Milieu findet die hydrolytische Zersetzung nur sehr langsam und in begrenztem Umfang statt. In hydro-/lipophilen Cremes und wässrigen Suspension bei pH 7–8 ist eine Haltbarkeit von max. 4 Wochen evtl. vertretbar, in wasserfreien Paste 3 Monate.
Tricalciumphosphat	Aluminiumsalze, Chlortetracyclin(-salze), Furosemid, Kaliseife, Natriumalginat (Alginat, Alginsäureester), Natriumfluorid, Oxytetracyclin(-salze), Polymyxin-B-sulfat, Tobramycin, Tetracyclin(-salze), Silbernitrat, Zinksalze
Trometamol	Benzylpenicillin, Carboplatin (Inaktivierung); keine Hitzesterilisation in Glasgefäßen (sonst Silikatbildung); Interaktion mit Hydroxyl-Radikalen, aufgrund von pH-Verschiebungen kann es zu Ausfällungen mit anderen Arzneimitteln kommen
Tumenol-Ammonium	Acriflavin(-salze), Alkalien, Ethacridin(-salze), Hydroxychinolin, Methylenblau, Procain(-salze), Schwermetall(-salze), Tetracain(-salze), Silbersalze/-verbindungen, (wasserhaltige) Wollwachs(-alkohole), Wollwachsalkoholcreme
Undecylensäure	Stärke
Unguentum diachylon	Iod(-salze), Iodoform, Schwefel
Urethan	Resorcin
Vancomycinhydrochlorid	Aminophyllin, Barbiturate, Benzylpenicillin, Dextrose-Lösung, Ceftazidim, Ceftriaxon, Chloramphenicol(-salze), Chlorothiazid-Natrium, Dexamethason-Natrium-phosphat, Gelatine, Heparin(-Natrium), Idarubicin, Methicillin(-Natrium), Natriumhydrogencarbonat, Warfarin-Natrium, bei gleichzeitiger Gabe von Vancomycinhydrochlorid und anderen Antibiotika sollte die Verabreichung getrennt erfolgen
Vaselin-Lanettecreme FNA	Chlorhexidin(salze), Clindamycinhydrochlorid, Lidocain(hydrochlorid), Miconazol(nitrat), Tetracyclinhydrochlorid
Vitamin B	Erythromycin(-salze), Gentamicin(-sulfat), Tetracyclin(-salze)

Substanz	Bekannte Inkompatibilitäten
Vitamin B_{12} (Cyanocobalamin)	Phytomenadion (Vitamin K)
Vitamin C (Ascorbinsäure)	Eisen(-salze), Erythromycin(-salze), Hexamin, Kaliumpermanganat, Natriumsalicylat, Schwermetall(-salze), Furosemid, Kanamycinsulfat, Natriumalginat (Alginat, Alginsäureester), Neomycinsulfat, Phytomenadion (Vitamin K), Phenylephrinhydrochlorid, Theobrominsalicylat
Vitamin K (Phytomenadion)	Ascorbinsäure (Vitamin C), Cyanocobalamin, Dextran, Phenytoin (Trübung bei Mischung von i. v.-Lösungen)
Vitamin-A-Säure (Tretinoin)	Alkalien, Oxidationsmittel
Warfarin-Natrium	Epinephrinhydrochlorid, Amikacinsulfat, Labetalolhydrochlorid, Metaraminoltartrat, Oxytocin, Promazinhydrochlorid, Tetracyclinhydrochlorid, Vancomycinhydrochlorid, Adsorption an Bolus (Kaolin)
Wasserhaltiges Magnesiumhydrogencitrat	Natriumfluorid, Polymyxin-B-sulfat, Tobramycin, Benzalkoniumchlorid
Wasserstoffperoxid	zersetzt sich bei Berührung mit oxidierbaren, organischen Substanzen, bei Kontakt mit Metallen, Staub, Schwermetall(-salze) und in alkalischer Lösung, Isopropanol, Kohle, Iod(-salze), Iodoform, Kaliumpermanganat
Wollwachs	Phenole, Resorcin, Tumenol-Ammonium
Wollwachs, wasserhaltiges	Phenole, Resorcin, Tumenol-Ammonium
Wollwachsalkoholcreme DAB	Tumenol-Ammonium, Phenole, Resorcin, Verflüssigung mit Steinkohlenteer, Steinkohlenteerlösung und Steinkohlenteerspiritus
Wollwachsalkohole	Phenole, Resorcin, Tumenol-Ammonium
Zinkacetat-Dihydrat	Alkalien, Bentonit, Borax (Natriumtetraborat), Erdalkalisalze, Natriumtetraborat, Phosphate, Polyacrylsäure, Proteine, Silbersalze/-verbindungen, Tannin (Fällung), Tetracyclin(-salze), Chinolinolsulfat (8-Hydroxychinolinsulfat), Chinolinolsulfat, Natriumedetat, führt zur Verfärbung von Glycerol
Zinkoxid	Clioquinol, Dithranol, Hydroxychinolin, Iodchloroxychinolin, Perubalsam, Salicylsäure, Natriumedetat, führt zur Verfärbung von Glycerol
Zinksalze	Alkalien, Bentonit, Borax (Natriumtetraborat), Chlorhexidindiacetat, Chlorhexidingluconat, Erdalkalisalze, Natriumtetraborat, Phosphate, Polyacrylsäure, Proteine, Silbersalze/-verbindungen, Tannin (Fällung), Tetracyclin(-salze), Chinolinolsulfat (8-Hydroxychinolinsulfat), Chinolinolsulfat, Natriumedetat, führt zur Verfärbung von Glycerol
Zucker	Kaliumpermanganat, Silbersalze/-verbindungen
Zuckeralkohole	Dimeticon, PHB-Ester (z. B. Methyl-4-hydroxybenzoat, Propyl-4-hydroxybenzoat)

Tabelle 8: Isotonisierung

Bestimmte Arzneimittel müssen dem Milieu von Blut-, Gewebe- und Tränenflüssigkeit durch Isotonisierung (Einstellung auf den gleichen osmotischen Druck bzw. die gleiche Gefrierpunktserniedrigung) angepasst werden, um Schmerzen bei der Applikation und/oder Gewebeschäden zu vermeiden. Dies betrifft insbesondere parenteral, ophthal und nasal verabreichte Darreichungsformen. Bei Zubereitungen zur Anwendung am Ohr ist eine Isotonisierung meist nicht erforderlich. Lediglich wässrige Ohrentropfen, die möglicherweise mit dem Mittelohr in Berührung kommen (z. B. bei verletztem Trommelfell oder chirurgischen Eingriffen), sind isoton anzugleichen.
Zur Prüfung der Isotonie steht eine Vielzahl verschiedener Berechnungsmöglichkeiten zur Verfügung, die der einschlägigen Fachliteratur entnommen werden können. Hier soll ausschließlich die weit verbreite Berechnungsmethode über die Gefrierpunktserniedrigung erläutert werden. Berechnen Sie hierzu die Gefrierpunktserniedrigung der Zubereitung anhand folgender Formel:

$$\Delta T_f = n_{AS}^{\%} \cdot \Delta T_f^{AS1\%} + n_{H}^{\%} \cdot \Delta T_f^{H1\%}$$

Sollwert:

$$\Delta T_f = 0{,}52\,H$$

Hierbei gilt:

- ΔT_f Gefrierpunktserniedrigung der Zubereitung gegenüber reinem Wasser [°C]
- $n_{AS}^{\%}$ Arzneistoffgehalt der Lösung [%]
- $\Delta T_f^{AS1\%}$ Gefrierpunktserniedrigung einer einprozentigen Lösung des betreffenden Arzneistoffs gegenüber reinem Wasser [°C] (vgl. Tab. 8)
- $n_{H}^{\%}$ Hilfsstoffgehalt der Lösung [%]
- $\Delta T_f^{H1\%}$ Gefrierpunktserniedrigung einer einprozentigen Lösung des betreffenden Hilfsstoffs gegenüber reinem Wasser [°C] (vgl. Tab. 8)

Enthält eine Lösung mehrere Wirk- bzw. Hilfsstoffe, so sind die jeweiligen Werte für $n_{AS}^{\%} \cdot \Delta T_f^{AS1\%}$ bzw. $n_{H}^{\%} \cdot \Delta T_f^{H1\%}$ aufzuaddieren.
Der Sollwert von $\Delta T_f - 0{,}52H$ charakterisiert eine isotone Lösung. Bei $\Delta T_f < 0{,}52H$ liegt eine hypotone Lösung vor, die durch Hilfsstoffzusatz isotonisiert werden kann. Die Menge $m_{H}^{\%}$ des zur Isotonisierung zuzusetzenden Hilfsstoffes in Prozent errechnet sich nach folgender Formel:

$$m_{H}^{\%} = \frac{0{,}52H - \Delta T_f}{\Delta T_f^{H1\%}}$$

Hierbei gilt:

- $m_{H}^{\%}$ Gehalt an Hilfsstoff, der der Lösung zugesetzt werden muss [%]
- ΔT_f Gefrierpunktserniedrigung der Zubereitung [°C] (Ergebnis der ersten Gleichung)
- $\Delta T_f^{H1\%}$ Gefrierpunktserniedrigung einer einprozentigen Lösung des Hilfsstoffs, der zugesetzt werden soll [°C] (vgl. Tab. 8)

Prüfung

Überprüfen Sie mithilfe der oben genannten Formel und den in Tab. 8 gelisteten Werten für die Gefrierpunktserniedrigung, ob die Zubereitung isoton ist! Hypotone Lösungen sind, wenn möglich, durch den Zusatz eines geeigneten Hilfsstoffs zu isotonisieren! Falls Sie Anpassungen vornehmen, denken Sie daran ggf. die Plausibilität der veränderten Gesamtrezeptur erneut zu prüfen!

Beachten Sie:

- Hypertone Lösungen ließen sich zwar prinzipiell durch Lösungsmittelzusatz isotonisieren, davon ist jedoch Abstand zu nehmen, da die Zubereitung dadurch in vielfältiger Weise verändert würde – nicht zuletzt durch eine geringere Wirkstoffkonzentration. Bei hypertonen Zubereitungen, deren Anwendung nicht mehr tolerierbar erscheint, sollte die Rezeptur demnach von Grund auf neu formuliert werden!
- Je größer die applizierte Menge, desto geringer ist der Toleranzbereich hinsichtlich einer Abweichung von der Isotonie.

Bezeichnung	Gefrierpunktserniedrigung einer einprozentigen Lösung [°C]
Acetylcystein	0,13
Aluminiumkaliumsulfat-Dodecahydrat	0,08
Amphetaminsulfat	0,13
Ascorbinsäure	0,10
Atropinsulfat-Monohydrat	0,07
Bacitracin	0,03
Benzylalkohol	0,10
Benzylpenicillin-Natrium	0,10
Borsäure	0,28
Calciumchlorid-Dihydrat	0,30
Carbachol	0,20
Chloramphenicolhydrogensuccinat-Natrium	0,08
Chlortetracyclinhydrochlorid	0,06
Ciprofloxacinhydrochlorid	0,05
Clonidinhydrochlorid	0,13
Cocainhydrochlorid	0,09
Dexamethasondihydrogenphosphat-Dinatrium	0,10
Dexpanthenol	0,09
Diphenhydraminhydrochlorid	0,12
Epinephrinhydrogentartrat	0,11
Ethacridinlactat-Monohydrat	0,03
Ethylmorphinhydrochlorid-Dihydrat	0,09
Fluorescein-Dinatrium	0,18
Fructose	0,10
Gentamicinsulfat	0,04
Glucose, wasserfrei	0,10
Glucose-Monohydrat	0,09
Glycerol 85 %	0,18
Harnstoff	0,33
Histamindihydrochlorid	0,25
Histidinhydrochlorid-Monohydrat	0,15
Hydrocortisonhydrogensuccinat-Natrium	0,09
Hyoscyaminhydrobromid	0,10
Kaliumchlorid	0,43
Kaliumdihydrogenphosphat	0,24
Kaliumiodid	0,20
Kaliummonohydrogenphosphat	0,26
Kaliumnitrat	0,32
Kupfer(II)-sulfat-Pentahydrat	0,10
Lidocainhydrochlorid-Monohydrat	0,12
Magnesiumsulfat-Heptahydrat	0,10
Mannitol	0,10

Bezeichnung	Gefrierpunktserniedrigung einer einprozentigen Lösung [°C]
Morphinhydrochlorid-Trihydrat	0,08
Naphazolinhydrochlorid	0,14
Naphazolinnitrat	0,12
Natriumacetat-Trihydrat	0,26
Natriumchlorid	0,58
Natriumcitrat-Dihydrat	0,20
Natriumdihydrogenphosphat-Dihydrat	0,21
Natriumedetat-Dihydrat	0,15
Natriumhydrogencarbonat	0,38
Natriumiodid	0,22
Natriummonohydrogenphosphat-Dodecahydrat	0,13
Natriumnitrat	0,40
Natriumsalicylat	0,21
Natriumtetraborat-Decahydrat	0,28
Natriumthiosulfat-Pentahydrat	0,17
Neomycinsulfat	0,06
Neostigminbromid	0,12
Oxybuprocainhydrochlorid	0,11
Oxybutyninhydrochlorid	0,08
Oxytetracyclinhydrochlorid	0,08
Phenylephrinhydrochlorid	0,19
Physostigminsalicylat	0,09
Pilocarpinhydrochlorid	0,14
Pilocarpinnitrat	0,14
Polihexanid	0,07
Polymyxin-B-sulfat	0,05
Povidon-Iod	0,01
Prednisolonhydrogensuccinat-Natrium	0,09
Procainhydrochlorid	0,12
Ribavirin	0,07
Saccharose	0,06
Scopolaminhydrobromid-Trihydrat	0,07
Silbereiweiß	0,05
Silbereiweiß-Acetyltannat, boraxfreies	0,15
Silbereiweiß-Acetyltannat, boraxhaltiges	0,10
Silbernitrat	0,19
Tannin	0,02
Tetracainhydrochlorid	0,11
Tobramycinsulfat	0,04
Uridin	0,07
Vancomycinhydrochlorid	0,02
Zinksulfat-Heptahydrat	0,09

Tabelle 9: Konservierung

Rezepturen müssen hygienisch einwandfrei hergestellt werden und auch während des gesamten Anwendungszeitraums mikrobiologisch einwandfrei bleiben. Bis auf wenige Ausnahmen handelt es sich bei Rezepturen um Zubereitungen, die in Mehrdosenbehältnissen abgefüllt sind. Mikrobiell anfälligen Rezepturen wird daher meist ein adäquates Konservierungsmittel zugesetzt, das das Produkt vor mikrobiellem Verderb schützt. Wenn die Konservierung ausgeschlossen werden soll, hat der Arzt dies auf dem Rezept zu vermerken. In diesem Fall ist die Aufbrauchfrist entsprechend zu beschränken.

Bei der Beurteilung der mikrobiellen Stabilität einer Zubereitung ist zu berücksichtigen, dass manche Wirkstoffe in therapeutisch eingesetzten Konzentrationen selbst ausreichend antimikrobiell wirksam sind (Tab. 2), sodass sich der Zusatz weiterer Konservierungsmittel erübrigt. Gleiches gilt für die Verwendung standardisierter Grundlagen, denen häufig bereits Konservierungsmittel in adäquater Menge beigemischt sind (Tab. 4). Vor dem Zusatz von Konservierungsmitteln sollte daher grundsätzlich überprüft werden, ob die Zubereitung nicht bereits durch den Wirkstoff, die Grundlage oder sonstige Hilfsstoffe ausreichend konserviert ist. Sollte dies nicht der Fall sein, ist ein geeignetes Konservierungsmittel auszuwählen. Dabei ist darauf zu achten, dass das Konservierungsmittel für die durch die Darreichungsform vorgegebene **Applikationsart** zugelassen ist. Um eine adäquate antimikrobielle Wirksamkeit zu gewährleisten, muss eine ausreichend hohe **Konzentration** des freien Konservierungsmittels in der wässrigen Phase der Zubereitung vorliegen. Ferner ist zu beachten, dass manche Konservierungsmittel nur in bestimmten **pH-Bereichen** antimikrobiell wirksam sind. Die für eine entsprechende Überprüfung der vorgesehenen Konservierung notwendigen Angaben können der nachfolgenden Tabelle entnommen und somit einfach und schnell mit jenen der angeforderten Rezeptur verglichen werden. Beachten Sie dabei, dass einige Konservierungsmittel aufgrund toxikologischer Relevanz oder lokaler Reizungserscheinungen in bestimmten Fällen nicht eingesetzt werden dürfen!

Prüfung

Überprüfen Sie anhand der nachfolgenden Tabelle, ob das Konservierungsmittel für die gewählte Darreichungsform geeignet ist, die Konzentration zur Konservierung ausreicht, das Konservierungsmittel beim vorliegenden pH-Wert der Zubereitung (Tab. 4) wirksam ist und ob ggf. besondere Maßnahmen (z. B. Lichtschutz o. ä.) ergriffen werden müssen, um eine angemessene Konservierung zu gewährleisten!

Falls Sie Anpassungen vornehmen, denken Sie daran ggf. die Plausibilität der veränderten Gesamtrezeptur erneut zu prüfen!

Beachten Sie:

- In einigen Fällen gewährleistet/n der Wirkstoff / die Wirkstoffe oder das verwendete Lösungsmittel/die verwendete Grundlage bereits selbst einen ausreichenden antimikrobiellen Schutz. In diesen Fällen sollte eine überflüssige Konservierung vermieden und auf den Zusatz weiterer antimikrobiell wirksamer Substanzen verzichtet werden.
- Neben der antimikrobiellen Wirkung, können auch die Stabilität des Konservierungsmittels sowie dessen Wasserlöslichkeit vom pH-Wert abhängig sein. Die im Folgenden tabellierten pH-Bereiche resultieren daher aus einer Gesamtschau der genannten Aspekte.
- Weitere Einschränkungen für den rezeptierbaren pH-Bereich ergeben sich aus dem Stabilitätsoptimum des Wirkstoffs / der Wirkstoffe sowie ggf. aus der vorgesehenen Applikationsart. Diese Einschränkungen sind unbedingt zu respektieren, ggf. muss ein anderes, besser geeignetes Konservierungsmittel ausgewählt werden.

Konservierungsmittel	Stoffklasse	pH-Bereich	pH-Optimum	Konzentration [%]	Wasserlöslichkeit
Benzalkoniumchlorid	Quartäre Stickstoffverbindung	4–8	7–8	0,005–0,02	Sehr leicht wasserlöslich
Benzoesäure	Carbonsäure	≤ 5	≤ 5	0,1–0,5	Wasserlöslichkeit: 0,29 %
Benzylalkohol	Alkohol	≤ 8	≤ 5	0,5–2	Wasserlöslichkeit: ca. 4 %
Cetrimoniumbromid (= Cetrimid)	Quartäre Stickstoffverbindung	4–8	4–8	0,005–0,01	Leicht wasserlöslich
Cetylpyridiniumchlorid	Quartäre Stickstoffverbindung	4–8	6–8	0,001–0,01	Wasserlöslich; schäumt beim Schütteln
Chlorhexidindiacetat		5–8 (Ausfällung bei pH > 8)	5–6	0,01–0,1	Wasserlöslichkeit: 1,9 %
Chlorhexidindigluconat		5–8 (Ausfällung bei pH > 8)	5–6	0,01–0,1	Wasserlöslichkeit: > 70 %
Chlorobutanol	Alkohol	≤ 4	≤ 4	0,05–0,5	Wasserlöslichkeit: 0,8 %
Chlorocresol	Phenol	≤ 10	≤ 4	0,1–0,2	Schwer wasserlöslich
Cresol	Phenol	≤ 10	≤ 4	0,2–0,4	Sehr schwer wasserlöslich
Ethanol	Alkohol	pH-unabhängig	pH-unabhängig	≥ 21 (V/V)	Mit Wasser mischbar
4-Hydroxybenzoesäureester (PHB-Ester) [Mischung aus Methyl- und Propylester (3+1)]	Phenol	1–8,5 (Hydrolyse bei pH > 8)	4–6	0,05–0,1	Methyl-4-hydroxybenzoat: Wasserlöslichkeit: 0,25 % Propyl-4-hydroxybenzoat: Wasserlöslichkeit: 0,04 %
Isopropanol	Alkohol	pH-unabhängig	pH-unabhängig	≥ 15 (V/V)	Mit Wasser mischbar
Kaliumsorbat	Carbonsäure	3,5–5,5	3,5–5,5	0,07–0,3	Sehr leicht wasserlöslich
Methyl-4-hydroxybenzoat	Phenol	$\leq 8,5$ (Hydrolyse bei pH > 8)	4–6	0,05–0,2	Wasserlöslichkeit: 0,25 %
Natriumbenzoat	Carbonsäure	≤ 5	≤ 5	0,15–1,0	Sehr leicht wasserlöslich
Pentylenglycol	Alkohol	pH-unabhängig	pH-unabhängig	10 (bezogen auf Wasserphase)	Mit Wasser mischbar
2-Phenoxyethanol	Alkohol	pH-unabhängig	pH-unabhängig	0,5–2	Wasserlöslichkeit: 2,3 %
Phenylmercuriacetat	Organo-Quecksilber-verbindung	> 7	7–9	0,002–0,005	Wasserlöslichkeit: 0,2 %
Phenylmercuriborat	Organo-Quecksilber-verbindung	> 7	7–9	0,002–0,005	Schwer wasserlöslich
Phenylmercurinitrat	Organo-Quecksilber-verbindung	> 7	7–9	0,002–0,005	Sehr schwer wasserlöslich; löst sich in Glycerol und fetten Ölen
Polihexanid		5–8	5–8	0,001–0,1	Leicht wasserlöslich
Propyl-4-hydroxybenzoat	Phenol	1–8,5 (Hydrolyse bei pH > 8)	4–6	0,01–0,03	Wasserlöslichkeit: 0,04 %
Propylenglycol	Alkohol	pH-unabhängig	pH-unabhängig	20 (bezogen auf Wasserphase)	Mit Wasser mischbar
Sorbinsäure	Carbonsäure	3,5–5,5	3,5–5,5	0,05–0,2	Wasserlöslichkeit: 0,16 %
Thiomersal	Organo-Quecksilber-verbindung	< 7	4–7	0,001–0,01	Leicht wasserlöslich

Besondere Eigenschaften	Bevorzugte Verwendung	Cave	Konservierungsmittel
Grenzflächenaktiv, synergistischer Effekt mit Zusatz von 0,1 % Natriumedetat; Inkompatibel mit einigen anionischen Substanzen	Ophthalmika; Inhalanda; Nasalia; Dermatika	Einschränkung bei Nasalia, wegen Beeinträchtigung des Flimmerepithels	**Benzalkoniumchlorid**
Aufbewahrung unter Lichtschutz	Dermatika; Rektalia; Vaginalia; Oralia; Mund- und Rachentherapeutika	Pädiatrie, weil toxikologisch relevant; Ophthalmika; Nasalia; verletztes Ohr; Inhalanda	**Benzoesäure**
Oxidationsempfindlich; Moderate Verteilung in die Lipidphase	Dermatika; Parenteralia	Pädiatrie, weil toxikologisch relevant	**Benzylalkohol**
Inkompatibel mit den meisten anionischen Substanzen	Ophthalmika; Nasalia; Dermatika; Oralia	Berichte über zunehmende Allergisierung	**Cetrimoniumbromid (= Cetrimid)**
Inkompatibel mit den meisten anionischen Substanzen	Dermatika; Ophthalmika	–	**Cetylpyridiniumchlorid**
Inkompatibel mit den meisten anionischen Substanzen; Zersetzung zum toxikologisch relevanten 4-Chloranilin	Dermatika; Rektalia; Vaginalia; Mund- und Rachentherapeutika; Ophthalmika	Auricularia (Aufbereitungsmonographie); Nasalia (lokale Reizungen); Wundbehandlung	**Chlorhexidindiacetat**
Inkompatibel mit den meisten anionischen Substanzen; Zersetzung zum toxikologisch relevanten 4-Chloranilin	Dermatika; Rektalia; Vaginalia; Mund- und Rachentherapeutika; Ophthalmika	Auricularia (Aufbereitungsmonographie); Nasalia (lokale Reizungen); Wundbehandlung	**Chlorhexidindigluconat**
Sehr geringe chem. Stabilität; flüchtig (→ keine Hitzebehandlung)	Dermatika; Ophthalmika	Zubereitungen mit langer Laufzeit sollten gepuffert werden, da bei der Zersetzung von Chlorobutanol H^+-Ionen enstehen, die zu einem pH-Shift führen können.	**Chlorobutanol**
Nichtionische Tenside führen zu Wirkminderung	Parenteralia	Brennt auf Schleimhäuten	**Chlorocresol**
	Seren; wässrige Injektionspräparate	Brennt auf Schleimhäuten	**Cresol**
Austrocknend; hautreizend	Dermatika; Oralia	Pädiatrie, weil toxikologisch relevant	**Ethanol**
Abwandern in die lipophile Phase möglich: antimikrobiell wirksame Konzentration erreicht?; Ausfällung bei Aufbewahrung im Kühlschrank; hydrolyseempfindlich im stark Sauren und im Basischen	Dermatika; Rektalia; Vaginalia; Oralia; Mund- und Rachentherapeutika; Inhalanda; Parenteralia	Allergierisiko; Ophthalmika & Nasalia (lokale Reizungen); Propyl-4-hydroxybenzoat in Oralia nicht in der Pädiatrie oder während der Schwangerschaft	**4-Hydroxybenzoesäureester (PHB-Ester) [Mischung aus Methyl- und Propylester (3+1)]**
Austrocknend; hautreizend	Dermatika; Otologika	Pädiatrie, weil toxikologisch relevant	**Isopropanol**
Wirkform ist die freie Säure; zu hohen pH durch wasserfreie Zitronensäure senken	Dermatika; Rektalia; Vaginalia; Oralia; Mund- und Rachentherapeutika	Ophthalmika; Nasalia; Inhalanda	**Kaliumsorbat**
Abwandern in die lipophile Phase möglich: antimikrobiell wirksame Konzentration erreicht?; hydrolyseempfindlich im stark Sauren und im Basischen; synergistischer Effekt mit Propylenglycol	Dermatika; Rektalia; Vaginalia; Oralia; Mund- und Rachentherapeutika; Inhalanda; Parenteralia	Allergierisiko; Ophthalmika & Nasalia (lokale Reizungen)	**Methyl-4-hydroxybenzoat**
Wirkform ist die freie Säure; zu hohen pH durch wasserfreie Zitronensäure senken	Dermatika; Rektalia; Vaginalia; Oralia; Mund- und Rachentherapeutika	Pädiatrie, weil toxikologisch relevant; Ophthalmika; Nasalia; verletztes Ohr; Inhalanda	**Natriumbenzoat**
Hautreizend bei > 20 %	Dermatika	–	**Pentylenglycol**
Moderate Verteilung in die Lipidphase	Dermatika; Parenteralia	–	**2-Phenoxyethanol**
Zerstörung durch Oxidationsmittel; Wirkminderung durch Elektrolyte; inkompatibel mit anionenaktiven Substanzen (v. a. Halogeniden); ausgeprägte Sorptionsneigung an Grenzflächen, Gummi und Kunststoffe; Aufbewahrung unter Lichtschutz	Ophtalmika	Organo-Quecksilberverbindungen sollten wenn möglich vermieden werden	**Phenylmercuriacetat**
Zerstörung durch Oxidationsmittel; Wirkminderung durch Elektrolyte; inkompatibel mit anionenaktiven Substanzen (v. a. Halogeniden); ausgeprägte Sorptionsneigung an Grenzflächen, Gummi und Kunststoffe; Aufbewahrung unter Lichtschutz	Ophtalmika	Organo-Quecksilberverbindungen sollten wenn möglich vermieden werden	**Phenylmercuriborat**
Zerstörung durch Oxidationsmittel; Wirkminderung durch Elektrolyte; inkompatibel mit anionenaktiven Substanzen (v. a. Halogeniden); ausgeprägte Sorptionsneigung an Grenzflächen, Gummi und Kunststoffe; Aufbewahrung unter Lichtschutz	Ophtalmika	Organo-Quecksilberverbindungen sollten wenn möglich vermieden werden	**Phenylmercurinitrat**
Inkompatibel mit einigen anionischen Substanzen; synergistischer Effekt mit nichtionischen Tensiden und Natriumedetat 0,1 %	Dermatika; Ophthalmika; Nasalia; Wund- und Mundtherapeutika	–	**Polihexanid**
Abwandern in die lipophile Phase möglich: antimikrobiell wirksame Konzentration erreicht?; Ausfällung bei Aufbewahrung im Kühlschrank; hydrolyseempfindlich im stark Sauren und im Basischen	Dermatika; Rektalia; Vaginalia; Oralia; Mund- und Rachentherapeutika; Inhalanda; Parenteralia	Allergierisiko; Ophthalmika & Nasalia (lokale Reizungen); in Oralia nicht in der Pädiatrie oder während der Schwangerschaft	**Propyl-4-hydroxybenzoat**
Hautreizend bei > 20 %	Dermatika; Rektalia; Vaginalia; Oralia	Pädiatrie, weil toxikologisch relevant	**Propylenglycol**
Oxidative Zersetzung (→ Lichtschutz); wasserdampfflüchtig	Dermatika; Rektalia; Vaginalia; Oralia; Mund- und Rachentherapeutika	Ophthalmika; Nasalia; Inhalanda	**Sorbinsäure**
Zerstörung durch Oxidationsmittel; Wirkminderung durch Elektrolyte; inkompatibel mit anionenaktiven Substanzen (v. a. Halogeniden); ausgeprägte Sorptionsneigung an Grenzflächen, Gummi und Kunststoffe; Aufbewahrung unter Lichtschutz	Ophtalmika; vereinzelt Parenteralia	Organo-Quecksilberverbindungen sollten wenn möglich vermieden werden	**Thiomersal**

Tabelle 10: Aufbrauchfrist

Rezepturen müssen bei Abgabe an den Patienten mit dem konkreten Enddatum der Aufbrauchfrist gekennzeichnet werden (§ 14 ApBetrO). Bei standardisierten Zubereitungen ist es meist relativ einfach, dieser Pflicht nachzukommen, da die entsprechenden Daten für gewöhnlich der jeweiligen Monographie zu entnehmen sind. Bei frei komponierten Rezepturen ist es ungleich schwieriger, eine adäquate Aufbrauchfrist festzulegen, da in der Regel keine experimentellen Daten zur Haltbarkeit dieser speziellen Zubereitungen vorliegen. In diesen Fällen behilft man sich mit Richtwerten, die von physikalisch und chemisch stabilen Rezepturen ausgehen. Diese Annahme erscheint insofern sachgerecht, als es ja das Ziel der obligatorischen Plausibilitätsprüfung ist – ggf. nach entsprechender Anpassung – eine Rezeptur zu erhalten, deren physikalische und chemische Stabilität gewährleistet ist. Für diese Fälle können die Richtwerte der folgenden Tabelle zur Ermittlung der Haltbarkeit herangezogen werden. Dies entbindet den Apotheker jedoch nicht von der Plicht, im Einzelfall unter Einbeziehung individueller, rezepturspezifischer Erkenntnisse oder bei Zweifeln an der längerfristigen Stabilität der Zubereitung eine kürzere Aufbrauchfrist festzulegen.

Prüfung

Ermitteln Sie anhand der folgenden Tabellen die Aufbrauchfrist der herzustellenden Zubereitung und vergleichen Sie diese mit dem üblichen bzw. vom Arzt/Patienten vorgesehenen Anwendungszeitraum! Überprüfen Sie, ob die Aufbrauchfrist den gesamten geplanten Anwendungszeitraum abdeckt!
Falls nein, überprüfen Sie, ob sich die Aufbrauchfrist durch die Wahl eines anderen Abgabegefäßes, den Zusatz von Konservierungsmitteln oder andere geeignete Maßnahmen (z. B. Verschreibung kleinerer Abgabemengen) mit der voraussichtlichen Anwendungsdauer in Einklang bringen lässt!

Falls Sie Anpassungen vornehmen, denken Sie daran ggf. die Plausibilität der veränderten Gesamtrezeptur erneut zu prüfen!

Beachten Sie:

- Für Rezepturen mit zweifelhafter Stabilität ist individuell eine kürzere Aufbrauchfrist festzulegen, als in den nachfolgenden Tabellen empfohlen. Die Aufbrauchfrist sollte in diesen Fällen maximal 4 Wochen betragen oder sogar noch kürzer gewählt werden, wenn die physikalische und/oder chemische Stabilität der Zubereitung erfahrungsgemäß gering oder per se unbekannt ist.
- Bei Rezepturen, die therapiebedingt nur kurz angewendet werden sollen (z. B. Steinkohlenteer, Dithranol, stark wirksame Glucocorticoide o. ä.), ist es im Zuge einer Risikominimierung sinnvoll, die Aufbrauchfrist und die abzugebende Menge an die vorgesehene Anwendungsdauer anzupassen.

Zubereitungen zur kutanen Anwendung (Dermatika)

Feste Zubereitungen	Flüssige Zubereitungen	Halbfeste Zubereitungen		
Puder	**Emulsionen Suspensionen Lösungen**	**Cremes Hydrogele**	**Hydrophile Salben**	**Hydrophobe Salben Wasser aufnehmende Salben Lipophile Gele Pasten**
1 Jahr	**konserviert:** 6 Monate **nicht konserviert:** 1 Woche **wasserfrei:** 6 Monate **konserviert, auf Wunden:** 24 Stunden	**konserviert, Tube:** 1 Jahr **konserviert, Spenderdose:** 6 Monate **konserviert, Kruke:** 4 Wochen **nicht konserviert, Tube, Spenderdose:** 4 Wochen (Hydrophile Cremes und Hydrogele nur 1 Woche)	**Tube, Spenderdose:** 1 Jahr	**Tube, Spenderdose:** 1 Jahr **Kruke:** 6 Monate

Zubereitungen zum Einnehmen (Oralia)/Zubereitungen zur Anwendung in der Mundhöhle (Praeparationes buccales)

Feste Zubereitungen		Flüssige Zubereitungen	Halbfeste Zubereitungen		
Pulver Granulate	**Kapseln Globuli**	**Emulsionen Suspensionen Lösungen**	**Cremes Hydrogele**	**Hydrophile Salben**	**Hydrophobe Salben Wasser aufnehmende Salben Lipophile Gele Pasten**
1 Jahr	1 Jahr	**konserviert:** 6 Monate **nicht konserviert:** 1 Woche **wasserfrei:** 6 Monate **konserviert, auf Wunden:** 24 Stunden	**konserviert, Tube:** 1 Jahr **konserviert, Spenderdose:** 6 Monate **konserviert, Kruke:** 4 Wochen **nicht konserviert, Tube, Spenderdose:** 4 Wochen (Hydrophile Cremes und Hydrogele nur 1 Woche)	**Tube, Spenderdose:** 1 Jahr	**Tube, Spenderdose:** 1 Jahr **Kruke:** 6 Monate

Zubereitungen zur nasalen Anwendung (Nasalia)

Flüssige Zubereitungen		Halbfeste Zubereitungen		
Nasentropfen Nasenspray	**Nasenemulsion**	**Cremes Hydrogele**	**Hydrophile Salben**	**Hydrophobe Salben Wasser aufnehmende Salben Lipophile Gele Pasten**
konserviert, Pipetten-/Quetschflasche: 2 Wochen **konserviert, Flasche mit Pumpzerstäuber:** 6 Monate **nicht konserviert, Pipettenflasche:** 24 Stunden **nicht konserviert, Flasche mit Pumpzerstäuber:** 1 Woche	**konserviert, Tube, Spenderdose mit Applikator:** 3 Monate **konserviert, Pipettenflasche:** 2 Wochen **nicht konserviert, Tube, Spenderdose mit Applikator:** 1 Woche **nicht konserviert, Pipettenflasche:** 24 Stunden	**konserviert, Tube:** 1 Jahr **konserviert, Spenderdose:** 6 Monate **konserviert, Kruke:** 4 Wochen **nicht konserviert, Tube, Spenderdose:** 4 Wochen (Hydrophile Cremes und Hydrogele nur 1 Woche)	**Tube, Spenderdose:** 1 Jahr	**Tube, Spenderdose:** 1 Jahr **Kruke:** 6 Monate

Zubereitungen zur rektalen Anwendung (Rectalia)

Feste Zubereitungen	Flüssige Zubereitungen	Halbfeste Zubereitungen		
Suppositorien	**Emulsionen Suspensionen Lösungen**	**Cremes Hydrogele**	**Hydrophile Salben**	**Hydrophobe Salben Wasser aufnehmende Salben Lipophile Gele Pasten**
Grundlage Hartfett, Macrogol oder Kakaobutter: 1 Jahr **Grundlage Glycerol-Gelatine (nicht konserviert):** 4 Wochen	**konserviert:** 6 Monate **nicht konserviert:** 1 Woche **wasserfrei:** 6 Monate **konserviert, auf Wunden:** 24 Stunden	**konserviert, Tube:** 1 Jahr **konserviert, Spenderdose:** 6 Monate **konserviert, Kruke:** 4 Wochen **nicht konserviert, Tube, Spenderdose:** 4 Wochen (Hydrophile Cremes und Hydrogele nur 1 Woche)	**Tube, Spenderdose:** 1 Jahr	**Tube, Spenderdose:** 1 Jahr **Kruke:** 6 Monate

10

Zubereitungen zur vaginalen Anwendung (Vaginalia)

Feste Zubereitungen	Flüssige Zubereitungen	Halbfeste Zubereitungen		
Vaginalglobuli **Vaginalsuppositorien**	**Emulsionen** **Suspensionen** **Lösungen**	**Cremes** **Hydrogele**	**Hydrophile Salben**	**Hydrophobe Salben** **Wasser aufnehmende Salben** **Lipophile Gele** **Pasten**
Grundlage Hartfett, Macrogol oder Kakaobutter: 1 Jahr **Grundlage Glycerol-Gelatine (nicht konserviert):** 4 Wochen	**konserviert:** 6 Monate **nicht konserviert:** 1 Woche **wasserfrei:** 6 Monate **konserviert, auf Wunden:** 24 Stunden	**konserviert, Tube:** 1 Jahr **konserviert, Spenderdose:** 6 Monate **konserviert, Kruke:** 4 Wochen **nicht konserviert., Tube, Spenderdose:** 4 Wochen (Hydrophile Cremes und Hydrogele nur 1 Woche)	**Tube, Spenderdose:** 1 Jahr	**Tube, Spenderdose:** 1 Jahr **Kruke:** 6 Monate

Zubereitungen zur Anwendung am Ohr (Auricularia)

Flüssige Zubereitungen	Halbfeste Zubereitungen		
Emulsionen **Suspensionen** **Lösungen**	**Hydrogele**	**Hydrophobe Salben**	**Lipophile Cremes**
konserviert: 4 Wochen **nicht konserviert:** 24 Stunden (möglichst in sterilen Einzeldosisbehältnissen) **wasserfrei:** 4 Wochen	**konserviert, Tube, Spenderdose:** 4 Wochen	**Tube, Spenderdose:** 4 Wochen	**konserviert, Tube, Spenderdose:** 4 Wochen

Zubereitungen zur Anwendung am Auge (Ophthalmika)

Flüssige Zubereitungen	Halbfeste Zubereitungen		
Emulsionen **Suspensionen** **Lösungen**	**Hydrogele**	**Hydrophobe Salben**	**Lipophile Cremes**
wässrig, konserviert: 4 Wochen **wässrig, nicht konserviert:** 24 Stunden (möglichst in sterilen Einzeldosisbehältnissen) **ölig:** 4 Wochen (unkonservierte Immunsuppressiva nur 1 Woche)	**konserviert:** 4 Wochen	**Tube, Spenderdose:** 4 Wochen	**konserviert:** 4 Wochen **nicht konserviert:** 24 Stunden (möglichst in sterilen Einzeldosisbehältnissen)

Zubereitungen zur Inhalation (Inhalanda)

Flüssige Zubereitungen
Inhalationslösungen
konserviert: 4 Wochen **nicht konserviert:** 24 Stunden (in sterilem Einzeldosisbehältnis) **wasserfrei:** 1 Jahr

Tee

Feste Zubereitungen		Flüssige (wässrige) Zubereitungen
Species (gepulvert/angestoßen)	**Species (geschnitten)**	**Decocte, Infuse**
ohne flüchtige Bestandteile: 6 Monate **mit flüchtigen Bestandteilen (ätherische Öle):** 2 Wochen	**ohne flüchtige Bestandteile (ätherische Öle):** 1 Jahr **mit flüchtigen Bestandteilen (ätherische Öle):** 1 Jahr	**bei Raumtemperatur:** 24 Stunden **im Kühlschrank:** 3 Tage

Synonymverzeichnis

Alle Grundlagen in den Tab. 3, 4 und 7 sind jeweils unter der deutschen Bezeichnung gelistet.

Neue oder alte lateinische Bezeichnung	Deutsche Bezeichnung
Betulae pix	Birkenteer
Carbomeri mucilago aquosa	Wasserhaltiges Carbomergel DAB
Carbomeri mucilago cum 2-propanolo	Isopropanolhaltiges Carbomergel DAB
Carmellosi natrici mucilago	Carmellose-Natrium-Gel DAB
Cerae unguentum	Wachssalbe
Cremor anionicus hydrophilicus SR	Anionische hydrophile Creme SR DAC
Cremor basalis	Basiscreme DAC
Cremor basalis hydrophobicus	Hydrophobe Basiscreme DAC
Cremor nonionicus hydrophilicus SR	Nichtionische hydrophile Creme SR DAC
Emulsio basalis hydrophilica	Hydrophile Basisemulsion DAC
Gelatum basale hydrophobicum	Hydrophobes Basisgel DAC
Gelatum basale hydrophobicum emulsificans	Emulgierendes hydrophobes Basisgel DAC
Glyceroli unguentum	Glycerinsalbe
Hydroxyethylcellulosi mucilago	Hydroxyethylcellulosegel DAB
Lanae alcoholum unguenta aquosa SR	Wasserhaltige Wollwachsalkoholsalben SR DAC
Lanae alcoholum unguenta SR	Wollwachsalkoholsalben SR DAC
Lanae alcoholum unguentum	Wollwachsalkoholsalbe DAB
Lanae alcoholum unguentum aquosum	Wollwachsalkoholcreme DAB
Lanette unguentum	Lanette-Salbe
Lanolinum	Lanolin DAB
Linimentum aquosum SR	Wasserhaltiges Liniment SR DAC
Linimentum nonionicum aquosum	Nichtionisches wasserhaltiges Liniment SR DAC
Liquor carbonis detergens	Steinkohlenteer-Lösung
Lithanthracis picis liquor	Steinkohlenteer-Lösung
Lithanthracis pix	Steinkohlenteer
Lotio alba spirituosa	Ethanolische Zinkoxidschüttelmixtur
Lotio Zinci (aquosa)	Zinkoxidschüttelmixtur DAC
Macrogoli unguentum	Macrogolsalbe DAC
Mucilago Carbomeri aquosa	Wasserhaltiges Carbomergel DAB
Mucilago Carbomeri cum Alcoholo isopropylico	Isopropanolhaltiges Carbomergel DAB
Mucilago Hydroxyethylcellulosi	Hydroxyethylcellulosegel DAB
Mucilago Natrii Carboxymethylcellulosi	Carmellose-Natrium-Gel DAB
Oculentum emulsificans	Emulgierende Augensalbe DAC
Oculentum simplex	Einfache Augensalbe DAC
Oleum Zinci	Zinkoxidöl DAC
Pasta Zinci	Zinkpaste DAB
Pasta Zinci mollis	Weiche Zinkpaste DAB
Pix betulina	Birkenteer
Pix lithanthracis	Steinkohlenteer
Unguenta Alcoholum Lanae aquosa SR	Wasserhaltige Wollwachsalkoholsalben SR DAC
Unguenta Alcoholum Lanae SR	Wollwachsalkoholsalben SR DAC
Unguentum Alcoholum Lanae	Wollwachsalkoholsalbe DAB
Unguentum Alcoholum Lanae aquosum	Wollwachsalkoholcreme DAB
Unguentum basale	Basiscreme DAC
Unguentum basale hydrophobicum	Hydrophobe Basiscreme DAC
Unguentum cereum	Wachssalbe
Unguentum emulsificans	Hydrophile Salbe DAB
Unguentum emulsificans aquosum	Anionische hydrophile Creme DAB
Unguentum emulsificans aquosum N SR	Nichtionische hydrophile Creme SR DAC

Neue oder alte lateinische Bezeichnung	Deutsche Bezeichnung
Unguentum emulsificans aquosum SR	Anionische hydrophile Creme SR DAC
Unguentum emulsificans nonionicum aquosum	Nichtionische hydrophile Creme DAB
Unguentum Glycerini	Glycerinsalbe
Unguentum Lanette	Lanette-Salbe
Unguentum leniens	Kühlcreme DAB
Unguentum molle	Weiche Salbe DAC
Unguentum ophthalmicum emulsificans	Emulgierende Augensalbe DAC
Unguentum ophthalmicum simplex	Einfache Augensalbe DAC
Unguentum Polyaethylenglycoli	Macrogolsalbe DAC
Unguentum stearinicum	Stearatsalbe
Unguentum Zinci	Zinksalbe DAB
Vaselinum album	Weißes Vaselin
Vaselinum flavum	Gelbes Vaselin
Zinci oxidi lotio	Zinkoxidschüttelmixtur DAC
Zinci oxidi lotio spirituosa	Ethanolische Zinkoxidschüttelmixtur
Zinci oxidi oleum	Zinkoxidöl DAC
Zinci pasta	Zinkpaste DAB
Zinci pasta mollis	Weiche Zinkpaste DAB
Zinci unguentum	Zinksalbe DAB

Quellen

Agence Fédérale des Médicaments et des Produits de Santé (AFMPS) (Hrsg.). Formulaire Thérapeutique Magistral Belge (FTM), Bruxelles 2020

Arzneimittelkommission der Deutschen Apotheker (AMK), Information der AMK über „Bedenkliche Rezepturarzneimittel" Stand: Mai 2018. Berlin 2018

Auterhoff H, Knabe J, Höltje H-D. Lehrbuch der Pharmazeutischen Chemie. 14. Auflage, Wissenschaftliche Verlagsgesellschaft Stuttgart, 1999

Bährle-Rapp M. Springer Lexikon Kosmetik und Körperpflege. Springer Verlag, Berlin-Heidelberg 2012

Banerjea N, Gebler H. Synonym-Verzeichnis. 17. Aktualisierungslieferung, Deutscher Apotheker Verlag, Stuttgart 2020

Bauer K, Frömming K-H, Führer C. Lehrbuch der Pharmazeutischen Technologie. 10. Auflage, Wissenschaftliche Verlagsgesellschaft Stuttgart, 2017

Bergner A. Praxishilfe Rezeptur: Schritt-für-Schritt-Anleitungen für die Apotheke. 2. Auflage Deutscher Apotheker Verlag, Stuttgart 2021

Bundesapothekerkammer (BAK). Leitlinie „Prüfung und Lagerung der Ausgangsstoffe" einschl. Kommentar. Eschborn 2019

Bundesvereinigung Deutscher Apothekerverbände (ABDA) (Hrsg.). Deutscher Arzneimittel-Codex (DAC) inkl. Neues Rezeptur-Formularium (NRF). Govi-Verlag Pharmazeutischer Verlag GmbH, Eschborn 2020

Cyran W (Begr.), Rotta C (Hrsg.). Apothekenbetriebsordnung – Kommentar. 5. Auflage, 3. Aktualisierungslieferung, Deutscher Apotheker Verlag, Stuttgart 2020

Daniels R, Zielger A. S. Thoma/Daniels. Apothekenrezeptur und -defektur. 9. Aktualisierungslieferung, Deutscher Apotheker Verlag, Stuttgart 2020

Deutsches Arzneibuch 2020, Amtliche Ausgabe. Deutscher Apotheker Verlag, Stuttgart 2020

Eger K, Troschütz R, Roth H. Arzneistoffanalyse. 5. Auflage, Deutscher Apotheker Verlag, Stuttgart 2006

Europäisches Arzneibuch 10.1 (Grundwerk 2020), Amtliche deutsche Ausgabe. Deutscher Apotheker Verlag, Stuttgart 2021

Eifler-Bollen R. Caelo Rezeptur-Fächer. Caesar & Lorentz GmbH, Hilden 2013

Fagron Compoundig Kompass. Fagron GmbH & Co. KG, Barsbüttel 2020

Fahr A., Voigt R. Pharmazeutische Technologie: Für Studium und Beruf. 13. Auflage, Deutscher Apotheker Verlag, Stuttgart 2021

Garbe C, Reimann H. Dermatologische Rezepturen, 3. Auflage, Georg Thieme Verlag, Stuttgart 2017

Gesellschaft für Dermopharmazie. Leitlinien zur dermatologischen Rezeptur. Unter: http://www.gd-online.de/german/persoenlich/leitvorstand.htm (in der aktuellen Fassung 2017)

Haffner S, Schultz O-E, Schmid W, Braun R. Normdosen gebräuchlicher Arzneistoffe und Drogen. 25. Auflage, Wissenschaftliche Verlagsgesellschaft Stuttgart, 2020

Hensel A, Cartellieri S, Kupfernagel A. Memopharm für die Kitteltasche. 3. Auflage, Deutscher Apotheker Verlag, Stuttgart 2008

Hunnius C, Ammon HPT. Hunnius Pharmazeutisches Wörterbuch. 11. Auflage, Walter de Gruyter, Berlin – New York 2014

Jackson M, Lowey A. Handbook of Etemporaneous Preparation. Pharmaceutical Press, London – Chicago 2010

Jaffan-Kolb L, Erdmann H. Pädiatrische Dosistabellen – Dosierung kinderärztlich verordneter Arzneimittel, 16. Auflage, Wissenschaftliche Verlagsgesellschaft Stuttgart, 2021

Koninklijke Nederlandse Maatschappij ter bevordering der Pharmacie (KNMP) (Hrsg.). Formularium der Nederlandse Apothekers (FNA), Den Haag 2013

Milek I (Hrsg.). Das große PTAheute-Handbuch – Praxiswissen für die Apotheke. 2. Auflage Deutscher Apotheker Verlag, Stuttgart 2019

Niedner R, Ziegenmeyer J. Dermatika. Wissenschaftliche Verlagsgesellschaft Stuttgart, 1992

Peuke C, Dreeke-Ehrlich M. Rezeptur für die Kitteltasche. 4. Auflage, Deutscher Apotheker Verlag, Stuttgart 2014

Pharmazeutisches Laboratorium des NRF (Hrsg.). Tabellen fur die Rezeptur. 11. Auflage, Govi-Verlag Pharmazeutischer Verlag GmbH, Eschborn 2020

Saalfrank V. Mangelnde Plausibilität – Darf der Apotheker bei pharmazeutischen Bedenken die Rezeptur ändern? Deutsche Apotheker Zeitung, 15: 58 ff., 2013

Steinhilber D, Schubert-Zsilavecz M, Roth H. Medizinische Chemie. 2. Auflage, Deutscher Apotheker Verlag, Stuttgart 2010

Strauss D. Chemie für die pharmazeutische Praxis. 6. Auflage, Deutscher Apotheker Verlag, Stuttgart 2000

Trissel L. A. Trissel's Stability of Compounded Formulations, 5th edition. American Pharmacists Association (APhA), Washington, D. C. 2012

Wolf G. Rezepturen – Probleme erkennen, lösen, vermeiden. 4. Auflage, Deutscher Apotheker Verlag, Stuttgart 2013

Zesch A. Externa: Galenik – Wirkungen – Anwendungen. Springer Verlag, Berlin – Heidelberg – New York – London – Paris – Tokyo 1988

Ziegler A. S. aporello Grundlagen in der Rezeptur. Deutscher Apotheker Verlag, Stuttgart 2015

Ziegler A. S. aporello Hilfsstoffe in der Rezeptur. Deutscher Apotheker Verlag, Stuttgart 2015

Ziegler A. S. aporello Wirkstoffe in der Rezeptur. 2. Auflage, Deutscher Apotheker Verlag, Stuttgart 2015

Ziegler A. S. (Hrsg.) Rezeptur-Retter – Problemrezepturen erkennen – Rezepturprobleme vermeiden. Deutscher Apotheker Verlag, Stuttgart 2018

Der Autor

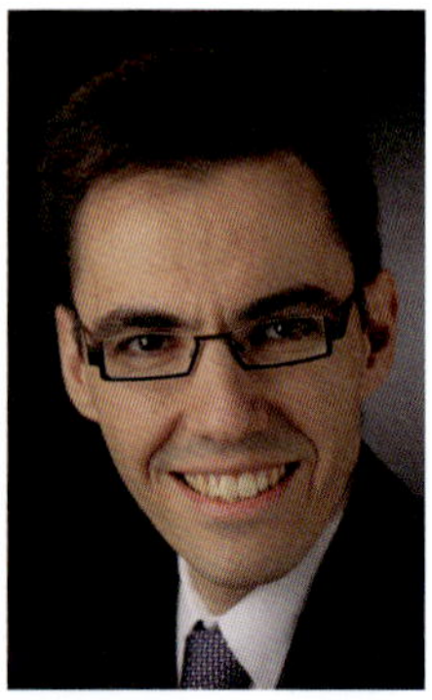

Dr. rer. nat. Andreas S. Ziegler

Studium der Pharmazie an der Friedrich-Alexander-Universität Erlangen-Nürnberg mit anschließender Promotion am dortigen Lehrstuhl für Pharmazeutische Technologie und Biopharmazie. Seit 2005 Referent und Wissenschaftsjournalist mit den Schwerpunkten Life Science und Wissenschaftskommunikation. Seit 2007 Fachapotheker für Pharmazeutische Technologie und Lehrauftrag für das Fach Pharmazeutische Technologie an der Friedrich-Alexander-Universität Erlangen-Nürnberg.

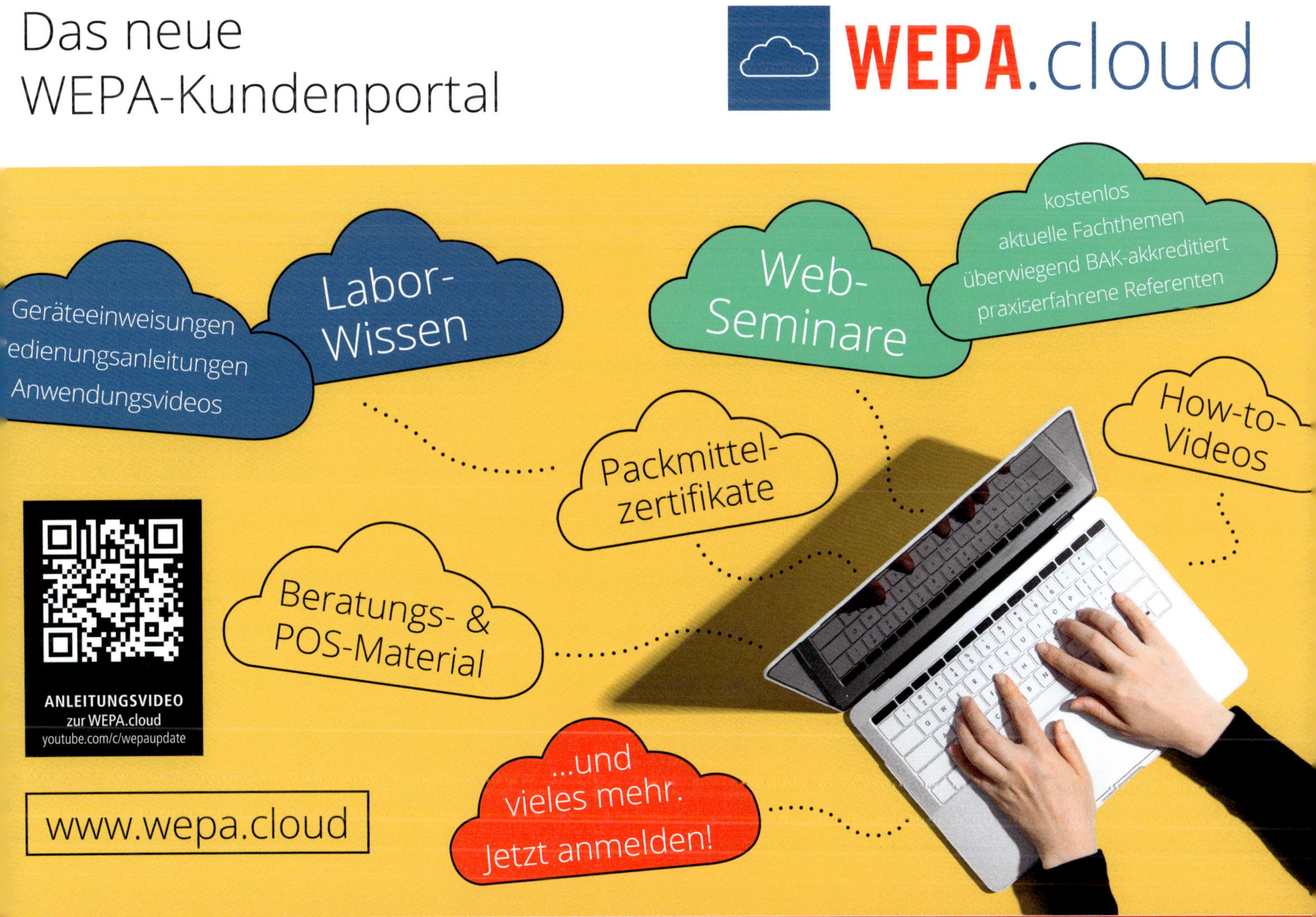
Das neue
WEPA-Kundenportal
WEPA.cloud
Geräteeinweisungen
edienungsanleitungen
Anwendungsvideos
Labor-
Wissen
Web-
Seminare
kostenlos
aktuelle Fachthemen
überwiegend BAK-akkreditiert
praxiserfahrene Referenten
How-to-
Videos
Packmittel-
zertifikate
Beratungs- &
POS-Material
ANLEITUNGSVIDEO
zur WEPA.cloud
youtube.com/c/wepaupdate
...und
vieles mehr.
Jetzt anmelden!
www.wepa.cloud
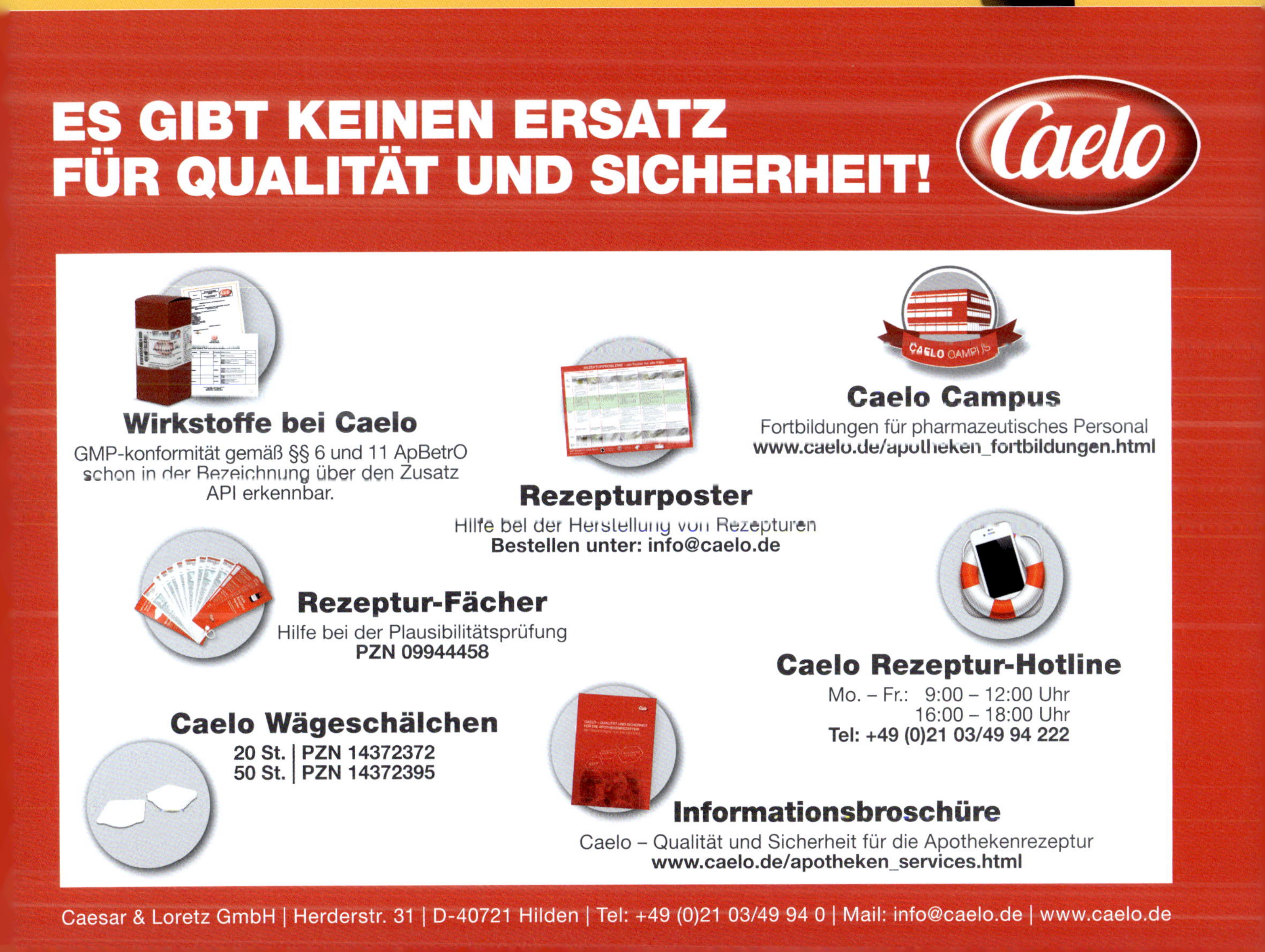
ES GIBT KEINEN ERSATZ
FÜR QUALITÄT UND SICHERHEIT!
Caelo
Wirkstoffe bei Caelo
GMP-konformität gemäß §§ 6 und 11 ApBetrO
schon in der Bezeichnung über den Zusatz
API erkennbar.
Caelo Campus
Fortbildungen für pharmazeutisches Personal
www.caelo.de/apotheken_fortbildungen.html
Rezepturposter
Hilfe bei der Herstellung von Rezepturen
Bestellen unter: info@caelo.de
Rezeptur-Fächer
Hilfe bei der Plausibilitätsprüfung
PZN 09944458
Caelo Rezeptur-Hotline
Mo. – Fr.: 9:00 – 12:00 Uhr
16:00 – 18:00 Uhr
Tel: +49 (0)21 03/49 94 222
Caelo Wägeschälchen
20 St. | PZN 14372372
50 St. | PZN 14372395
Informationsbroschüre
Caelo – Qualität und Sicherheit für die Apothekenrezeptur
www.caelo.de/apotheken_services.html
Caesar & Loretz GmbH | Herderstr. 31 | D-40721 Hilden | Tel: +49 (0)21 03/49 94 0 | Mail: info@caelo.de | www.caelo.de

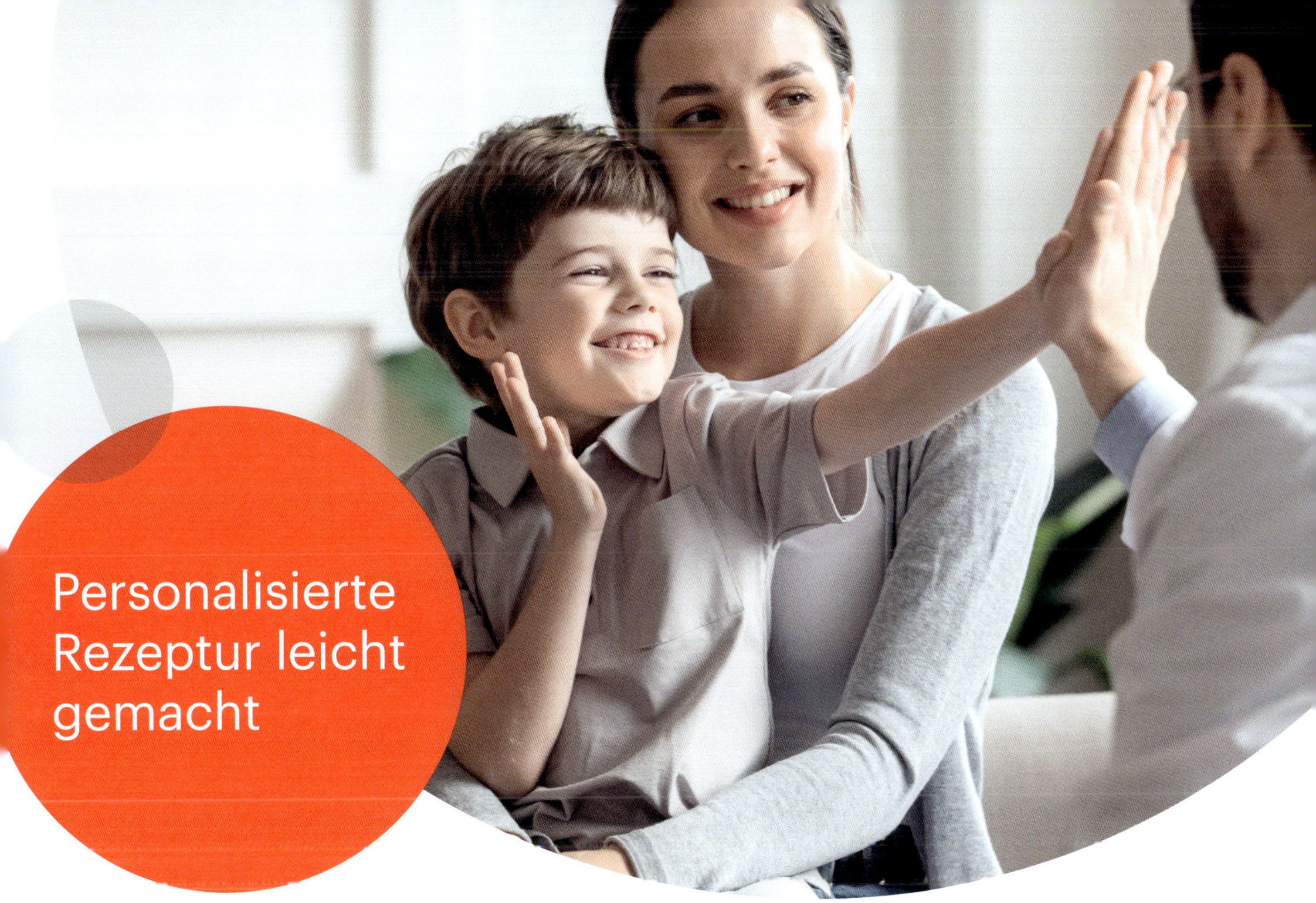

Individuelle Bedürfnisse benötigen individuelle Lösungen.

Fagron macht's möglich!

Weltweit bieten wir eine Auswahl von rund **2.500 pharmazeutischen Rohstoffen** sowie Laborequipment und innovative Produktkonzepte.

Gemeinsam mit Ärzten und Apothekern suchen wir nach immer neuen Therapien und entwickeln innovative Produkte.

Pharmaceutical Compounding
Rohstoffe, Öle und Grundlagen in pharmazeutischer Qualität

FagronLab™
Professionelles Rezeptur Equipment

Customer Solutions
Endverbraucherprodukte für den Handverkauf

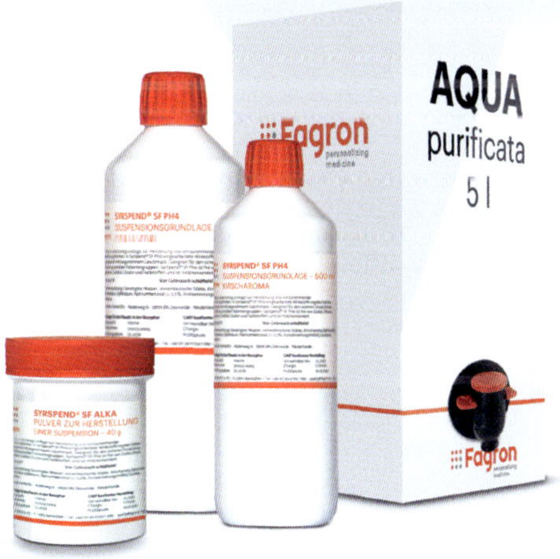

Fagron GmbH & Co. KG
Wilhelm-Bergner-Straße 11 g
D-21509 Glinde

Tel.: +49 (0) 40 – 670 67 5
info@fagron.de
fagron.de

Fagron
personalizing medicine

apo-ident

WISSEN, WAS DRIN IST!

Ausgangsstoffprüfung mit Apo-Ident

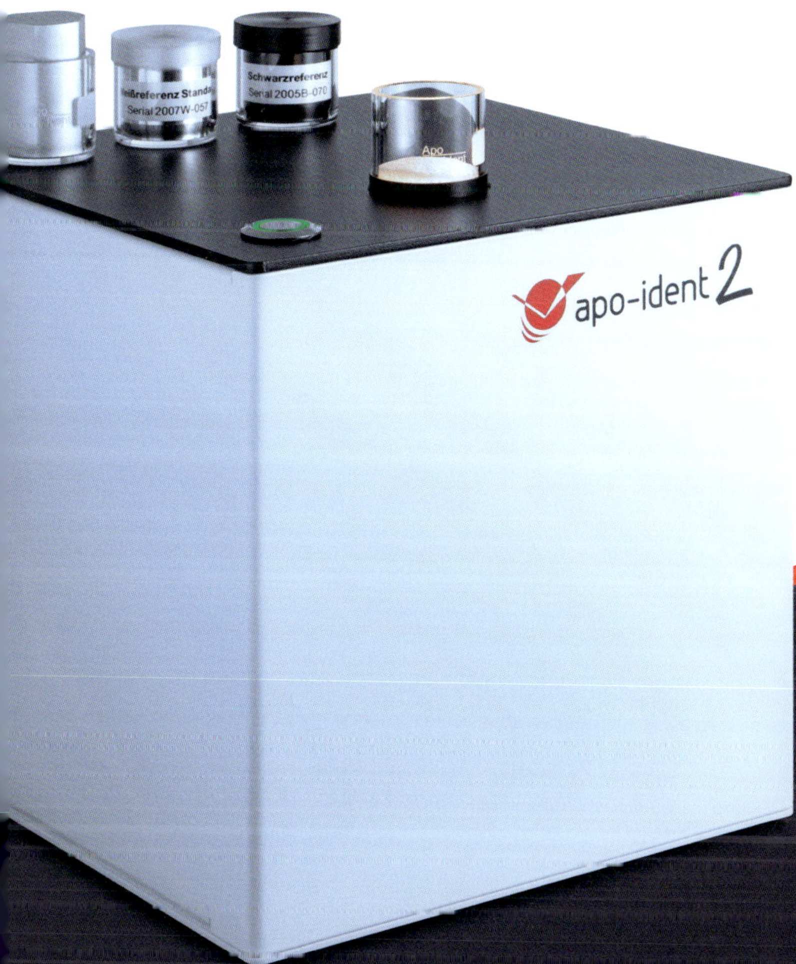

Apo-Ident
Die Nummer 1 im Apothekenmarkt

- **innovative Identitätsprüfung** von **Rezepturausgangsstoffen** entsprechend Ph. Eur. 2.2.40 und §§ 6 und 11 ApBetrO
- **mehr als 1.100 Ausgangsstoffe können geprüft werden** – fest, halbfest / flüssig, Salben
- **leicht bedienbar** – jeder kann es: intuitiv in 5 Schritten zum Protokoll
- **zügig erledigt** – Prüfung, Prüfprotokoll und Etikett für das Standgefäß auf Knopfdruck

apo-ident
Apo-Ident ist eine Marke der

HiperScan GmbH
Tel 0351 212496-0 · **Fax** 0351 212496-99
E-Mail info@apo-ident.de · **Web** www.apo-ident.de

www.apo-ident.de

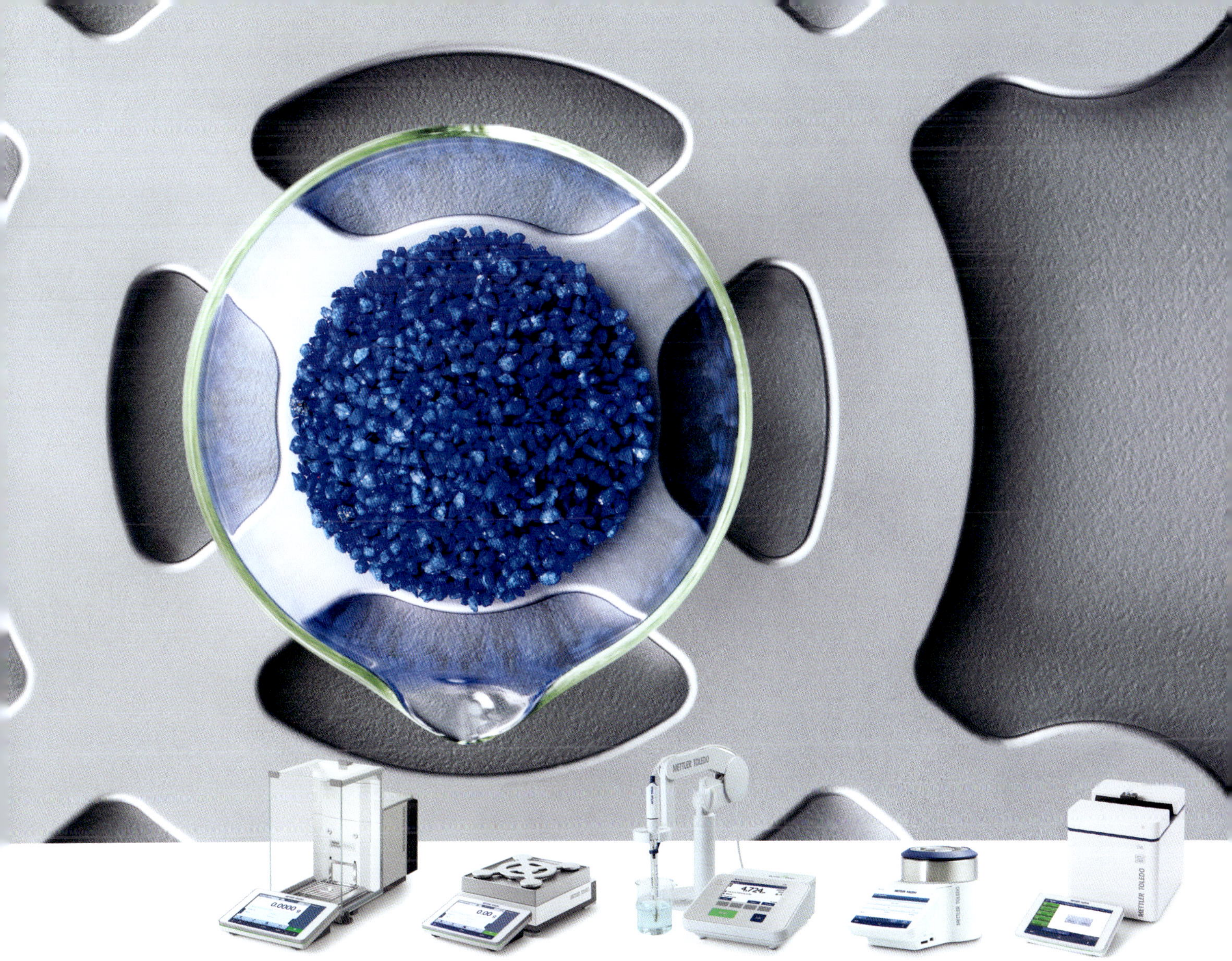

Wägetechnologie, die begeistert

Die ideale Unterstützung bei Rezepturen und Defekturen

Qualitätssicherung und Effizienzsteigerung in Ihrer Apotheke

Unsere Rezepturwaagen liefern Ihnen schnelle und genaue Wägeergebnisse. Die innovative SmartPan™-Waagschale minimiert die Auswirkungen von Luftströmungen auf die Wägezelle. Der eingebaute Alibispeicher dokumentiert automatisch und fehlerfrei. Die intuitive Bedieneroberfläche bietet intelligente Funktionen zur Vereinfachung der Wägeprozesse, während intelligente Qualitätssicherungsfunktionen den Status Ihrer Waage automatisch überwachen und sicherstellen. Überzeugen Sie sich von unserem umfassenden Portfolio:

- Rezeptur- und Feinwaagen
- pH-Meter
- Schmelz- und Tropfpunktbestimmung
- UV/VIS-Spektrometer
- Pipetten
- Dichtebestimmung

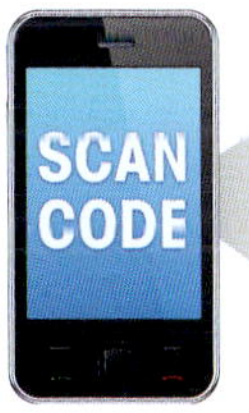

Mettler-Toledo GmbH, Ockerweg 3, 35396 Gießen | Tel.: +49 (0)641 507 444 | MTVerkaufD@mt.com

▸ **www.mt.com**

METTLER TOLEDO

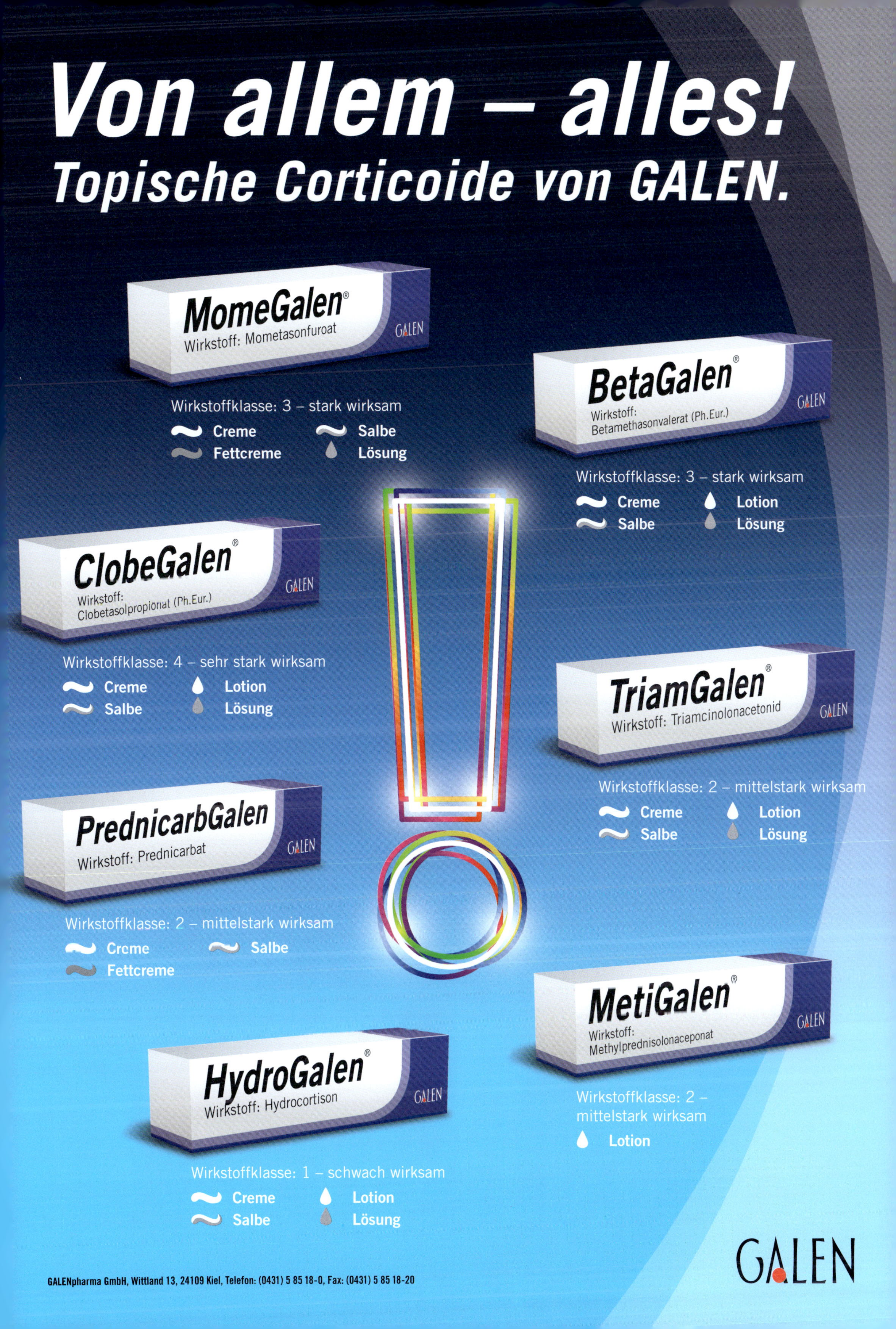
Von allem – alles!
Topische Corticoide von GALEN.
MomeGalen®
Wirkstoff: Mometasonfuroat
GALEN
Wirkstoffklasse: 3 – stark wirksam
Creme
Salbe
Fettcreme
Lösung
BetaGalen®
Wirkstoff: Betamethasonvalerat (Ph.Eur.)
GALEN
Wirkstoffklasse: 3 – stark wirksam
Creme
Lotion
Salbe
Lösung
ClobeGalen®
Wirkstoff: Clobetasolpropionat (Ph.Eur.)
GALEN
Wirkstoffklasse: 4 – sehr stark wirksam
Creme
Lotion
Salbe
Lösung
TriamGalen®
Wirkstoff: Triamcinolonacetonid
GALEN
Wirkstoffklasse: 2 – mittelstark wirksam
Creme
Lotion
Salbe
Lösung
PrednicarbGalen
Wirkstoff: Prednicarbat
GALEN
Wirkstoffklasse: 2 – mittelstark wirksam
Creme
Salbe
Fettcreme
MetiGalen®
Wirkstoff: Methylprednisolonaceponat
GALEN
Wirkstoffklasse: 2 – mittelstark wirksam
Lotion
HydroGalen®
Wirkstoff: Hydrocortison
GALEN
Wirkstoffklasse: 1 – schwach wirksam
Creme
Lotion
Salbe
Lösung
GALEN
GALENpharma GmbH, Wittland 13, 24109 Kiel, Telefon: (0431) 5 85 18-0, Fax: (0431) 5 85 18-20

Die Basiscreme DVL-P

- mit lamellarer Struktur
- frei von belastenden Hilfsstoffen
- physiologisch verträglich
- pharmazeutische Kompatibilität
- Rezepturen mit mehr als 70 Pharma-Wirkstoffen verfügbar
- umfangreiche Monographie
- für Therapie und Prävention

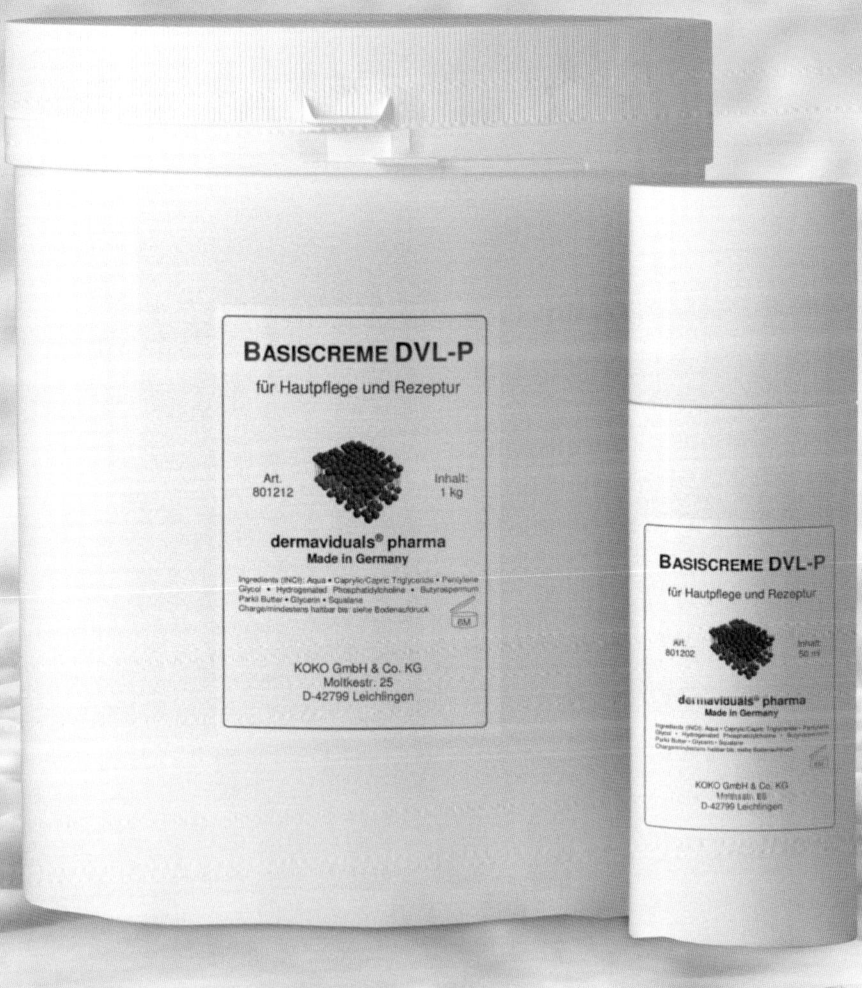

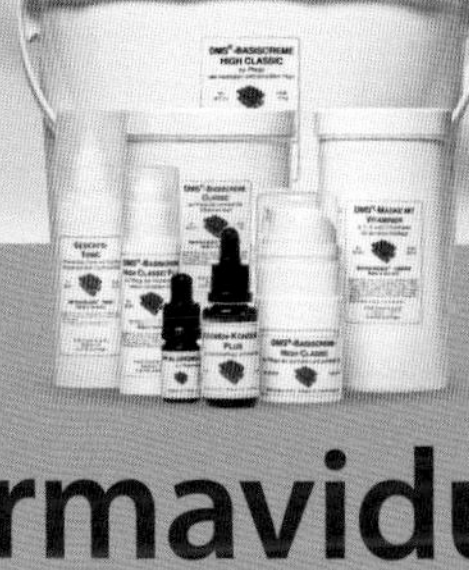

Dr. Hans Lautenschläger • KOKO GmbH & Co. KG
Moltkestr. 25 • 42799 Leichlingen • Tel. 02175-16601-0 • www.dermaviduals.de

dermaviduals®

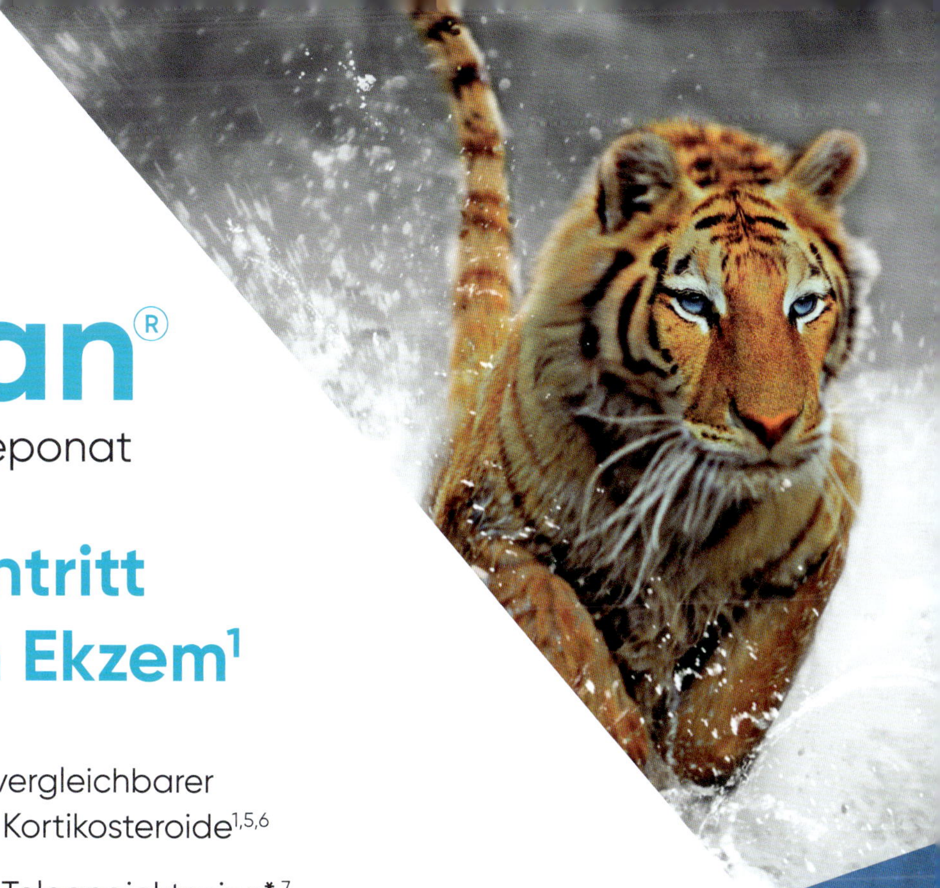

Advantan®

0,1% Methylprednisolonaceponat

Schneller Wirkeintritt beim atopischen Ekzem[1]

- Schnelle Juckreizlinderung[2-4] bei vergleichbarer Wirksamkeit wie andere topische Kortikosteroide[1,5,6]
- Geringere Hautatrophie, weniger Teleangiektasien*[,7]
- Geringe systemische Effekte[3,8]
- Einsatz bei Säuglingen ab vier Monaten (Milch)[9]

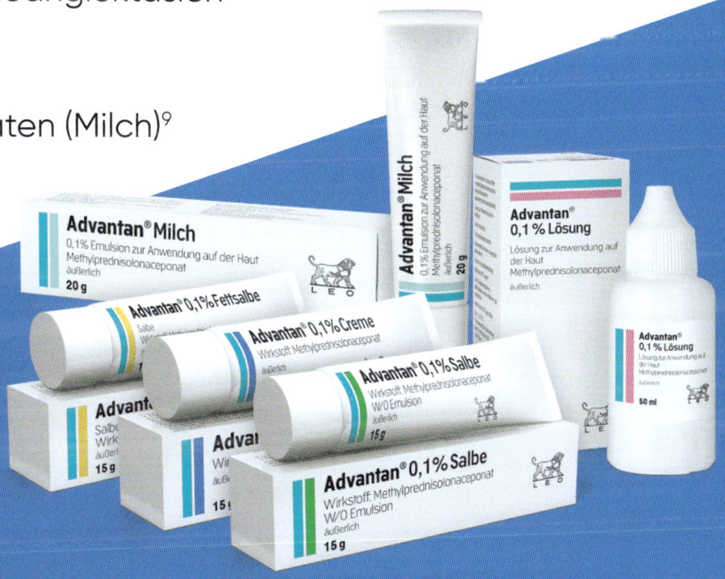

* Vergleichsstudie mit Mometasonfuroat über 6 Wochen nach visuellen Beurteilungen.

1. Niedner R, Zaumseil RP; Akt Dermatol. 2004; 30:200–3. 2. Garcia Ponte L, Ebert U; J Eur Acad Dermatol Venereol. 2012; 26:9–13. 3. Korotky NG, Taganov AV, Shimanovsky NL; Pediatriya. 2000; 5:75–8. 4. Rampini E; J Dermatol Treat. 1992; 3:27–9. 5. Alchorne MM, Cestari S da CP, Pereira SM, et al.; Pediatria Moderna. 2003; XXXIX:275–80. 6. Haneke E; J Derm Treat. 1992; 3:13–5. 7. Kecskés A, Heger-Mahn D, Kuhlmann RK et al.; J Am Acad Dermatol. 1993; 29:576–80. 8. Zaumseil RP, Kecskés A, Täuber U, Töpert M; J Dermatolog Treat. 1992; 3:3–7. 9. Aktuelle Fachinformation Advantan® Milch, LEO Pharma.

Advantan® Milch 0,1%, Emulsion zur Anwendung auf der Haut, Advantan® 0,1% Salbe, Advantan® 0,1% Fettsalbe, Advantan® 0,1% Creme, Advantan® 0,1% Lösung. Wirkstoff: Methylprednisolonaceponat. Vor Verschreibung Fachinformation beachten. **Zusammensetzung: Arzneilich wirksame Bestandteile:** 1 g Advantan Milch, Salbe, Fettsalbe, Creme, bzw. 1 ml Advantan Lösung enthält jeweils 1 mg (0,1%) Methylprednisolonaceponat. **Sonstige Bestandteile:** Milch: mittelkettige Triglyceride, Glyceroltrialkanoat (C_8–C_{18}), Macrogol-2-stearylether, Macrogol-21-stearylether, Benzylalkohol, Natriumedetat, Glycerol 85%, ger. Wasser. Salbe: Dioctadecylcitrat-Pentaerythritoldicocoat[3-hydroxy-3,4-bis(octadecyloxycarbonyl)butanoat]-Bienenwachs-Aluminiumstearat-Gemisch, dickflüss. Paraffin, gebleicht. Wachs, ger. Wasser, weißes Vaselin. Fettsalbe: dickflüss. Paraffin, hydriert. Rizinusöl, mikrokrist. Kohlenwasserstoffe (C_{40}–C_{60}), weißes Vaselin. Creme: Benzylalkohol, Butylhydroxytoluol, Cetylstearylalkohol, Decyloleat, ger. Wasser, Glycerol 85%, Glycerolmonostearat 40–55, Glyceroltrialkanoat (C_8–C_{18}), Hartfett, Macrogolstearat 2000, Natriumedetat. Lösung: Isopropylmyristat, 2-Propanol. **Anwendungsgebiete:** Milch: leichte bis mittelschwere akute exogene Ekzeme (allerg. Kontaktdermatitis, irritative Kontaktdermatitis, nummuläres Ekzem, dyshidrotisches Ekzem, Eczema vulgaris), endogene Ekzeme (atopische Dermatitis, Neurodermitis), stark entzündetes seborrhoisches Ekzem. Salbe, Fettsalbe, Creme: endogenes Ekzem (atopische Dermatitis, Neurodermitis), Kontaktekzem, degeneratives Ekzem und nummuläres Ekzem. Lösung: entz. und prurit. Dermatosen der Kopfhaut, z. B. atopische Dermatitis (Neurodermitis), seborrh. Ekzem, Kontaktekzem, nummuläres Ekzem, unklassif. Ekzem. Einsatz mgl: Milch: ab einem Lebensalter v. 4 Monaten; Lösung: ab 18 Jahren; Salbe, Fettsalbe: Kinder, Jugendliche und Erwachsene; Creme: ab einem Lebensalter v. 3 Jahren. **Gegenanzeigen:** Überempfindlichkeit gegen den Wirkstoff o. einen der sonst. Bestandteile, tuberkul. u. syphilitische Prozesse, virale Infektionen, Rosazea, periorale Dermatitis, Ulzera, Acne vulgaris, atroph. Hautkrankh., Impfreaktionen im Behandlungsbereich, bakterielle und mykotische Hauterkrankungen. **Nebenwirkungen:** Es kann zu systemischen Effekten infolge Resorption nach topischer Anwendung von corticoidhaltigen Arzneimitteln kommen. *Häufig*: a. d. Appl.stelle Milch, Lösung: Brennen; Salbe, Creme: Brennen u. Juckreiz; Fettsalbe: Brennen u. Follikulitis; *Gelegentl.*: Milch: Ekzeme, Exfoliation der Haut, Hautfissuren, a. d. Appl.stelle Schmerzen, Bläschen, Pruritus, Papeln, Erosion; Salbe: Hautatrophie, Ekchymose, Impetigo, fettige Haut, a. d. Appl.stelle Erythem, Trockenheit, Bläschen, Reizung, Ekzem, periph. Ödem; Fettsalbe: Hautfissuren, Teleangiektasien, a. d. Appl.stelle Pusteln, Bläschen, Pruritus, Schmerzen, Erythem, Papeln; Creme: Überempfindlichkeit gegen den Wirkstoff; a. d. Appl.stelle Hauttrockenheit, Erythem, Bläschen, Follikulitis, Ausschlag, Parästhesie; Lösung: a. d. Appl.stelle Pruritus, Schmerzen, Follikulitis, Wärme, Trockenheit, Reizung, Ekzem; Seborrhoe d. Kopfhaut, Haarausfall. *Selten*: Creme: Pilzinfekt. der Haut, Pyodermitis, Hautfissuren, Teleangiektasien, Hautatrophie, Akne, a. d. Appl.stelle Cellulitis, Ödem, Hautreizungen. *Häufigkeit nicht bekannt*: Striae, Hypertrichose, periorale Dermatitis, Hautverfärbung, allerg. Hautreaktionen, verschwommenes Sehen; Milch zusätzl.: a. d. Appl.stelle Hautatrophie, Follikulitis, Trockenheit u. Erythem; Teleangiektasien, Akne; Fettsalbe zusätzl.: Überempfindlichkeit gegen den Wirkstoff, Akne, Hautatrophie; Salbe zusätzl.: Überempfindlichkeit gegen den Wirkstoff, Akne, Teleangiektasien; a. d. Appl.stelle Follikulitis; Lösung zusätzl.: a.d. Appl.stelle Bläschen, Erythem; Akne, Teleangiektasien, Hautatrophie. **Packungen:** Milch: Tube mit 20 g, 50 g, 100 g. Salbe/Fettsalbe/Creme: Tube mit 15 g, 25 g, 50 g, 100 g. Lösung: Flasche mit 50 ml. **Dosierung:** 1-mal täglich dünn auf die erkrankten Hautpartien auftragen und leicht einreiben. **Warnhinweise:** Creme: Cetylstearylalkohol und Butylhydroxytoluol können örtlich begrenzt Hautreizungen hervorrufen. Butylhydroxytoluol kann darüber hinaus Reizungen der Augen und Schleimhäute hervorrufen. Creme/Milch: Benzylalkohol kann allergische Reaktionen und/oder leichte lokale Reizungen hervorrufen. Creme/Salbe/Fettsalbe/Milch: Einige sonstige Bestandteile können die Wirksamkeit von Latexprodukten, wie z. B. Kondomen und Diaphragmen, reduzieren. Verschreibungspflichtig. Pharmazeutischer Unternehmer: LEO Pharma A/S, Industrieparken 55, DK-2750 Ballerup, Dänemark. Örtl. Vertreter: LEO Pharma GmbH, Frankfurter Str. 233 A3, 63263 Neu-Isenburg. Stand: Milch FI 07/2019; Salbe FI 07/2019; Fettsalbe FI 07/2019; Creme FI 07/2019; Lösung FI 07/2019. MAT-34904

LEO

ADV-MAT-35110